新生物学丛书

线粒体与癌症

邵焕杰 著

陕西师范大学优秀学术著作出版资助

U0230554

科学出版社

北京

内 容 简 介

线粒体是重要的细胞器，线粒体的结构功能异常与癌症的发生发展及治疗密切相关。线粒体为细胞提供能量，并通过产生活性氧（ROS）、代谢中间产物和还原性小分子等来调控细胞的代谢、信号转导、死亡等过程；同时，线粒体DNA（mtDNA）的异常表达与人类的肿瘤形成也存在着复杂的关联。本书围绕线粒体结构功能异常与癌症的关系，以线粒体和癌症基础理论为切入点，系统阐述线粒体动力学、线粒体相关内质网膜、ROS、线粒体代谢中间产物与表观遗传调控、信号通路、mtDNA和线粒体相关细胞死亡在癌症发生发展、诊断及治疗中的作用和机制。本书不仅有助于专业读者系统了解线粒体结构功能及其在癌症发生及诊疗中的研究进展，对其他线粒体相关疾病的机制探索和治疗研究也有一定的参考价值。

本书可供从事线粒体及重大疾病研究相关的科研工作者参考。

图书在版编目（CIP）数据

线粒体与癌症 / 邵焕杰著. -- 北京：科学出版社，2024. 10.
（新生物学丛书）. -- ISBN 978-7-03-079651-6

Ⅰ. R329.2；R73

中国国家版本馆 CIP 数据核字第 2024CF8517 号

责任编辑：罗　静　刘新新 / 责任校对：严　娜
责任印制：肖　兴 / 封面设计：刘新新

科 学 出 版 社 出版
北京东黄城根北街 16 号
邮政编码：100717
http://www.sciencep.com
北京中科印刷有限公司印刷
科学出版社发行　各地新华书店经销
*
2024 年 10 月第　一　版　　开本：720×1000　1/16
2024 年 10 月第一次印刷　　印张：13 1/2
字数：330 000
定价：139.00 元
（如有印装质量问题，我社负责调换）

前　　言

线粒体和癌症都是当今生命科学和医学领域的研究热点。线粒体相关研究受到关注和重视的根本原因在于线粒体与疾病问题息息相关。线粒体的主要功能是产生 ATP，为细胞生命活动提供能量。除此之外，线粒体还是细胞的代谢中枢、信号转导中枢，参与对细胞的生长、增殖、分化和死亡等生理功能调控。线粒体在正常生理过程中的多方面功能使其成为细胞的压力传感器，调控细胞适应各种内外环境。近年来的研究表明，线粒体的结构功能异常在包括癌症、心血管疾病、神经退行性疾病、糖尿病、免疫性疾病等众多疾病的发生发展中起到了重要作用。

癌症又称为恶性肿瘤，严重威胁人类健康。尽管我们已经取得了许多关于癌症的研究进展，但仍有许多问题需要深入探讨，特别是癌症的发病、耐药等机制。线粒体在癌症发生发展、转移及耐药中都有重要作用，并且作用是多方面的。肿瘤在发生发展及治疗中，肿瘤细胞通过调整自身的代谢及信号通路，以更好地适应细胞内部及外部的环境变化。线粒体作为细胞产能、生物合成和信号转导的细胞器，在肿瘤细胞适应周围外环境及内部压力感应中起着不可或缺的作用。线粒体是肿瘤发生的重要媒介，基于许多癌症特征都是线粒体功能异常改变的结果，阐明线粒体在癌症中的作用机制有助于我们深入了解肿瘤生物学的核心，有助于开发新的肿瘤治疗策略。

本书在总结归纳最新线粒体结构、功能研究成果基础上，依次探讨了线粒体动力学、线粒体相关内质网膜（MAM）、ROS、线粒体代谢中间产物与表观遗传调控、线粒体信号通路、mtDNA 和线粒体相关细胞死亡在癌症发生及治疗中的作用机制，阐述了线粒体结构功能异常与癌症发生及治疗间的相互作用。

本书聚焦线粒体结构功能异常在癌症发生及治疗中的作用，以期帮助读者深入了解线粒体结构、功能的研究进展，了解线粒体在癌症发生及诊疗中的研究现状，也为相关领域的研究者和医学从业者提供参考和借鉴。

最后，本书在撰写过程中得到了许多学者、朋友的支持和帮助，对此著者表示衷心感谢。本书难以全方位覆盖本领域的最新进展，同时限于著者的水平，疏漏之处在所难免，恳请读者批评指正。我们希望通过本书的出版，能够为线粒体与癌症的研究提供参考。

邵焕杰

2024 年 3 月

目　　录

第 1 章　导　　论

1.1　线　粒　体

1.1.1　线粒体的发现

线粒体是一种普遍存在于真核细胞中的细胞器。它是细胞进行有氧呼吸的主要场所，细胞中90%以上的腺苷三磷酸（adenosine triphosphate，ATP）由线粒体产生，因此人们通常称其为细胞的"能量工厂"。虽然早在19世纪50年代科学家就已经注意到线粒体的结构，但直到1870年显微镜上开始使用油浸镜头及19世纪末新的组织染色技术开发出来之后，科学家才真正看清细胞内的线粒体。

1886年，德国科学家Richard Altmann发明了一种方法来保存或固定组织，以便在显微镜下进行观察，同时他还使用了一种新的酸性组织染色剂来制备组织切片。通过这些方法，他注意到几乎所有他观察过的细胞内都有像颗粒串一样的丝状结构。他称这些结构为"原生粒"（bioblast）。

1898年，另一位德国科学家Carl Benda在显微镜下使用结晶紫染色细胞，对Richard Altmann提出的"原生粒"进行了研究，发现"原生粒"有时为线状、有时为粒状，于是他将这个细胞结构命名为"线粒体"（mitochondrion），希腊语中，"mitos"意为"线"，"chondros"意为"颗粒"。之后，科学界就一直使用线粒体作为这种颗粒的正式名称。1900年，Leonor Michaelis用染料詹纳斯绿（Janus green）对活细胞中的线粒体进行染色观察，证实了线粒体是真实存在，并不是制备技术产生的假象。

1.1.2　线粒体的结构

自20世纪初以来，随着生物化学和遗传学研究手段及电子显微镜（electron microscope，EM）成像技术的发展，人们对线粒体结构及组成的认识有了极大的提高。目前通过对线粒体亚显微结构的观察，可以将线粒体从外到内大致分为四个部分（图1-1）：线粒体外膜（outer mitochondrial membrane，OMM）、膜间隙（intermembrane space，IMS）、线粒体内膜（inner mitochondrial membrane，IMM）和线粒体基质（mitochondrial matrix，MM）（Colaco et al.，2012）。

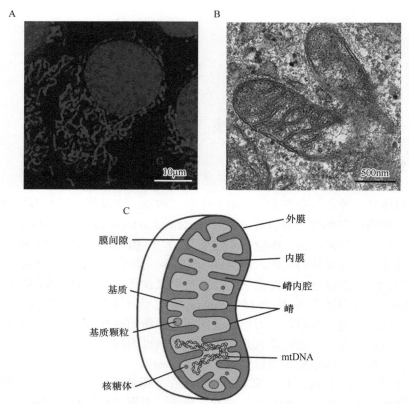

图 1-1　线粒体的细胞内分布及结构（彩图请扫封底二维码）

A. 细胞中线粒体形态分布荧光图；B. 电子显微镜下的线粒体；C. 线粒体结构模拟图

　　线粒体外膜平滑，与细胞质基质直接接触，其主要成分为磷脂和孔蛋白，孔蛋白的直径一般在 2～3.5 nm，小分子物质可以自由穿过外膜。线粒体内膜向内折叠形成嵴，含有电子传递链复合物 Ⅰ～Ⅳ 及 ATP 合酶复合体，是线粒体进行氧化磷酸化的主要位置。线粒体内膜包裹的内部空间是线粒体基质，其中含有参与三羧酸循环（tricarboxylic acid cycle，TAC）、脂肪酸氧化（fatty acid oxidation，FAO）、氨基酸降解等生化反应的酶等，如苹果酸脱氢酶（malate dehydrogenase，MDH）就是线粒体基质的标志酶。线粒体基质中还含有线粒体 DNA（mitochondrial DNA，mtDNA）、RNA 和核糖体（线粒体核糖体）。

　　线粒体的膜间隙是由线粒体外膜和内膜围成的区域，仅有 6～8 nm。尽管膜间隙狭小，但其成分在线粒体的各种功能活动过程中发挥着重要功能，如参与蛋白质、电子或金属离子的运输，内膜蛋白的组装，细胞呼吸和其他代谢过程等。此外，一些凋亡相关组分存在于膜间隙，在受到死亡刺激时释放到细胞质可引发细胞凋亡（apoptosis）。膜间隙可细分为两个不同的亚区，即嵴内腔和外膜与内膜之间的腔室，后者也被称为外部膜间隙。嵴颈部可形成紧密结构，将这两个亚区分隔开（Frey et al.，2002）。

线粒体是动态的细胞器，在细胞中不断地发生融合与分裂。在动物细胞中，线粒体一般呈短棒状或球状，因生物种类或生理状态的不同，还可呈环状、线状、哑铃状、分权状、扁盘状等。线粒体大小也受细胞代谢水平影响，直径一般在 0.5～10 μm，在一些特殊的组织细胞中，可能产生体积异常膨大的线粒体，直径能达到 40 μm，称为巨线粒体（megamitochondrion）。在长度上，胰脏外分泌细胞中的线粒体可长达 10～20 μm，而人成纤维细胞中的线粒体甚至可长达 40 μm。

不同的物种甚至不同的组织在线粒体数量方面都有可能存在巨大差异。一般情况下，一个细胞大约有数百个线粒体，而在一些高耗能组织细胞中，如心脏、神经或肝脏等组织细胞中往往存在多达数千个线粒体；也有细胞中不存在线粒体，如哺乳动物成熟的红细胞。此外，细胞在应激或药物刺激下也可减少细胞中的线粒体数量。刘兴国课题组等研究发现临床药物氟桂利嗪可诱导神经细胞形成一种溶酶体包裹着线粒体的新型细胞器互作结构——线粒溶酶体（mitolysosome），将线粒体排到细胞外，从而减少细胞中的线粒体总量（Bao et al.，2022），这也是氟桂利嗪引发帕金森病（Parkinson's disease，PD）的一个潜在原因。

在细胞质中，线粒体常常集中在代谢活跃的区域，因为这些区域需要较多的ATP，如肌细胞中有很多线粒体。另外，在精细胞、鞭毛、纤毛和肾小管细胞的基部都是线粒体分布较多的地方。线粒体除了较多分布在需要 ATP 的区域外，也较为集中地分布在有较多氧化反应底物的区域，如脂滴等。

1.1.3 线粒体的生物发生

线粒体的生物发生可定义为原有线粒体个体或系统的合成或再生，用新的和健康的线粒体替换旧的和受损的线粒体。根据被广为接受的内共生假说，线粒体是一个细菌被另一个古菌细胞吞噬而融合产生的。被融合的细菌与古菌宿主形成了内共生关系，并逐渐进化成为现在真核细胞中的线粒体（Hill，2020）。由于起源于细菌，线粒体有自己的基因组 DNA，其编码的蛋白质为线粒体结构和功能所必需。新的线粒体的基因组必须通过复制和遗传而来，因此与其他细胞器如溶酶体和过氧化物酶体等相比，线粒体不能从无到有形成，只能从先前存在的线粒体中分裂生成。

由于线粒体是细胞能量产生、物质代谢、天然免疫及细胞程序性死亡等的调控中心，线粒体的质量需要被严密调控，以保证线粒体的稳态和正常功能活性（Zhou et al.，2023）。线粒体质量调控主要是通过协调线粒体分裂或融合的动力学进行调控：通过分裂，线粒体将受损或衰老的部分剥离，并通过线粒体蛋白质水解或线粒体自噬等途径进行降解回收利用；通过融合，状态较好的线粒体间进行物质与信息的交换，来共同调控维持线粒体稳态。

尽管线粒体拥有自己的基因组 DNA，但其仅编码电子传递链复合物Ⅰ、Ⅲ、Ⅳ和Ⅴ中 13 个亚基成分，而其他所需的超过 1000 种蛋白质均由核基因编码。鉴于线粒体蛋白质由核基因组和线粒体基因组共同编码，线粒体的生物发生由线粒体基因和核基因共同调控，因此，线粒体的生物发生很大程度上依赖于转录水平的调节，一系列转录因子及转录共激活因子参与了线粒体生物发生的调控。例如，陈佺课题组等研究发现 PGC-1α-NRF1-FUNDC1 通路在线粒体生物发生和线粒体自噬协同调控线粒体稳态的分子机制中起着关键作用，协同维持线粒体的质量和数量的稳定（Liu et al.，2021）。

此外，运动可促进细胞线粒体的生物合成，两者间的关联最早是通过比较动物不同肌肉群的线粒体含量来确定的。研究发现，不经常飞行的鸡和能够长时间飞行的鸽子相比，胸肌中的线粒体含量少（Paul and Sperling，1952）。同时也有研究显示，连续 3 个月每周锻炼 5 天的大鼠骨骼肌细胞色素 c 浓度增加，关键线粒体酶和氧化磷酸化的活性也增加（Holloszy，1967）。进一步的研究在人类身上也发现了类似的现象，对运动训练者、精英长跑者和久坐者进行了比较，发现运动训练者和长跑者的氧化性慢肌束骨骼肌纤维比例要比久坐者高得多，琥珀酸脱氢酶（succinate dehydrogenase，SDH）的活性也更高（Fink et al.，1977）。这些研究表明，参与定期和持续体育锻炼的肌肉可以增加线粒体的活性和含量。

1.1.4 线粒体的功能

线粒体是细胞能量转换中心，是 TAC 和脂肪酸氧化（FAO）的场所。细胞糖酵解、TAC 及 FAO 过程中产生的还原型烟酰胺腺嘌呤二核苷酸（reduced nicotinamide adenine dinucleotide，NADH）和还原型黄素腺嘌呤二核苷酸（reduced flavin adenine dinucleotide，$FADH_2$）等高能分子，其高能电子携带的能量经由线粒体内膜上的电子传递链通过氧化磷酸化（oxidative phosphorylation，OXPHOS）还原氧气释放能量合成 ATP，为细胞供给能量或热能。

活性氧（reactive oxygen species，ROS）是分子氧被单电子还原后生成的化学性质活泼的氧代谢产物及其衍生物的总称。作为电子传递链中氧化磷酸化的副产物，线粒体活性氧（mitochondrial reactive oxygen species，mtROS）是细胞中 ROS 的主要来源。ROS 在细胞信号转导和体内平衡中发挥重要作用，适量的 ROS 可激活细胞内多种激酶，并参与调节细胞因子受体的活性，维持细胞的正常代谢和机体发育；但 ROS 过量产生时，将使 Src、Ras、p38 丝裂原激活的蛋白激酶（p38 mitogen-activated protein kinase，p38 MAPK）等过度激活，引起生长抑制蛋白 p21、 p27 表达上调，转录因子 AP-1、c-Myb、Sp-1 等降解，细胞骨架形成障碍，最终导致细胞周期停滞，促进细胞凋亡。因此，ROS 在细胞的生长增殖中发挥着双重作用。

线粒体可以储存钙离子，是细胞内钙信号网络的一个重要节点。线粒体与内质网和细胞外基质等结构协同作用，控制细胞中钙离子浓度的动态平衡，调控细胞钙信号通路。线粒体迅速吸收钙离子的能力使其成为细胞中钙离子的缓冲区。

除了产生 ROS 调控信号通路及基因表达，以及调控细胞钙离子信号通路外，线粒体还在多个方面参与调控细胞信号通路。线粒体作为细胞的网络状细胞器，能感受感知细胞内各种信息，并通过融合与分裂的动力学改变自身形态，改变细胞内的分布，或者通过与内质网、脂滴、溶酶体等细胞器的互作，从而调整线粒体的 TAC 和 FAO 的代谢功能及 ATP 产能。ATP 的量与 AMP 活化蛋白质激酶（AMP-activated protein kinase，AMPK）的活性密切相关，而线粒体释放代谢中间产物可以通过对细胞蛋白及核酸进行酰基化修饰来调控细胞的基因表达。

线粒体外膜也为胞质内信号转导或免疫反应的复合体组装提供支撑，并在信号通路中发挥作用。例如，视黄酸诱导基因 I（retinoic acid-inducible gene I，RIG-I）识别胞质中单链病毒 RNA 后，就是通过定位于线粒体外膜的线粒体抗病毒信号蛋白质（mitochondrial antiviral signaling protein，MAVS）进而激活 I 型干扰素的产生（Seth et al.，2005）。同样，研究发现，参与 NOD 样受体（NOD-like receptor，NLR）和 Toll 样受体（Toll-like receptor，TLR）信号转导的先天性免疫分子在功能上也与线粒体外膜相关联（West et al.，2011）。

线粒体在多种细胞程序性死亡发生过程中扮演重要角色。当线粒体膜电位发生变化，通透性增强时，线粒体释放细胞色素 c，激活细胞凋亡程序，诱发细胞凋亡。此外，线粒体作为细胞氧化磷酸化的场所，是细胞内活性氧的主要产生地。线粒体内的铁含量非常高，它参与 mtROS 的积累。积累后的 mtROS 在铁离子的催化下可与线粒体膜上的多不饱和脂肪酸（polyunsaturated fatty acid，PUFA）反应，导致脂质过氧化，启动细胞铁死亡（ferroptosis）的发生。同时，mtROS 的积累可以造成 mtDNA 损伤，进而导致电子传递链复合体 mtDNA 编码亚基缺陷。

1.2　癌　　症

1.2.1　癌症概述

1. 癌症的定义

癌症（cancer）或肿瘤（tumor）是一组可影响身体任何部位的多种疾病的通称，是组织的某些细胞在基因水平上失去对其生长的正常调控，导致其克隆性异常增生而形成的新的生物组织。根据对人体的危害程度不同，肿瘤分为两大类：

良性肿瘤（benign tumor）和恶性肿瘤（malignant tumor）。一般认为良性肿瘤可以长得很大，挤占其所在的健康器官和组织，有些良性肿瘤会引起严重症状甚至危及生命，如脑部良性肿瘤，但它们不能转移到身体其他部位。恶性肿瘤细胞生长快速，细胞可超越其通常的边界生长并侵袭邻近部位，甚至扩散转移到身体其他器官。恶性肿瘤细胞的野蛮生长造成所在器官的功能衰竭，而癌细胞转移则又造成多个器官系统性功能衰竭，从而危及病患生命，引发病患死亡。

在日常生活中，癌症和肿瘤这两个词经常通用，但这两个词代表的含义还是有区别，肿瘤的关键是"固体"，而癌症的属性是"恶性"。因此恶性的固体肿瘤是癌症；血液癌症不是肿瘤，良性肿瘤不是癌症。癌症是恶性肿瘤与血液癌症的统称。

2. 癌症的特征

随着对癌症发生发展机制的研究，人们对癌症的认识越来越多。2022 年 1 月，瑞士 Agora 转化癌症研究中心的 Douglas Hanahan 教授在之前工作的基础上重新总结梳理了癌症的特征，归纳为 14 条，用以解释癌症发生、发展和治疗响应的特性与机制（Hanahan，2022），分别如下：

1）自给自足的生长信号（self-sufficiency in growth signal）；
2）抗生长信号的不敏感（insensitivity to antigrowth signal）；
3）规避细胞凋亡（evading apoptosis）；
4）无限的复制潜能（limitless replicative potential）；
5）持续的血管生成（sustained angiogenesis）；
6）组织浸润和转移（tissue invasion and metastasis）；
7）逃避免疫清除（avoiding immune destruction）；
8）肿瘤促炎症作用（tumor promoting inflammation）；
9）细胞能量代谢的失控（deregulating cellular energetics）；
10）基因组的不稳定性和突变（genome instability and mutation）；
11）解锁表型可塑性（unlocking phenotypic plasticity）；
12）非突变表观遗传重编程（non-mutational epigenetic reprogramming）；
13）衰老细胞（senescent cell）；
14）多态微生物组（polymorphic microbiomes）。

其中，细胞衰老通常被认为是维持组织稳态的一种不可逆的抑癌性保护机制，然而越来越多的证据表明，在某些情况下衰老细胞可以通过衰老相关分泌表型（senescence-associated secretory phenotype，SASP）等方式促进肿瘤的发生和发展；而多态微生物组则是指大量存在于结肠、其他黏膜及其连接部位，或肿瘤内部的微生物群落，它们构成肿瘤的微生物组。肿瘤微生物组具有极高的多态性，对于肿瘤发生发展和治疗响应具有重要作用。

以上癌症特征涉及癌症细胞的"初现标志"（emerging hallmark）和"赋能特征"（enabling characteristics），这些特征理论的提出，为理解癌症的多样化表型提供了一个逻辑框架，该框架跨越了癌症表型和基因型的巨大复杂性，对解释或理解癌症发生、发展的机制，以及指导癌症治疗具有积极意义。

3. 癌症的国内外研究现状

癌症是引起我们居民死亡的主要原因之一。根据世界卫生组织国际癌症研究机构（IARC）近期发布的 2020 年全球最新癌症负担数据，我国已经成为名副其实的"癌症大国"。数据显示，2020 年全球新发癌症病例 1929 万例，死亡病例 996 万例，其中，我国新发癌症 457 万例，占全球的 23.7%，癌症死亡人数 300 万，占癌症死亡总人数的 30%，发病率和死亡率都高居全球首位（Sung，2021）。

从 2000～2016 年我国癌症发病率与死亡率趋势分析来看（Zheng et al.，2022），我国整体癌症发病率仍持续上升。从癌症类型来看，发病率最高的分别是男性的肺癌和女性的乳腺癌。从城乡差别来看，我国城市癌症总体发病率高于农村。在死亡率方面，我国癌症总体死亡率也仍然呈现上升趋势；其中肺癌死亡率在男性和女性中都位居癌症死亡率首位。癌症死亡率同样显示出城乡差异，农村死亡率显著高于城市。

近期，美国癌症研究协会也发布了 2023 年度最新的癌症研究进展报告，基于美国患者群体的统计发现，在 1991～2020 年，美国癌症总体死亡率下降了 33%，乳腺癌、结直肠癌、肺癌、前列腺癌及黑色素瘤等多类癌症的死亡率都有明显的下降。其中，乳腺癌在 30 余年间死亡率下降了 43%，肺癌在近 6 年里死亡率的下降速度更是保持在每年接近 5%；曾经令人"无计可施"的儿童肿瘤治疗也有了显著的改善，15 岁以下儿童及 15～19 岁青少年的癌症死亡率，在 1970～2020 年分别下降了 70% 和 64%。这些改变，主要依赖于两个方面的进步：癌症预防和早诊早筛，以及癌症治疗新技术。

预防与早诊早筛，可以将癌症扼杀在摇篮。即使是同一种癌症，根据确诊时分期的不同，患者的生存期也可能存在着数年甚至数十年的差距。举例来说，早期肺癌通过围术期治疗，治愈率接近 90%；而晚期或转移性肺癌，患者的 5 年生存率仅有 5% 左右。能够在癌症发病早期、局限于单个较小的病灶时就将其清除，是延长患者生命最有效的方式。

目前，我国恶性肿瘤的 5 年相对生存率约为 40.5%，与 10 年前相比，我国恶性肿瘤生存率总体提高约 10 个百分点，这反映出近年来我国癌症综合防控取得了初步的成效，但是与发达国家相比还有一定的差距，其主要原因是与发达国家癌症类型相比，我国在预后较差的消化系统肿瘤如肝癌、胃癌和食管癌等高发，而欧美发达国家则是在甲状腺癌、乳腺癌和前列腺癌等预后较好的肿瘤方面高发（Zheng et al.，2022）。另外，中国预后较好的肿瘤的 5 年生存率与美国等发达国家也存在一定差距，如乳腺癌（中国是 82.0%，发达国家是 90.9%）、甲状腺癌（中国是 84.3%，发达国家是 98%）和前列腺癌（中国是 66.4%，发达国家是 99.5%）等。出现这种差距的主要原因是临床就诊早期病例少、早诊率低及晚期病例临床诊治不规范等。

因此，在我国应进一步扩大相关肿瘤的筛查及早诊早治，提高肿瘤临床诊治规范化应用，同时深入探索肿瘤发生发展机制，开发新的肿瘤诊断、治疗策略，用以降低我国恶性肿瘤死亡率。

1.2.2 癌症发生机制

1. 基因突变是癌症诱发的内因

癌症几乎可以从人体除了心脏之外的任何部位开始发生。正常情况下，人体细胞会根据身体需要生长和繁殖，形成新的细胞。当细胞变老或受损时，它们就会死亡，新细胞取而代之。有时，这个有序的过程会被打破，异常或受损的细胞会在不该生长和繁殖的时候生长和繁殖。这些细胞可能会形成肿瘤或癌症。

癌症发生的根本原因在于细胞基因的突变或异常表达。导致癌症发生的基因异常有两大类：原癌基因（proto-oncogene）和抑癌基因（tumor suppressor gene）。原癌基因参与细胞的正常生长和分裂。当这些基因以某些方式发生改变或比正常情况下更加活跃时，它们就可能成为致癌基因（或癌基因），使细胞在不该生长和存活的情况下继续生长和存活。抑癌基因也参与控制细胞的生长和分裂，抑癌基因发生改变的细胞会以不受控制的方式增殖和分裂。

美国约翰斯·霍普金斯大学 Vogelstein 等对结肠癌发生过程进行研究，发现结肠癌在发生过程中经历上皮细胞增生、早期腺瘤、中期腺瘤、晚期腺瘤、原位癌和浸润癌等多个步骤，在这些过程中，贯穿着一系列基因分子表达变化（Fearon and Vogolstem，1990）。他们发现在正常结肠上皮细胞到上皮细胞过度增生过程中，有抑癌基因腺瘤性结肠息肉（adenomatous polyposis coli，APC）的突变。APC 的突变或缺失的发生导致正常上皮细胞过度增生逐渐增大成为良性腺瘤。在腺瘤中随着细胞生长增殖又依次发生 DNA 去甲基化修饰等表观遗传的改变，导致进一步的克隆性发展并出现 *Ras* 基因突变和抑癌基因 *DCC* 丢失等发生，细胞的生长逐渐失控，最终伴随着其他癌基因及抑癌基因 *APC*、*DCC*、*P53* 等的突变或丢失，结肠肿瘤经历了从良性腺瘤到恶性肿瘤的发展过程。因此，癌症的发生是一个多步骤、漫长的过程。

第 1 章 导 论 9

2. 肿瘤微环境促进肿瘤发生发展

癌症的发生发展与肿瘤所处的环境，即肿瘤微环境（tumor microenvironment，TME）密切相关。肿瘤微环境是指肿瘤在起始、发展及转移过程中肿瘤细胞所处的环境。肿瘤微环境是一个高度结构化的生态系统，由多种类型免疫细胞、癌相关成纤维细胞（cancer-associated fibroblast，CAF）、内皮细胞、周细胞和各种细胞分泌的因子等共同构成，这些细胞及其分泌因子曾被认为是肿瘤发生的旁观者，但现在已经被证实在癌症的发病过程中起着关键作用，并成为有潜力的肿瘤治疗靶点。由于各种肿瘤发生的器官、癌症细胞的固有特征、肿瘤分期和患者特征等不同，肿瘤微环境的细胞组成和功能状态也会有所不同，肿瘤微环境中的各种细胞可能抑制肿瘤，也可能促进肿瘤的发生发展。

癌症细胞通过对周边非癌的组织细胞进行重组和重新编程，以及对血管系统和细胞外基质（extracellular matrix，ECM）进行重新建模，来协调支持肿瘤的环境。这一动态过程取决于癌细胞与肿瘤微环境中常驻或募集的非癌细胞之间的相互作用。利用单细胞转录组数据、肿瘤表达谱和空间转录组学等进行计算分析和建模（Dominiak et al.，2020），结果显示，肿瘤微环境中细胞间信号网络复杂多样，有多种机制参与肿瘤细胞与非癌细胞间的作用及交叉对话，包括细胞-细胞接触和旁分泌信号转导等。其中接触依赖型通信由黏附分子介导，包括整合素、黏附素、选择素和免疫球蛋白超家族成员，也可通过间隙连接和隧道纳米管介导进行。一个典型的肿瘤微环境中依赖接触的细胞间信号转导的例子是程序性死亡受体配体 1（programmed death-ligand 1，PD-L1）/程序性死亡受体 1（programmed death-1，PD-1）通路。癌细胞及肿瘤相关髓系细胞经常过表达免疫检查点蛋白 PD-L1，它与免疫细胞上的 PD-1 受体结合，逃避免疫监视。通过免疫检查点抑制剂（immune checkpoint blockade，ICB）抑制 PD-L1/PD-1 轴已成为越来越多癌症的治疗方法（Sharma et al.，2021）。

除了细胞与细胞之间的直接接触外，通过释放细胞因子、趋化因子、生长因子和蛋白酶进行的旁分泌信号传递对于肿瘤微环境的细胞间通信也至关重要。这些分子是针对癌症内在特征和细胞应激反应而分泌的，它们来自肿瘤微环境中多种类型细胞，并通过与其受体结合或通过 ECM 重塑对靶细胞产生直接或间接的作用。外泌体在内的细胞外囊泡的释放是另一种旁分泌机制，可改变局部环境，甚至在原发肿瘤部位以外产生影响（van Niel et al.，2022）。

3. 肿瘤干细胞

肿瘤干细胞理论认为，肿瘤是一种高度异质性疾病，由大多数已分化的肿瘤细胞和少数具自我更新潜能的肿瘤干细胞（cancer stem cell，CSC）或肿瘤起始细胞（tumor-initiating cell，TIC）组成。研究表明，肿瘤干细胞具有一系列生物学特性,包括自我更新及无限分裂潜能、多向分化潜能和体内成瘤能力(Lytle et al.,2018)。对传统放、化疗治疗的高抵抗性也被认为是 CSC 的特性之一(Clarke,2019)。

肿瘤干细胞最早是在白血病中被发现的(Lapidot et al.,1994),并在 20 世纪 90 年代通过 CD34+和 CD38+表面标志物的表达被分离出来。随后,在许多非实体瘤和实体瘤中发现了表达 CD133、nestin 和 CD44 等不同表面标记的肿瘤干细胞。肿瘤干细胞可通过自我更新和分化成多种细胞亚型来生成肿瘤(Yang et al.,2020)。

肿瘤干细胞的生理活动受许多细胞内和细胞外因子的调控,这些因子可作为治疗癌症的药物靶点。当前,癌症治疗失败的主要原因有肿瘤转移、复发、异质性、对化疗和放疗的耐药性及逃避免疫监视,而所有这些失败都可以用肿瘤干细胞的特性来解释。因此,肿瘤干细胞被视为非常有潜力的癌症治疗靶点。

1.2.3　线粒体异常与癌症

人们关注线粒体在肿瘤发生中的作用始于 Otto Heinrich Warburg 博士发现癌细胞会进行有氧糖酵解,即在有氧条件下将葡萄糖发酵分解生成乳酸,而不是将葡萄糖完全氧化以促进线粒体呼吸,即"Warburg 效应"。Warburg 博士认为癌细胞的有氧糖酵解源于线粒体呼吸链系统受损(Warburg,1956)。现在我们知道,虽然"Warburg 效应"是癌细胞的一个特征,但许多表现"Warburg 效应"的癌细胞实际上拥有完整无损的线粒体呼吸链系统,而且许多癌症细胞实际上也依赖于线粒体呼吸。近些年对癌症细胞线粒体的研究也证实线粒体在肿瘤发生发展及治疗中发挥多重作用。

线粒体的主要功能是产生 ATP,为细胞各种生命活动提供所需的能量。除了产生能量外,线粒体在细胞中还发挥着许多作用:是细胞的代谢中枢,产生 ROS 及代谢产物调控细胞的生长增殖,并在细胞信号转导调控中发挥重要作用;是细胞信号转导中枢,参与对生长、分裂、能量代谢和细胞凋亡等各种细胞生理功能调控。线粒体在正常生理过程中多方面的功能使其成为细胞的压力传感器,调控细胞适应外部环境,由此也为肿瘤细胞在营养耗竭、缺氧和药物治疗等恶劣环境中的生长和存活提供了支持。

线粒体在癌症发生发展及治疗中的作用是多方面的,线粒体在癌症中的功能也因不同类型肿瘤的遗传、环境和原发组织差异而不同。基于许多经典的癌症特征都是线粒体功能异常改变的结果,阐明线粒体在癌症中的生物学作用有助于我们深入了解癌症生物学的核心。

在总结归纳最新线粒体结构及生物学功能研究基础上,本书在后续章节中将依次探究线粒体动力学、线粒体相关内质网膜（mitochondria-associated endoplasmic reticulum membrane，MAM）、氧化应激、线粒体代谢产物及表观遗传调控、信号转导、mtDNA 和线粒体相关程序性细胞死亡等异常在癌症发生及治疗中的作用。深入了解线粒体的结构功能与癌症发生及治疗间的相互作用，对于揭示肿瘤发生发展机制，设计新型癌症治疗策略至关重要。

【本章小结】

自从 19 世纪 90 年代 Richard Altmann 和 Carl Benda 发现并确定线粒体以来，人们对线粒体的结构和功能进行了系统的研究，逐步阐明了线粒体呼吸产能机制，包括揭示线粒体基质中产生电子供体以促进呼吸的三羧酸循环和脂肪酸氧化的酶，以及线粒体内膜进行氧化磷酸化的电子传递链（electron transfer chain，ETC）复合物和 ATP 合酶等。同时，线粒体作为细胞代谢中心和信号转导中枢，调节细胞内信号级联的运行；产生 ROS，执行脂肪酸 β 氧化，参与氨基酸代谢、磷脂修饰、钙调节等，从而在多个层面对细胞的生长、增殖、分化、衰老和死亡等生理功能进行调控。线粒体是动态的细胞器，不断地通过融合与分裂的线粒体动力学进行质量控制；也通过调节细胞内的分布及参与其他细胞器的互作来调控细胞的代谢，以使细胞适应外部环境，更好地生存。

肿瘤的发生发展及治疗过程中，肿瘤细胞需要调整自身的代谢及信号通路，以便更好地适应细胞内及细胞外部的环境变化。线粒体作为细胞产能、生物合成和信号转导的细胞器，在肿瘤细胞适应周围外环境及内部压力感应中起着不可或缺的作用。线粒体是肿瘤发生的重要媒介，揭示肿瘤发生发展过程中线粒体的功能机制对于癌症治疗至关重要。

【参考文献】

Bao F，Zhou L，Zhou R，et al. 2022. Mitolysosome exocytosis，a mitophagy-independent mitochondrial quality control in flunarizine-induced parkinsonism-like symptoms. Science Advances，8：eabk2376.

Clarke MF. 2019. Clinical and therapeutic implications of cancer stem cells. The New England Journal of Medicine，381：e19.

Colaco R，Moreno N，Feijo JA. 2012. On the fast lane：mitochondria structure，dynamics and function in growing pollen tubes. Journal of Microscopy，247：106-118.

Dominiak A，Chelstowska B，Olejarz W，et al. 2020. Communication in the cancer microenvironment as a target for therapeutic interventions. Cancers，12：1232.

Fearon ER，Vogelstein B. 1990. A genetic model for coloredal tumorigenesis. Cell，61：759-767.

Hanahan D. 2022. Hallmarks of cancer：New dimensions. Cancer Discovery，12：31-46.

Fink WJ，Costill DL，Pollock ML. 1977. Submaximal and maximal working capacity of elite distance runners. Part Ⅱ. Muscle fiber composition and enzyme activities. Annals of the New York Academy of Sciences，301：323-327.

Frey TG，Renken CW，Perkins GA. 2002. Insight into mitochondrial structure and function from electron tomography. Biochimica et Biophysica Acta，1555：196-203.

Hill GE. 2020. Mitonuclear compensatory coevolution. Trends in Genetics，36：403-414.

Holloszy JO. 1967. Biochemical adaptations in muscle. Effects of exercise on mitochondrial oxygen uptake and respiratory enzyme activity in skeletal muscle. Journal of Biological Chemistry，242：2278-2282.

Lapidot T，Sirard C，Vormoor J，et al. 1994. A cell initiating human acute myeloid leukaemia after transplantation into SCID mice. Nature，367：645-648.

Liu L，Li Y，Wang J, et al. 2021. Mitophagy receptor FUNDC1 is regulated by PGC-1α/NRF1 to fine tune mitochondrial homeostasis. EMBO Reports，22：e50629.

Lytle NK，Barber AG，Reya T. 2018. Stem cell fate in cancer growth，progression and therapy resistance. Stem cell fate in cancer growth，progression and therapy resistance. Nature Reviews Cancer，18：669-680.

Paul MH，Sperling E. 1952. Cyclophorase system. XXIII. Correlation of cyclophorase activity and mitochondrial density in striated muscle. Proceedings of the Society for Experimental Biology and Medicine，79：352-354.

Seth RB，Sun L，Ea CK，et al. 2005. Identification and characterization of MAVS，a mitochondrial antiviral signaling protein that activates NF-kappaB and IRF 3. Cell，122：669-682.

Sharma P，Siddiqui BA，Anandhan S，et al. 2021. The next decade of immune checkpoint therapy. Cancer Discovery，11：838-857.

Sung H. 2021. Global cancer statistics 2020：GLOBOCAN estimates of incidence and mortality worldwide for 36 cancers in 185 countries. CA：A Cancer Journal for Clinicians，71：209-249.

van Niel G，Carter DRF，Clayton A，et al. 2022. Challenges and directions in studying cell-cell communication by extracellular vesicles. Nature Reviews Molecular Cell Biology，23：369-382.

Warburg O. 1956. On the origin of cancer cells. Science，123：309-314.

West AP，Shadel SG，Ghosh S. 2011. Mitochondria in innate immune responses. Nature Reviews Immunology，11：389-402.

Yang L，Shi P，Zhao G，et al. 2020. Targeting cancer stem cell pathways for cancer therapy. Signal Transduction and Targeted Therapy，5：8.

Zheng R，Zhang S，Zeng H，et al. 2022. Cancer incidence and mortality in China，2016. Journal of the National Cancer Center，2：1-9.

Zhou H，Dai Z，Li J，et al. 2023. TMBIM6 prevents VDAC1 multimerization and improves mitochondrial quality control to reduce sepsis-related myocardial injury. Metabolism，140：155383.

第 2 章　线粒体动力学与癌症

　　线粒体是一种动态的细胞器，能够通过融合与分裂改变线粒体的形态，同时也可通过在细胞内运动实现不同的胞内分布以对细胞内及细胞外的环境压力和代谢需求做出调整和反应，这种能力使得线粒体能够快速有效地协调细胞各方面的功能。线粒体这种动态变化与其多功能性密切耦合，称为"线粒体动力学"（mitochondrial dynamics）。线粒体动力学一旦失衡将会损伤线粒体功能，导致细胞代谢异常，并引发一系列疾病，包括神经退行性疾病、代谢性疾病、心血管疾病和癌症等。本章中，在总结线粒体动力学机制及其对细胞功能影响的基础上，对线粒体动力学与自噬，线粒体动力学与癌症发生及治疗的关系进行了探讨，最后对炎症小体感受器 AIM2 调控非小细胞肺癌（non-small cell lung cancer，NSCLC）细胞线粒体动力学进而促进肺癌发生发展的作用及机制进行解析。本章聚焦介绍线粒体动力学在肿瘤发生发展及治疗中的新发现，为肿瘤细胞中线粒体动力学调控机制的深入探索提供参考。

2.1　线粒体动力学

2.1.1　线粒体动态平衡

　　线粒体是一种高度动态的细胞器，在细胞中不断发生融合与分裂，协调的线粒体融合和分裂周期、线粒体网络的动态变化与其多功能性密切耦合，称为"线粒体动力学"。线粒体动力学对许多细胞过程至关重要，如细胞呼吸、氧化磷酸化、ATP 产生、细胞周期、免疫、凋亡、线粒体质量控制和线粒体遗传等，其运动和形状受细胞骨架及线粒体融合和分裂的平衡调控（Richter et al.，2015）。

　　线粒体作为动态变化的多功能细胞器，其融合和分裂与许多细胞生物学过程密切相关。例如，细胞中超融合的线粒体巨型网络促进细胞周期 G1 到 S 期的过渡和转换（Mitra et al.，2009）。线粒体在动态变化过程中形成不同的形状，分裂与融合处于相对平衡，维持细胞内部对能量供应、细胞信息传递等需求。当线粒体动力学失去平衡，受损的线粒体在细胞中积累，引起细胞代谢失调，神经和肌肉等细胞损伤甚至发生细胞凋亡，造成疾病的发生。线粒体作为细胞的应激感受器，能够感应外界环境的变化，如能量缺乏、缺氧、氧化应激等，从而做出相应功能和结构的改变，维持细胞内环境的相对稳态（Woodson，2016）。线粒体复杂的生物学功能与线粒体动态平衡密切相关，但在机制上，线粒体形态如何影响线粒体功能，目前尚不清楚。

2.1.2 动态平衡调控的分子机制

1. 线粒体融合与分裂相关因子

在细胞正常生理状态下，线粒体融合与分裂处于动态平衡过程。线粒体融合和分裂是由一组鸟苷三磷酸酶来调控，这些鸟苷三磷酸酶高度保守，对维持线粒体动态平衡至关重要（Ishihara et al.，2013）。线粒体融合主要由线粒体融合蛋白 1（mitofusin 1，MFN1）和线粒体融合蛋白 2（mitofusin 2，MFN2）及位于线粒体内膜的视神经萎缩蛋白 1（optic atrophy-1，OPA1）介导（Santel and Fuller，2001）。线粒体分裂则主要由动力相关蛋白 1（dynamin-related protein 1，Drp1）、线粒体分裂蛋白 1（mitochondrial fission protein 1，Fis1）和线粒体分裂因子（mitochondrial fission factor，MFF）等介导（表 2-1）。

表 2-1 线粒体融合与分裂相关蛋白

类型	英文缩写	中文全称	功能
融合因子	MFN1	线粒体融合蛋白 1	介导线粒体外膜融合
	MFN2	线粒体融合蛋白 2	介导线粒体外膜融合
	OPA1	视神经萎缩蛋白 1	介导线粒体内膜融合
分裂因子	Drp1	动力相关蛋白 1	线粒体分裂 GTPase 酶
	MFF	线粒体分裂因子	招募 Drp1 到线粒体、过氧化物酶体
	Fis1	线粒体分裂蛋白 1	招募 Drp1 到线粒体、过氧化物酶体
	MiD49	49 kDa 的线粒体动力蛋白	特异性招募 Drp1 到线粒体
	MiD51	51 kDa 的线粒体动力蛋白	特异性招募 Drp1 到线粒体
	CDC42	细胞分裂周期蛋白 42	线粒体分裂小 GTPase 酶
	NDRG1	N-myc 下游调节基因 1	响应 mTORC2 信号招募 CDC42

线粒体分裂是收缩、截断一个线粒体，使之产生更小、更多细胞器的过程。在哺乳动物中，线粒体分裂的主调控因子是动力蛋白相关 GTP 酶（GTPase）Drp1。如图 2-1 所示，当细胞响应促进线粒体分裂的信号时，Drp1 作为一种胞质蛋白，被线粒体上特异的接头蛋白招募到线粒体外膜，Drp1 在线粒体外膜聚集并形成环状结构，利用鸟苷三磷酸（guanosine triphosphate，GTP）水解产生能量将线粒体内、外膜收缩缢裂，线粒体一分为二。目前，已知的线粒体接头蛋白包括 MFF、Fis1、MiD49（mitochondrial dynamics protein of 49 kDa）和 MiD51（mitochondrial dynamics protein of 51 kDa）。其中，MFF 位于线粒体外膜或过氧化物酶体膜，通过招募 Drp1，并激活 Drp1 GTP 酶活性，在促进线粒体分裂过程中发挥重要作用

（Costello et al.，2017）。在酵母细胞中，Fis1 是线粒体分裂的关键调控因子，而在哺乳动物细胞中，Drp1 的稳定招募主要依赖于 MFF，Fis1 在线粒体分裂过程中的作用较弱。与酵母相比，敲除 Fis1 对哺乳动物线粒体分裂影响不显著（Otera et al.，2010），还有文献报道 Fis1 可能在线粒体自噬中起作用（Yamano et al.，2014）。Fis1 在线粒体融合与分裂稳态中的作用仍然存在争议。MiD49 和 MiD51 的 N 端跨膜结构域特异性锚定到线粒体外膜，可独立地将 Drp1 募集到线粒体外膜上。敲除 MiD49 和 MiD51 后线粒体分裂过程受阻，线粒体趋于线网状（Palmer et al.，2011）。MiD49 和 MiD51 对 Drp1 募集独立于 MFF 与 Fis1，对线粒体分裂过程发挥特异和重要的作用。

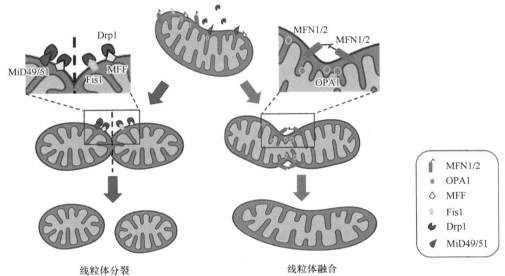

图 2-1　线粒体分裂与融合的作用机制

线粒体分裂时，线粒体外膜蛋白 MFF、Fis1 和 MiD49/51 等作为接头蛋白，招募 Drp1，启动线粒体分裂；线粒体融合时，线粒体外膜蛋白 MFN1 和 MFN2 进行同源或异源聚合，启动线粒体外膜融合，内膜上的 OPA1 则介导线粒体内膜融合

Kleele 等（2021）对线粒体分裂进行仔细观察，发现了两种空间上不同的分裂类型，即中区分裂和外周分裂。中区分裂发生在线粒体的中央部位，而外周分裂则发生在线粒体接近两端的区域。当细胞处于不利环境胁迫下，线粒体通过外周分裂产生大小不一的子线粒体，其中较小的子线粒体不包含 mtDNA，这部分缺乏 mtDNA 的子线粒体最终与溶酶体结合被降解，即线粒体自噬。这一过程受到线粒体外膜蛋白 Fis1 调控。在细胞生长和细胞分裂的活跃期，线粒体进行的主要是中区分裂，线粒体进行生物合成而增多。研究也发现，中区分裂和外周分裂都与 Drp1 蛋白的积累有关。

2. 内质网参与介导线粒体分裂

在线粒体发生融合和分裂过程中，线粒体与细胞内其他细胞器建立联系，如内质网（endoplasmic reticulum，ER）、溶酶体和过氧化物酶体。这些接触位点是线粒体和其他细胞器相互交流的最直接的方式，促进信号传递、物质交换和细胞生命活动的维持，在线粒体动力学中发挥关键作用。其中，线粒体相关的内质网通过蛋白桥与线粒体相连，形成线粒体相关内质网膜（MAM），又称为线粒体-内质网接触结构或线粒体-内质网结构偶联。MAM 中存在多种跨膜蛋白，分别定位于内质网膜和线粒体外膜上，介导两个细胞器彼此相连。MFN2 是其中的一个关键蛋白，它也表达定位于 ER，并与线粒体外膜上的 MFN2 形成同源二聚体，连接两个细胞器。内质网和线粒体的桥接也通过内质网驻留的囊泡相关膜蛋白相关蛋白 B/C（vesicle-associated membrane protein-associated protein B/C，VAPB/C）与线粒体外膜蛋白酪氨酸磷酸酶相互作用蛋白 51（protein tyrosine phosphatase-interacting protein 51，PTPIP51）的相互作用来介导。也有报道称，这两种细胞器的空间动力学是耦合的，并依赖于乙酰化的微管。

线粒体分裂位点与 MAM 有密切联系。ER 在线粒体拟分裂的位置进行环绕并标记，受线粒体上接头蛋白招募的 Drp1 在 MAM 处聚集成环，并驱动线粒体缢缩。在线粒体分裂过程中，mtDNA 定位在内质网与线粒体外膜的接触位点，mtDNA 的复制与线粒体的收缩区域和标记分裂位点的 MAM 密切相关（Quintana-Cabrera and Scorrano，2023）。这也证明了线粒体分裂有更复杂的高层级的级联调控，不是简单地随机进行。

3. 细胞骨架参与介导线粒体分裂

细胞骨架在维持细胞形态、支持细胞器结构和物质运输等生理过程中都具有重要作用。有文献报道，肌动蛋白参与线粒体的循环组装过程，能够调节线粒体动力学和线粒体网络重塑，是细胞内调控线粒体网络稳态的重要参与者（Moore et al.，2016）。线粒体分裂时，肌动蛋白通过与 ER 膜表面的微丝成核蛋白 Formin 2 互作而在线粒体拟分裂处组装聚集，肌球蛋白 Ⅱ（myosin Ⅱ）也可能参与其中，并可能在线粒体分裂初期提供机械力启动收缩。此外，肌球蛋白 Ⅱ 和肌动蛋白也参与 Drp1 在线粒体上的招募和寡聚化（Ji et al.，2015）。在缺乏肌动蛋白聚合的情况下，线粒体分裂不会发生甚至可以被逆转（Mahecic et al.，2021）。

Spire 是细胞内肌动蛋白成核因子，可直接联系线粒体与细胞骨架、内质网等细胞器，破坏 Spire 后肌动蛋白活性被抑制，线粒体的收缩和分裂过程被抑制（Manor et al.，2015）。在线粒体动态变化过程中，肌动蛋白主要组装在线粒体外膜，促进线粒体分裂并抑制线粒体融合、运动。当线粒体分裂结束，肌动蛋白从分裂的线粒体表面解离，线粒体迅速融合并重新整合到线粒体网络中。线粒体的瞬时聚合过程又被线粒体长度控制，共同维持细胞内线粒体网络的平衡。

有文献报道，在禁食期间 mTORC2-NDRG1-CDC42 轴被激活，哺乳动物雷帕霉素靶蛋白复合体 2（mammalian target of rapamycin complex 2，mTORC2）通过调节 N-myc 下游调节基因 1（N-myc downstream regulated gene 1，NDRG1）在 Ser336 位点磷酸化，将细胞分裂周期蛋白 42（cell division cycle 42，CDC42）募集到 MAM 中驱动线粒体分裂。在这一过程中，小 GTP 酶 CDC42 作为 NDRG1 的结合伴侣，为线粒体分裂过程提供 GTP 水解活性。研究结果显示，过表达 NDRG1 时，敲除 Drp1 对于 mTORC2-NDRG1 介导的线粒体分裂没有显著影响；敲除 MFF 时，表达 NDRG1 无法恢复线粒体分裂。这些数据表明，mTORC2-NDRG1 介导的分裂依赖于 MFF，但可能不需要 Drp1（Martinez-Lopez et al.，2023）。这些证据为线粒体动力学机制的探究提供了新的思路。

4. 线粒体融合

线粒体融合是将两个或多个线粒体合并产生一个更大的细胞器的过程。在哺乳动物中，介导线粒体融合的动力蛋白包含 MFN1、MFN2 两个同源基因和 OPA1。线粒体融合分为外膜融合和内膜融合两个连续的步骤。线粒体发生融合时，第一步由 MFN1 和/或 MFN2 介导的线粒体外膜的融合。相邻线粒体的 MFN 构象激活，寡聚化并形成同型（MFN1-MFN1 或 MFN2-MFN2）或异型（MFN1-MFN2）复合物，促进相邻线粒体外膜的接近与融合。第二步是 OPA1 在线粒体外膜融合后形成同型（OPA1-OPA1）和异型（OPA1- cardiolipin）复合物，介导线粒体内膜的融合（Zacharioudakis and Gavathiotis，2023）。OPA1 以两种形式存在：一种是 L-OPA1，主要存在于线粒体内膜介导线粒体融合；另一种是 S-OPA1，存在于膜间隙。S-OPA1 不参与调控线粒体融合，但是在诱导细胞凋亡和维持线粒体膜电位中发挥重要作用。这些线粒体融合蛋白除了促进融合的能力外，MFN2 或 OPA1 还调节线粒体代谢，在胰岛素信号转导和能量稳态方面发挥相关重要作用（Mishra and Chan，2014）。持续的线粒体分裂与融合对维持线粒体正常形态和功能具有重要作用。

2.1.3　线粒体细胞内运动及分布

1. 线粒体的细胞内转运及分布

除了分裂和融合外，线粒体通过驱动蛋白或动力蛋白沿微管进行转运，介导线粒体胞内分布。每种马达蛋白的重链都有一个家族特异性的保守头部结构域，该结构域通过水解 ATP 和构象变化产生动力，驱动线粒体运动（Carter et al.，

2011）。驱动蛋白将线粒体转运到微管的正极端，而动力蛋白将线粒体转运到微管的负极端。线粒体与驱动蛋白的连接由一系列接头蛋白调节，接头蛋白 Milton 通过直接与线粒体 Rho GTPase（mitochondrial Rho GTPase，Miro）相互作用，调节线粒体在细胞中的分布（Saxton and Hollenbeck，2012）。在神经元中发现线粒体运动蛋白复合物表达水平与 Ca^{2+} 水平呈负相关，线粒体体积和线粒体运动效率存在明显关联，也提示线粒体融合分裂机制可能参与调控线粒体运动过程。目前，线粒体在细胞内的运动和分布调控机制仍需要深入研究。

当细胞发生癌变时，线粒体的形态、分布和代谢方式会发生改变。有文献报道，核周线粒体排列、线粒体数量减少、mtDNA 含量低和低 ATP 水平被认为是未分化细胞的指标。在肺肿瘤干细胞中发现线粒体趋向核周分布，伴随线粒体膜电位更高、mtDNA 和氧/葡萄糖消耗更少、活性氧（ROS）和 ATP 浓度更低等特点（Ye et al.，2011）。线粒体在细胞内的分布与运动对细胞的干性维持、能量代谢和细胞线粒体应激等过程有重要作用。

2. FLII 参与 MFN2 介导的线粒体细胞内分布

MFN2 不仅参与细胞线粒体融合过程，还能够影响线粒体在细胞中的分布。研究发现，在 H1975 和 A549 细胞中，敲减 MFN2 使线粒体在核周的聚集程度增强；过表达 MFN2 则导致线粒体分布由核周趋向于胞质，提示 MFN2 参与调控线粒体在细胞内的分布。通过质谱分析，我们发现，Flightless-I 同源物（flightless-I homolog，FLII）是 MFN2 潜在的互作蛋白，并且与线粒体存在共定位。FLII 是一种肌动蛋白结合蛋白，属于凝溶胶蛋白超家族，与微丝联系密切，推测 FLII 可能参与调节线粒体沿细胞骨架在细胞中的分布。在肺癌细胞中，敲减 FLII，线粒体由核周趋向于胞质分散分布；过表达 FLII，线粒体趋向于核周聚集分布。进一步分析发现，敲减 MFN2，无论 FLII 如何表达线粒体核周聚集程度都增强；而过表达 MFN2，线粒体随着 FLII 的敲减和过表达呈现分散分布于胞质或增强聚集于核周（图 2-2）。这些结果提示 MFN2 是调控线粒体分布过程中必不可少的内在因素；FLII 作为外部因素介导 MFN2 调控线粒体分布的过程。综上所述，在 MFN2 介导下，FLII 参与调节线粒体沿细胞骨架在细胞中的分布。

2.1.4 线粒体动力学与细胞功能

线粒体作为处于高度动态变化的细胞器，形态结构及细胞内分布的变化与线粒体的功能密切相关。线粒体动力学调节细胞代谢、能量产生和离子稳态、衰老和细胞凋亡等一系列生物过程，决定着细胞的命运。

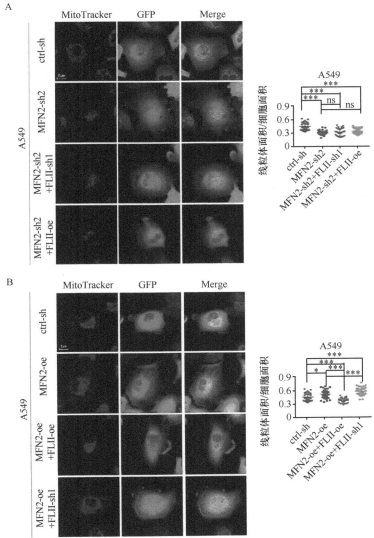

图 2-2　FLII 调节 MFN2 表达介导的线粒体分布改变（彩图请扫封底二维码）

A. A549 细胞中敲减 MFN2 基础上，敲减或过表达 FLII 分析线粒体分布；B. A549 细胞中过表达 MFN2 基础上，敲减和过表达 FLII 分析线粒体分布。MitoTracker：线粒体指示剂；GFP：绿色荧光蛋白；Merge：线粒体指示剂与绿色荧光图的合成图；ctrl-sh：对照组；sh1/sh2：敲减；oe：过表达；*：$P<0.05$；***：$P<0.01$；ns：无显著性

1. 线粒体动力学与细胞代谢

线粒体是细胞中重要的细胞器，主要功能是通过氧化磷酸化（OXPHOS）以 ATP 的形式产生能量。线粒体形态和结构的动态变化与细胞能量需求和供应具有密切联系。研究发现，胰岛 β 细胞在营养丰富或有害环境中，通常表现出线粒体

碎片化，OXPHOS 受损，mtDNA 减少，ROS 产生增加。当细胞营养缺乏时，线粒体往往会趋向于更长的线网状，保持高效的 OXPHOS 和较高的 ATP 水平（Molina et al.，2009）。在低营养条件下，细胞内几种代谢传感器激酶驱动线粒体融合变长。在细胞内营养消耗期间，AMP 活化蛋白激酶（AMPK）激活或 mTOR 的抑制会诱导线粒体融合。生物能量适应包括生物能量效率和 ATP 合成能力的变化，与线粒体结构的重塑有关（Rambold et al.，2011）。

线粒体动力学也可以调控细胞代谢过程。MFN1 或 MFN2 缺乏或其 GTP 酶活性下降引起线粒体分裂，细胞代谢出现功能障碍，如 OXPHOS 抑制、ATP 合成减少、mtDNA 耗竭和 ROS 水平升高。线粒体融合主要通过增强 OXPHOS 和 ATP 的产生，以及阻止线粒体通过线粒体自噬途径抵消代谢损伤（Wai and Langer，2016）。线粒体动力学还可以调节免疫细胞的代谢能力，调控细胞的活化状态和功能。例如，巨噬细胞只有在极化到 M1 的促炎状态时才会采用糖酵解代谢方式产生能量，而处于 M2 状态的巨噬细胞依赖于增加的 OXPHOS，在愈合伤口和修复组织中起着关键作用。Drp1 抑制剂 Mdivi-1 抑制脂多糖（lipopolysaccharide，LPS）活化的巨噬细胞中的线粒体分裂，可有效减少糖酵解重编程（Buck et al.，2016）。总之，线粒体分裂和融合机制的动态平衡决定了细胞代谢过程，对细胞生理过程至关重要。

2. 线粒体动力学与细胞分化

细胞分化是干细胞转化为具有独特功能特性的特殊细胞类型的过程。在细胞分化过程中，线粒体形态和代谢物组成的变化在各种分化的细胞类型中是必不可少的。线粒体融合和分裂调节多能干细胞重编程，并影响细胞分化过程。在诱导多能干细胞的形成过程中，分化细胞中线网状的线粒体变成分裂态的短棒状或球形。随着诱导多能干细胞分化，线粒体又恢复到伸长的形状。线粒体形态在细胞重编程过程中发生动态变化，细胞代谢从 OXPHOS 转变为糖酵解（Choi et al.，2015）。线粒体动力学还参与间充质干细胞的分化，包括脂肪生成、成骨和软骨生成。在间充质干细胞分化为脂肪细胞的过程中，线粒体动力学从分裂向融合转变。在脂肪生成过程的早期，MFN2 高度表达，促进线粒体融合，产生 ATP，从而激活 CCAAT 增强子结合蛋白（CCAAT enhancer binding protein，C/EBP），最终激活参与脂肪生成的基因表达。相反，当间充质干细胞分化为成骨细胞时，可观察到产生小的、破碎的线粒体，表明成骨过程中线粒体趋向粒状（Forni et al.，2016）。

此外，线粒体动力学在免疫细胞的分化过程中起重要作用。线粒体不同形状与 T 细胞的分化相关。Drp1 在 Ser616 位点被磷酸化，效应 T 细胞就会表现出更高的线粒体分裂现象。细胞中分裂的线粒体分散在整个细胞质中，促进细胞内合成代谢过程。与效应 T 细胞不同，记忆 T 细胞依靠分解代谢来延长存活时间，在记忆 T 细胞中融合态线粒体显著增加。记忆 T 细胞和效应 T 细胞之间线粒体形态的区别反映出它们不同的代谢需求（Rambold and Pearce，2018）。

线粒体融合和分裂通过控制生物能量学、信号通路或组织特异性基因的表达，在各种细胞分化过程中起着至关重要的作用。

3. 线粒体动力学与细胞周期

在细胞周期转换过程中，线粒体网络会发生剧烈的形态变化。线粒体从间期线网状的结构转变为有丝分裂期间高度碎片化的结构，为下一个阶段细胞周期重新建立细长的线粒体网络做准备。在细胞周期进程中，线粒体的形态、分布和功能都发生改变。细胞处于 G1 期，线粒体通过融合，形成一个广泛的、相互连接的管状网络，负责促进 OXPHOS 和产生 ATP（Pangou and Sumara，2021）。细胞进入 S 期时，线粒体发生分裂产生更小、运动性更强的线粒体，这些线粒体可以在有丝分裂期间分配到子细胞。在有丝分裂过程中，线粒体分裂有助于选择性地去除受损或功能失调的线粒体（Salazar-Roa and Malumbres，2017）。此过程保证了只有健康的线粒体才能传递给子细胞，降低了氧化应激和基因组不稳定的风险。

线粒体融合和分裂因子对有丝分裂进程具有直接调控作用。Drp1 受体在有丝分裂进程中发挥重要作用。Drp1 缺陷引起的线粒体过度融合，诱导微管组织中心（microtubule organizing center，MTOC）周围的线粒体网络分布异常，引发中心体过度重复、有丝分裂纺锤体缺陷、染色体不稳定、复制应激和 G2/M 停滞（Qian et al.，2012）。此外，细胞周期蛋白、细胞周期蛋白激酶和有丝分裂调节因子也调节线粒体动力学。在 M 期早期，细胞周期蛋白激酶/细胞周期蛋白 B 激活 Drp1 在 Ser616 位点的磷酸化促进线粒体的分裂过程。

线粒体动力学在细胞周期内规律进行，为细胞提供能量和健康线粒体，在细胞周期进程中发挥重要的作用。

4. 线粒体动力学与细胞衰老

细胞衰老过程可能与损伤的积累有关，如代谢副产物和 ROS 的产生、生物废物的积累、端粒缩短和代谢途径失调。这些衰老因子大多与线粒体动力学和功能有关，细胞衰老与线粒体之间密切相关。研究表明，人类衰老的内皮细胞表现出长的线粒体网络，以响应 Fis1 和 Drp1 的表达降低。去铁胺（deferoxamine，DFO）是一种铁螯合剂，可诱导培养细胞的衰老表型。利用 DFO 诱导的 Chang 细胞衰老，形成了细长的巨型线粒体（Yoon et al.，2006）。在 DFO 诱导的衰老过程中，形成巨型线粒体的过程与融合过程的增加和 Fis1 表达的降低有关。相反，Fis1 的过表达可以逆转 DFO 诱导的线粒体延长和衰老表型。线粒体动力学通过形成巨型线粒体网络调节氧化还原，促进细胞衰老过程。

5. 线粒体动力学与细胞凋亡

线粒体动力学在细胞凋亡中也发挥重要作用。细胞凋亡是一种程序性细胞死亡机制，对哺乳动物发育至关重要，也是细胞稳态和防御感染的基本过程。在细胞凋亡早期，各种刺激诱导了碎片化线粒体的快速形成，说明线粒体分裂在细胞凋亡中发挥重要作用。B 细胞淋巴瘤 2（B cell lymphoma-2，BCL-2）家族在细胞凋亡过程中起关键性作用，在线粒体上，BCL-2 家族蛋白通过与其他凋亡蛋白的协同作用，调控线粒体结构与功能的稳定性，调控细胞凋亡过程。有研究表明，线粒体分裂调节因子 Drp1 或 Fis1 的过表达触发线粒体分裂，从而导致细胞凋亡。Drp1 或其接头蛋白丢失可减缓 BCL-2 相关 X 蛋白（BCL-2-associated X protein，BAX）和 BCL-2 同源拮抗剂/杀手（BCL-2 homologous antagonist/killer，BAK）外膜通透诱导的嵴重塑事件进展，减少细胞色素 c 释放和下游 mtDNA 外排（McArthur et al., 2018）。现在已知激活的 BAX 或 BAK 定位于 MAM 并触发 Drp1 的小分子泛素相关修饰物蛋白（small ubiquitin-related modifier protein，SUMO）化修饰。研究发现，细胞凋亡的激活也会触发线粒体泛素连接酶 1（mitochondrial E3 ubiquitin protein ligase 1，MUL1）介导的 Drp1 的 SUMO 化修饰。SUMO 化修饰的 Drp1 能稳定内质网与线粒体接触，而线粒体与内质网接触位点也是线粒体缢缩分裂、钙转移、线粒体嵴重塑和细胞色素 c 释放的位置所在（Prudent et al., 2015）。

2.2 线粒体动力学与自噬

2.2.1 自噬

1. 自噬概述

自噬是介导将各种细胞物质输送到溶酶体以进行降解和再循环的主要机制，对维持细胞稳态和细胞活力至关重要。在营养有限的条件下，细胞通过降解其细胞内容物来维持胞内平衡、能量水平而存活。自噬主要有三种形式：巨自噬、分子伴侣介导的自噬和微自噬。巨自噬（以下简称自噬）是一种细胞内降解系统，将细胞质物质输送到溶酶体或液泡。在自噬过程中，自噬相关基因产物协调形成双膜囊泡，称为自噬体，其包裹物质并与溶酶体融合，导致其内容物在溶酶体水解酶的活性作用下降解。自噬体内容物的选择以相对非选择性的方式进行，或者涉及严格调节单个细胞成分的清除，其取决于具体的诱导因子，称为选择性自噬。相比之下，伴侣介导的自噬是一种蛋白质排他性的自噬类型，如携带 KFERQ 样基序的蛋白质被热激蛋白（heat shock protein 70，HSP70）识别，结合溶酶体相关膜蛋白 2A（lysosome-associated membrane glycoprotein 2A，LAMP2A）或溶酶体热激蛋白家族 A 成员 8（heat shock protein family A member 8，HSPA8），通过该蛋白质寡聚化形成的通道易位进入溶酶体进行降解。最后，微自噬通过在晚期内吞体或溶酶体表面形成的膜内陷直接包裹隔离细胞物质形成次级溶酶体，对物质进行降解。

自噬是细胞进行物质降解和再循环的关键途径。自噬现象广泛存在于真核生物中，它是细胞的一种自我保护机制，用于降解功能降低的细胞器和回收再利用细胞内生物大分子，是细胞在生理应激条件下的生存策略及机制，对细胞生长调控及维持细胞内稳态有着重要的意义。

2. 自噬性凋亡

细胞存在多种程序性细胞死亡途径，自噬可以通过选择性降解细胞死亡相关调控因子来调节细胞死亡，尤其是细胞凋亡。由自噬引发的细胞死亡被称为自噬性细胞凋亡。自噬性细胞凋亡，也被称为Ⅱ型程序性死亡，以细胞质中出现大量的自噬体和自噬溶酶体为特征，最终被细胞内自身的溶酶体降解。细胞凋亡遵循着细胞固有的程序性自杀机制，细胞通过形成凋亡小体，最后被周围邻近的细胞或吞噬细胞吞噬（Galluzzi et al.，2017）。

2.2.2 自噬与肿瘤

1. 自噬抑制肿瘤发展

大多数研究认为自噬在肿瘤抑制中起直接作用。早期研究表明，在营养剥夺期间，自噬被激活并降解细胞成分以提供营养，这种反应在高等真核生物中高度保守。自噬不仅有助于营养物质的可用性，为代谢适应提供手段，还是细胞内促进细胞完整、氧化还原平衡和蛋白质稳态的主要机制（Klionsky et al.，2021）。p53是细胞主要的肿瘤抑制转录因子，并以多种方式调节自噬。在正常水平下，细胞质 p53 可以作为自噬的抑制因子，当被 DNA 损伤等细胞应激激活时，p53 水平升高，导致参与促进自噬的许多基因被激活（Tasdemir et al.，2008）。同样地，线粒体自噬受体 BCL-2 相互作用蛋白 3（BCL-2 interacting protein 3，BNIP3）或 BCL-2 相互作用蛋白 3 样 （BCL-2 interacting protein 3 like，BNIP3L）的缺失导致了乳腺癌和胰腺癌的发展。研究结果表明，在疾病进展过程中细胞有特定自噬蛋白失活的选择，细胞自噬途径可作为细胞内重要的肿瘤抑制机制。自噬对肿瘤的抑制作用的机制目前尚不清楚，它们可能涉及多个自噬靶标。

2. 自噬促进肿瘤进展

自噬在肿瘤发生发展中具有双重作用，自噬可以通过各种途径支持肿瘤的生长和存活。一些肿瘤组织中存在高表达水平的微管相关蛋白 1A/1B 轻链 3（microtubule-associated protein 1A/1B-light chain 3，LC3），在肿瘤细胞自噬时被激活（Fujii et al.，2008）。多项临床研究表明，自噬导致各种癌基因激活和肿瘤抑制因子失活，并增强晚期肿瘤的代谢和生长（Liu and Debnath，2016）。自噬在肿瘤细胞的代谢适应和逃避免疫检测中也具有重要作用。

3. 自噬在肿瘤转移中的作用

自噬对肿瘤细胞转移具有双重作用。在肿瘤细胞转移过程中，自噬在不同细胞和细胞信号途径中发挥的作用截然不同。自噬可以支持肿瘤细胞对分离诱导的细胞死亡的抵抗力，促进细胞对营养限制的适应。在已完成恶性转化的肿瘤细胞中，自噬能在不利于肿瘤生存的微环境内维持肿瘤细胞的基础代谢，维持细胞活性。在恶性肿瘤的增殖和侵袭转移过程中，自噬能调节肿瘤细胞的微环境，抑制细胞失巢凋亡，参与细胞休眠和上皮-间充质转化等过程。自噬也被证明是维持肿瘤细胞休眠和基因组稳定性所必需的，自噬失活后多倍体肿瘤细胞增加，因此，抑制自噬又可导致转移性生长增强。

4. 自噬调控肿瘤微环境

自噬在肿瘤细胞本身和外周微环境中具有重要功能，两者都对肿瘤细胞生长和耐药性有影响。自噬对细胞的影响主要取决于肿瘤分期、特定的致癌突变和细胞环境。对宿主基质细胞，包括癌症相关成纤维细胞（CAF）中自噬抑制的研究，证明了宿主细胞自噬影响肿瘤微环境的三种主要非细胞自主功能。首先，自噬促进多种代谢物的产生，这些代谢物由基质细胞释放，随后被肿瘤细胞摄取用于生长和增殖。这种代谢交换对于肿瘤细胞尤为重要，因为这些细胞通常转变为合成代谢为主的状态，并且需要高水平的必需氨基酸，尤其是丙氨酸和天冬酰胺，以及非必需氨基酸。其次，自噬支持癌症相关成纤维细胞分泌促炎细胞因子，包括白细胞介素-6（interleukin-6，IL-6）、白细胞介素-8（interleukin-8，IL-8）和白细胞介素-1β（interleukin-1β，IL-1β）。它们通过直接促进肿瘤细胞增殖和调节先天性和适应性免疫细胞来创造适宜的肿瘤免疫微环境来促进肿瘤发生。除细胞因子分泌外，自噬相关过程，如LC3依赖性细胞外囊泡加载和分泌，可能促进肿瘤细胞和相关基质细胞外囊泡的生物发生和分泌。最后，自噬促进前胶原蛋白稳态，这是Ⅰ型胶原沉积所必需的，并产生坚硬的结缔组织增生细胞外基质，促进新生血管生成和原发肿瘤生长（Debnath et al.，2023）。

2.2.3 线粒体动力学与线粒体自噬

1. 线粒体自噬

线粒体是细胞能量源，维持细胞内氧化磷酸化、物质的分解和合成等过程，在维持细胞存活、细胞死亡和细胞代谢稳态方面发挥着重要作用。线粒体在输出 ATP 的同时,电子传递链也使线粒体成为最容易受到 ROS 诱导损伤的细胞器,导致一系列病理过程,如 mtDNA 损伤和线粒体未折叠蛋白反应(mitochondrial unfolded protein response,UPR^{mt})(Natarajan et al.,2020)。一系列外源性应激刺激,如缺血、缺氧或化疗,也可引起线粒体功能障碍。除了低效的能量合成外,受损的线粒体还会积累遗传损伤,并将有害物质(如 ROS)输出到细胞质中。由于修复 mtDNA 和蛋白质的机制不如细胞核和细胞质中复杂和有效,所以细胞进化出一个相对精细的线粒体质量控制系统,在多个水平上维持线粒体功能。其中,细胞通过线粒体自噬选择性地去除功能失调或多余的线粒体,对于线粒体质量控制至关重要(Palikaras et al.,2018)。首先,在正常条件下,有多种细胞机制可以维持线粒体稳态。在应激刺激下,轻度线粒体功能障碍可以激活多种抗应激反应,如多种蛋白酶体和 UPR^{mt} 的激活。一旦线粒体损伤变得严重且不可逆,线粒体自噬就会发生,通过降解清除无法修复的线粒体(Jiang et al.,2019)。损伤的线粒体被特异性地包裹在自噬体中并与溶酶体融合,从而完成线粒体的降解,维持细胞内环境的稳定,不同的刺激可以通过不同细胞环境中的多个信号级联来促进线粒体自噬(Khaminets et al.,2016)。线粒体自噬受损是指细胞无法有效消除功能失调的线粒体,导致其积累并破坏线粒体功能和细胞稳态。这种现象与多种疾病密切相关,包括癌症、神经退行性疾病和心血管疾病(Georgakopoulos et al.,2017)。

2. 线粒体自噬中的线粒体动力学

线粒体是活细胞中的一个动态网,线粒体动力学通过融合与分裂调控线粒体的质量控制机制。细胞中线粒体分裂减少或融合增加会抑制线粒体自噬。例如,为了防止受损的线粒体重新整合到健康的线粒体网络中,功能失调的线粒体可能通过融合失活或激活分裂机制而失去融合能力。线粒体分裂通常产生不均匀的子单元:一个子线粒体表现出增加的膜电位和较高的融合概率,而另一个子线粒体膜电位降低,伴随融合能力降低。线粒体在连续的分裂过程中,两组子线粒体会显示出显著的异质性,具有较高膜电位的子线粒体为优质线粒体,可以继续参与融合,而质量差的子线粒体去极化则被自噬降解(Ding and Yin,2012)。线粒体分裂后的选择性融合,分离了功能失调或受损的线粒体,并通过线粒体自噬对其进行降解,维持细胞内线粒体的正常结构和功能。

3. Parkin 依赖的线粒体自噬

在哺乳动物中,由 PINK1-Parkin 介导的选择性清除多余或受损线粒体的自噬过程,即 Parkin 与线粒体外膜蛋白 PTEN 诱导激酶 1(PTEN induced kinase 1,PINK1)介导的线粒体自噬,是调控线粒体自噬的重要组分(Springer and Macleod,2016)。正常条件下,PINK1 通过线粒体靶向序列连续靶向线粒体,并被线粒体基质和内膜上的蛋白酶早老素相关菱形样（presenilin associated rhomboid like protease，PARL）等切割，随后被切割裂解的 PINK1 转运到胞质，并被蛋白酶体降解。当线粒体受损而线粒体外膜去极化时，PINK1 通过外膜转位酶转移到线粒体外膜上，由于线粒体内膜上的蛋白酶 PARL 等失活，PINK1 在去极化线粒体外膜上稳定存在并积聚（Hasson et al.，2013），激活并招募胞质 E3 泛素连接酶 Parkin，随后线粒体外膜上的蛋白电压依赖型阴离子通道 1（voltage-dependent anion channel 1，VDAC1）和 MFN1/2 等被 Parkin 泛素化降解。VDAC1 和 MFN1/2 泛素化后同时还吸引自噬受体，包括泛素结合蛋白 p62 在内的自噬受体蛋白在线粒体外膜中积累，导致泛素化的产物通过与 LC3 结合被募集到自噬体中，成熟的自噬体与溶酶体融合形成自噬溶酶体，包含的线粒体被降解。PINK1 依赖型磷酸化改变 Parkin 构象，促进其与线粒体表面的结合并触发其 E3 连接酶活性。

PINK1-Parkin 依赖型线粒体自噬的激活是通过 PINK1 在电势降低的线粒体显著聚集实现的，主要依赖于线粒体跨膜电位的改变。抗增殖蛋白 2（prohibitin 2，PHB2）是一种线粒体内膜蛋白，在 PINK1-Parkin 依赖型介导能量应激期间线粒体降解。线粒体膜去极化和蛋白酶体活性增加导致线粒体外膜被破坏，PHB2 在细胞质暴露并作为一种自噬受体与 LC3 结合，PHB2、LC3 和螯合体 1（sequestosome 1，SQSTM1）组成的多蛋白复合物调节功能失调的线粒体形成自噬泡，促进其消除并维持细胞稳态（Xiao et al.，2018）。

PINK1-Parkin 通路干扰其他线粒体质量控制机制，如线粒体衍生囊泡和线粒体动力学，以维持能量稳态。PINK1 间接激活 Drp1 活性，促进功能失调的线粒体分裂，使其能够自噬降解。此外，MFN2 作为 Parkin 易位的支架蛋白，响应线粒体损伤。PINK1 磷酸化 MFN2，触发 MFN2 在线粒体解偶联并与 Parkin 的结合，破坏线粒体与内质网结构偶联（MAM），促进自噬发生，清除受损的线粒体（McLelland et al.，2018）。目前，由 PINK1 和 E3 泛素连接酶 Parkin 组成的通路被确定为哺乳动物线粒体自噬的关键参与者（Chen et al.，2023）。

4. 非 Parkin 依赖的线粒体自噬

线粒体自噬的另外一种机制是 Parkin 非依赖性的，由定位在线粒体的自噬受体蛋白 FUN14 结构域 1（FUN14 domain-containing 1，FUNDC1）、BCL-2 相互作用蛋白 3（BNIP3）、BCL-2 相互作用蛋白 3 样（BNIP3L）或心磷脂，通过其保守的 LC3 相互作用区域（LC3-interacting region，LIR）基序，不通过泛素化直接与 LC3 结合，将哺乳动物细胞中受损线粒体募集到线粒体自噬体中进行降解。

FUNDC1 是一种保守的线粒体自噬受体，在缺氧条件下，磷酸甘油酸变位酶 5 使 FUNDC1 的 Ser13 位点去磷酸化，LIR 结构与自噬体膜上的 LC3 相互作用，诱导线粒体自噬的发生。BNIP3L 和 BNIP3 也是缺氧期间线粒体自噬的重要受体。

BNIP3 和 BNIP3L 通过 LIR 结构与 LC3 互作激活线粒体自噬；BNIP3 和 BNIP3L 还通过其 BH3 结构域与 Beclin-1 竞争性结合 BCL-2，导致 BCL-2 和 Beclin-1 的复合物解离，Beclin-1 激活线粒体自噬体形成（Bellot et al.，2009）。除了缺氧期间诱导线粒体自噬外，BNIP3L 还在红细胞成熟过程中介导去除多余的线粒体。

心磷脂主要分布在线粒体内膜，线粒体损伤期间外化到线粒体外膜中。心磷脂的重新分布及其与 LC3 的相互作用启动了信号级联反应，该级联反应促进了自噬体对受损线粒体的吞噬（Chu et al.，2013）。尽管 FUNDC1、BNIP3 和 BNIP3L 之间的相互联系还需要深入探索，但它们的协调作用确保了线粒体质量控制和能量稳态的效率。

2.3　线粒体动力学与癌症发生

2.3.1　线粒体动力学与干细胞调控

1. 干细胞和分化细胞中的线粒体动力学

线粒体动力学在不同类型的细胞中有所不同，以满足细胞的特定功能需求。在干细胞和分化细胞中线粒体动力学具有巨大差异，与细胞分化过程中形态和代谢的变化有关。在干细胞中，线粒体通常具有核周定位、球形、碎片状和点状等特点。干细胞通常依靠糖酵解作为主要能量来源，ATP、OXPHOS 和 ROS 水平较低。线粒体的特殊状态与干细胞的核基因组、表观基因组和线粒体基因组的整体功能相匹配。线粒体的未成熟状态对于干细胞防止 ROS 诱导的遗传毒性具有重要作用。在分化细胞类型中，线粒体含量增加，线粒体形态常为细长管状或线网状。在分化细胞中，线粒体密集堆积，有些线粒体高度分支并分布在整个细胞质中。随着细胞的分化成熟，分化细胞中的线粒体 ATP、OXPHOS 和 ROS 水平也会增加。在干细胞群的分化过程中发现细胞代谢从糖酵解型到氧化型的转变（Noguchi and Kasahara，2018）。

2. 线粒体动力学控制干细胞行为

线粒体动力学不仅影响干细胞的未分化与分化状态，还反向调节干细胞行为。线粒体动力学通常是干细胞干性维持的关键，抑制线粒体动力学会影响干细胞分化、自我更新、细胞凋亡和重编程等过程。由于线粒体在调节干细胞活性中起着重要作用，干细胞线粒体功能的下降可能是组织中干细胞功能和自我更新的基础（Khacho et al.，2017）。在人诱导多能干细胞中，敲除 Drp1 或利用 Drp1 抑制剂 Mdivi-1 抑制线粒体分裂，细胞的干性将减弱，而细胞分化能力增强，并伴随细胞代谢方式从糖酵解到 OXPHOS 的代谢转变。在鼻咽癌细胞中，当阻断 Cox2 来抑制 Drp1 的激活时，干细胞标志物表达降低，细胞干性丧失（Zhou et al.，2017）。研究发现，生长因子 erv1 样（growth factor erv1-like，Gfer）参与保护小鼠胚胎干细胞（embryonic stem cell，ESC）线粒体的形态和功能。在 ESC 中敲除 Gfer 会导致多能干细胞干性标志物的表达及细胞存活率的降低，线粒体功能丧失。Gfer 敲低的 ESC 中的线粒体会发生过度分裂和线粒体自噬，而过表达 Gfer 的 ESC 中的线粒体则会出现融合增强。Drp1 蛋白在 Gfer 敲减的 ESC 中显著升高，而在过表达 Gfer 的细胞中则下降。Gfer 抑制 Drp1 表达和线粒体分裂，只有适当水平的线粒体分裂才能促进细胞干性的重编程（Todd et al.，2010）。

线粒体融合是干细胞分化所必需的。在大多数分化的体细胞中，线粒体呈管状和网络状结构。MFN1/2 敲除促进细胞重编程；MFN1/2 的下调可通过激活 Ras-Raf 和缺氧诱导因子-1α 并促进向糖酵解代谢转变。也有少数研究报道了线粒体融合在干细胞自我更新中发挥关键作用。在神经干细胞中，敲除 OPA1 或 MFN1/2 来抑制线粒体融合会损害神经干细胞的自我更新能力，反之，线粒体融合则可促进干细胞的自我更新（Wu et al.，2019）。

3. 线粒体代谢产物与干细胞命运决定

除了干细胞自我更新中的作用外，代谢产物也是干细胞命运决定的重要调节因子。例如，成体干细胞需要 OXPHOS 活性进行分化，从 OXPHOS 到糖酵解的代谢转变是维持细胞多能性所必需的，诱导多能干细胞通常表现出不成熟的线粒体形态和对糖酵解代谢的依赖。糖酵解和 OXPHOS 之间的转换影响造血干细胞的命运决定（Folmes et al.，2012）。三羧酸循环中代谢物参与调节干细胞功能和命运决定过程。柠檬酸盐可以从线粒体输出到细胞质中转化为乙酰辅酶 A（acetyl-CoA），用于脂肪酸和胆固醇合成，还可用于细胞乙酰化反应。除乙酰化外，其他蛋白质翻译后修饰也需要线粒体代谢中间体调节蛋白质功能，包括丙二酰辅酶 A、琥珀酰辅酶 A 和戊二酰辅酶 A 等。α-酮戊二酸（α-ketoglutarate，α-KG）不仅是双加氧酶家族的底物，还是组蛋白去甲基化酶和 DNA 去甲基化酶的底物。因此，α-KG 能够通过影响 DNA 和组蛋白甲基化来调控核基因表达。此外，S-腺苷基甲硫氨酸（S-adenosyl methionine，SAM）是组蛋白甲基转移酶的辅助因子，将组蛋白甲基化与一碳代谢和苏氨酸代谢联系了起来（Matilainen et al.，2017）。线粒体的代谢中间产物可以通过非代谢机制调节细胞核中的表观遗传修饰。线粒体代谢物与表观基因组之间的互作可以改变细胞核基因表达，从而在调控干细胞命运决定中起作用。

4. 线粒体未折叠蛋白反应与干细胞衰竭

线粒体的蛋白质组由细胞核和 mtDNA 共同编码，维持线粒体与细胞核之间的交流对于线粒体的功能十分重要。线粒体核蛋白失衡和蛋白质毒性应激、线粒体融合与分裂的动力学异常都会导致线粒体应激，损伤或未折叠的蛋白质在线粒体中积聚，激活线粒体未折叠蛋白反应（UPR^{mt}），以帮助蛋白质折叠和切割（Jovaisaite et al.，2014）。最近，UPR^{mt}途径被证明可以调节干细胞功能。UPR^{mt}诱导的基因表达变化会导致干细胞增殖和延迟衰老反应。这些应激响应是由线粒体中产生的信号启动的，并诱导细胞核中的响应来保护线粒体功能。虽然严重的线粒体应激是有害的，但是发育过程中适当的线粒体应激可以通过表观调控对机体的寿命产生有益效应。组蛋白去甲基化酶对线粒体应激诱导的 UPR^{mt} 激活和寿命延长是必需的（Zhu et al.，2022）。

在老年小鼠的黑色素细胞干细胞中，烟酰胺核苷（nicotinamide riboside，NR）通过挽救细胞烟酰胺腺嘌呤二核苷酸（nicotinamide adenine dinucleotide，NAD）耗竭，激活 UPR^{mt} 信号以改善线粒体功能并减缓衰老。同样，通过过表达烟酰胺磷酸核糖基转移酶（nicotinamide phosphoribosyl transferase，NAMPT）（NAD 生物合成挽救途径的关键限速酶）促进 NAD 水平升高，可减少老年间充质干细胞的细胞衰老。在造血干细胞中，SIRT7 介导 UPR^{mt} 的调节分支并维持衰老中的造血干细胞功能（Mohrin et al.，2015）。因此，一定程度的 UPR^{mt} 信号可能有助于在衰老过程中维持干细胞功能。然而，UPR^{mt} 的组成型激活，以及线粒体伴侣蛋白 HSP60 的组织特异性丢失，也可能产生不利影响，可导致小肠干细胞的干性丧失（Berger et al.，2016）。目前，UPR^{mt} 与干细胞之间的调控还存在许多未知，需要进一步的研究来揭示 UPR^{mt} 信号转导如何影响干细胞。

5. mtDNA 突变与干细胞功能

线粒体拥有自己的遗传物质，被称为"第 25 号染色体"或"M 染色体"，能够独立进行复制、转录和翻译。线粒体基因组编码 37 个基因，包括 13 个 OXPHOS 亚基、2 个 rRNA 和 22 个转运核糖核酸（tRNA）。与细胞核基因不同，线粒体基因组缺少组蛋白保护，无 DNA 损伤修复系统，更容易发生突变。在衰老过程中，在啮齿动物和人体组织及体外培养细胞中都观察到线粒体突变的积累。mtDNA 完整性在干细胞命运决定中起着重要作用。机体 mtDNA 损伤修复所必需的酶是 8-羟基鸟嘌呤 DNA 糖苷酶（8-oxoguanine DNA glycosylase 1，OGG1），从缺乏 OGG1 的小鼠中分离出的神经干细胞积累 mtDNA 损伤，并将其分化方向从神经分化转向星形胶质细胞谱系（Wang et al.，2011）。在人类干细胞衰老中也观察到 mtDNA 缺陷。与年龄相关的 mtDNA 突变会导致人类结肠隐窝中的异常细胞增殖和凋亡。老年人产生的诱导多能干细胞中 mtDNA 缺陷的频率更高（Kang et al.，2016）。尽管衰老干细胞中 mtDNA 突变的水平增加，但目前尚不清楚 mtDNA 突变的增加是否在干细胞衰老中起着根本性作用。

6. mtROS 影响干细胞命运

mtROS 主要由线粒体 OXPHOS 复合物 I 和 III 的电子泄漏产生，它可影响甚至破坏细胞 DNA、脂质和蛋白质等成分。线粒体呼吸链功能障碍和低效的 OXPHOS 可能促进电子泄漏和 ROS 产生，对细胞造成不可逆转的损伤并导致衰老。mtROS 是成体干细胞静止、激活、增殖、分化和耗竭的关键调节因子。静止的、保持自我更新能力的成体干细胞通常保持较低的基础 ROS 水平，在增殖和分化过程中 ROS 水平适度增加。ROS 水平最低的造血干细胞具有最高的自我更新潜力。过多的 ROS 积累导致静止和干细胞耗竭的丧失，以及干细胞的衰老和凋亡（Tan and Suda，2018）。叉头框 O 蛋白（forkhead box class O protein，FOXO）家族转录因子激活不同抗氧化基因的表达，以保持成体干细胞中的 ROS 水平低（Ito and Suda，2014）。FOXO3 的丢失可导致细胞 ROS 水平增加，最终导致造血干细胞干性的丧失。同样，蛋白激酶 ATM（ataxia-telangiectasia mutated）缺陷小鼠中 ROS 水平的增加通过激活促分裂原活化的蛋白质激酶（mitogen-activated protein kinase，MAPK）途径导致造血干细胞耗竭，这可以通过用抗氧化剂或 MAPK 抑制剂长期治疗来逆转（Ito et al.，2004）。此外，微环境的低氧张力有助于保持造血干细胞中的低 ROS 水平。例如，鼻窦周围骨髓区域含有渗透性较低的动脉血管，这有助于维持小鼠静止人造血干细胞的低 ROS 水平。另外，通透性高的静脉窦血管增加 ROS 水平，诱导并促进造血干细胞和祖细胞的活化、迁移和分化（Itkin et al.，2016）。因此，细胞必须防止干细胞中 ROS 水平异常，以保护其自我更新能力和功能。

mtROS 对干细胞功能障碍和衰老的影响存在很多争议。首先，长寿物种并不总是表现出较低水平的 ROS 和伴随的氧化损伤。其次，广泛使用的抗氧化试剂会影响 ROS 清除以外的生理过程。最后，越来越多的证据表明 ROS 似乎在干细胞生物学中发挥积极和必要的信号转导作用。综上所述，ROS 对干细胞功能的影响和详细机制仍有待进一步研究。

7. NAD/NADH 值调节干细胞的命运和功能

NAD 及其还原形式 NADH 是线粒体产能相关的重要代谢物。NAD 是氧化还原反应的辅酶，对于核心代谢通路（如三羧酸循环、电子传递链、糖酵解和脂肪酸 β 氧化）至关重要。细胞中 NAD/NADH 值调节酶的活性可影响基因表达，如 NAD 依赖性去酰基化酶——沉默信息调节因子（sirtuin，SIRT）。胚胎干细胞和成体干细胞的命运决定和功能可由 sirtuin 调节（Zhang et al.，2016）。造血干细胞富含 NAD 依赖性 SIRT3，SIRT3 表达随着年龄的增长而降低，老年小鼠中的 SIRT3 丢失导致造血干细胞池耗竭，并在连续移植应激时损害造血干细胞的自我更新。此外，SIRT3 过表达可减少氧化应激并挽救老年造血干细胞的功能缺陷。烟酰胺核苷是 NAD 的前体,用 NR 治疗改善黑色素细胞干细胞的线粒体功能,保护其免于衰老,增加其数量,并提高肌肉再生能力。然而,NR 治疗的有益效果在缺乏 SIRT1 小鼠的黑色素细胞干细胞中消失,表明 SIRT1 对于这一过程也是必要的。这些研究提示,NAD 是正常衰老过程中干细胞命运的关键调节因子。

线粒体 NAD/NADH 值可通过 L-2-羟基戊二酸(L-2-hydroxyglutarate,L-2-HG)的产生直接影响干细胞功能。线粒体电子传递链损伤、pH 值改变或缺氧都会降低 NAD 再生,导致 NAD/NADH 值降低,并引发 L-2-HG 水平升高。小鼠造血干细胞中线粒体电子传递链复合物Ⅲ亚基泛醇-细胞色素 c 还原酶铁-硫亚基的缺失可增加 NADH/NAD 值并触发 L-2-HG 水平导致其分化为多能干细胞受阻,而不会影响其自我更新能力,导致胚胎死亡。线粒体复合物Ⅲ是造血干细胞分化和静止的主要调节因子。

8. 丙酮酸代谢决定干细胞的命运和功能

丙酮酸有两种主要命运:或者在细胞质中还原为乳酸,或者进入线粒体通过三羧酸循环氧化降解。丙酮酸代谢已被证明可以调节造血干细胞和成体干细胞的命运和功能。与分化细胞相比,干细胞具有低水平的线粒体丙酮酸载体(mitochondrial pyruvate carrier,MPC),MPC 输送丙酮酸到线粒体,通过细胞糖酵解影响线粒体三羧酸循环和氧化磷酸化等途径。在干细胞中解偶联蛋白 2 水平升高,将丙酮酸从线粒体分流到胞质中,丙酮酸脱氢酶激酶(pyruvate dehydrogenase kinase,PDK)水平升高,抑制线粒体中丙酮酸转化为乙酰辅酶 A。多能、自我更新的干细胞代谢方式通常是糖酵解,而在分化过程中会发生从胞质丙酮酸还原到线粒体丙酮酸氧化的转变。MPC 在参与调节神经干细胞活化过程中起到了关键的作用。研究发现,静止状态的神经干细胞具有活跃的线粒体代谢水平,并高表达 MPC。在药理上,抑制 MPC 会促进天冬氨酸产生,并激活神经干细胞,使其分化为成熟的神经元,导致成年和老年小鼠的海马神经显著增加。因此,细胞代谢对神经干细胞调节有重要作用,通过调控线粒体丙酮酸转运促进神经干细胞在静止态和激活态间转换(Petrelli et al.,2023)。

2.3.2　线粒体动力学失衡与神经退行性疾病

1.帕金森病

帕金森病(PD)是一种以运动障碍为主的神经退行性疾病,主要病理特征是大脑黑质中多巴胺能神经元死亡或退化。脑运动控制中枢纹状体的多巴胺含量减少,引起纹状体运动调控功能障碍。帕金森病患者通常表现出肌肉僵硬、震颤和运动迟缓等症状。中脑黑质多巴胺能神经元线粒体氧化应激被认为是帕金森病发生的重要分子机理。研究显示,线粒体复合物 I 活性的轻度缺乏和氧化损伤有助于 PD 神经退行性变的发展。在帕金森病中抗氧化水平和氧化靶标发生变化,进一步支持线粒体氧化应激参与疾病发展。PD 发生与影响编码线粒体动力学中特定功能的基因突变密切相关(Tang et al., 2015),如 DJ-1(又称为帕金森病蛋白 7)、PINK-1、Parkin 和富含亮氨酸的重复激酶 2 等,这些基因的突变进一步证明了线粒体功能障碍是 PD 神经元死亡的重要原因。同样,线粒体电子传递链抑制剂也诱导神经元功能障碍。大量证据表明 PD 发病机制与线粒体功能障碍之间存在紧密联系。

2. 阿尔茨海默病

阿尔茨海默病(Alzheimer's disease,AD)是一种常见的神经退行性疾病,AD 最常见的病理特征包括选择性锥体神经元死亡、神经元内和细胞外原纤维积聚、神经原纤维缠结和老年斑。老年斑是淀粉样蛋白-β 肽,而神经原纤维缠结的主要成分是微管相关蛋白 tau(microtubule-associated protein tau,MAPT)。AD 临床特征为认知功能受损及行为和人格改变。

AD 中存在线粒体损伤、ROS 水平异常增加、氧化应激和钙失调等线粒体功能障碍(Ashleigh et al., 2023)。线粒体是 ROS 的靶标,导致线粒体组成成分,如 mtDNA、脂质和蛋白质等发生改变。在 AD 大脑中,氧化代谢的几种关键酶严重缺乏,造成线粒体结构功能受损,氧化应激增加。在 AD 中也报道有线粒体损伤增强神经元钙稳态的失调。此外,mtDNA 遗传标记与 AD 发病率增加有关。与对照病例相比,AD 患者的 mtDNA 控制区存在更多的突变,并且 mtDNA 控制区存在几个 AD 特有的突变。

AD 中存在异常的线粒体动力学。在 AD 患者的海马组织中发现,Drp1、OPA1、MFN1 和 MFN2 水平降低,Fis1 水平升高,表明线粒体动力学倾向于分裂增强。线粒体动力学影响 AD 的病理变化,涉及多种信号通路,包括 Ca^{2+}、AMPK 和一氧化氮信号通路。非经典 WNT 5A/Ca^{2+}信号通路在线粒体动力学中至关重要,其激活可保护海马神经元免受 Aβ 寡聚体诱导的损伤。在神经细胞中,Aβ 过度产生诱导线粒体分裂和功能障碍,包括 ROS 产生增加、ATP 产生减少和线粒体膜电位降低及结构受损的线粒体数量增加,而 OPA1 过表达恢复了线粒体形态和线粒体功能。这些发现提示分裂态的线粒体参与介导神经细胞中 AD 相关损伤诱导的线粒体功能障碍和结构损伤(Yang et al., 2020)。鉴于线粒体动力学在神经元中的关键作用,以及线粒体形态异常似乎是所有 AD 病例的特征,异常的线粒体动力学很可能是导致线粒体和神经元功能障碍的常见途径,对于 AD 的发病机制至关重要。

3. 亨廷顿病

亨廷顿病（Huntington's disease，HD）是一种既致命又进行性的神经退行性疾病，HD 的特征是舞蹈病、癫痫发作、不自主运动、肌张力障碍、认知能力下降、智力障碍和情绪障碍，属于常染色体显性遗传。HD 是由基因突变引起的，该基因包含聚谷氨酰胺编码序列的扩增重复序列。对 HD 患者的脑部进行组织病理学检查，发现纹状体的尾状核、壳核、皮质、丘脑下和下丘脑等多个脑区均受累。主要特征包括基底神经节中棘神经元的丢失及皮层和海马体中的锥体神经元的丢失。目前 HD 发病机制的研究主要集中在线粒体功能的异常，包括线粒体结构变化、线粒体动力学异常和线粒体运输受阻。晚期 HD 患者纹状体神经元线粒体显示，几种氧化磷酸化成分活性降低，包括电子传递链的复合物Ⅱ、Ⅲ和Ⅳ，表明线粒体参与 HD 发病过程（Fukui and Moraes，2007）。线粒体分裂增加导致线粒体功能障碍及 HD 患者的神经元中轴突运输和突触传递的缺陷。研究发现，HD 患者线粒体结构相关基因表达异常，其中，在 HD 患者中 Fis1 和 Drp1 表达增加，MFN1/2、线粒体外膜转位酶 40（translocase of outer mitochondrial membrane 40，TOMM40）和 OPA1 表达降低。这些异常会影响线粒体功能、神经元转运和细胞死亡，从而可能加速亨廷顿舞蹈病的进展（Reddy and Shirendeb，2012）。另一项研究发现，突变亨廷顿蛋白（huntingtin，HTT）-Drp1 相互作用的增加会改变 Drp1 的结构和功能特性，导致线粒体分裂增加和 ATP 产生减少，从而导致神经元功能障碍（Song et al.，2011）。在 HD 发病机制的探究中，研究表明突变体 HTT 参与哺乳动物轴突的快速运输。外源过表达全长突变 HTT 会损害神经元在体内和体外的囊泡和线粒体运输，甚至导致线粒体在神经元中停止转运（Trushina et al.，2004）。

2.3.3　线粒体动力学调控失衡与癌症

线粒体是负责许多生理过程的重要细胞器，如能量产生、细胞代谢、细胞凋亡及钙稳态和氧化还原平衡。线粒体动力学失调导致各种癌症的发生和发展，影响肿瘤细胞增殖、转移、耐药性和肿瘤微环境等方面，解决肿瘤细胞中线粒体动力学异常可能是一种有潜力的癌症治疗策略。

1. 线粒体动力学调控细胞增殖

线粒体动力学对癌细胞生长、细胞周期和细胞死亡等的异常作用对促进癌症发生至关重要。线粒体融合和分裂的动态平衡与不同类型癌症的进展密切相关。研究发现增强线粒体分裂会加速癌症进展。在肾透明细胞癌中，MFN2 低表达与预后不良有关；在肝细胞癌中，OPA1 介导的线粒体功能障碍下调可能导致线粒体分裂异常，并通过代谢重塑促进癌细胞生长。Drp1 与细胞周期相关基因共表达也被发现可促进卵巢癌细胞的增殖（Cheng et al.，2022）。这些发现表明，线粒体分裂可能会增强癌细胞的增殖从而促进癌症发展。

功能失调的线粒体动力学会激活细胞内致癌的信号转导。在胰腺癌中，癌基因 Ras 的表达促进了线粒体的碎片化,敲低 Drp1 可阻止线粒体分裂并抑制肿瘤生长。Ras 通过激活 MAPK/胞外信号调节激酶 2（extracellular signal-regulated kinase 2，ERK2）进而磷酸化 Drp1 促进线粒体分裂，进一步促进肿瘤生长。在肝癌细胞中，胶原蛋白和钙结合 EGF 结构域 1（collagen and calcium binding EGF domains 1，CCBE1）是细胞外基质相关蛋白，其可促进线粒体融合并抑制肝癌发展。CCBE1通过直接与转化生长因子 β 受体 2（transforming growth factor-β receptor 2，TGF-βR2）结合抑制转化生长因子 β（transforming growth factor-β，TGF-β）信号转导活性来抑制 Drp1 被募集到线粒体，从而抑制线粒体的分裂。在宫颈癌细胞中，MFN2 可以通过降低 Ras/核因子 κB（nuclear factor-κB，NF-κB）信号通路中 Ras和相关蛋白质的表达来抑制 HeLa 细胞在体外和体内的生长增殖，并诱导 HeLa 细胞的细胞周期阻滞（Liu et al.，2019）。

2. 肿瘤转移

与正常细胞相比，恶性肿瘤细胞具有扩散并转移到其他组织或器官区域的特点。肿瘤的转移过程与线粒体功能障碍密切相关。在肝癌细胞中，线粒体功能障碍诱导了 Ca^{2+} 水平异常和 ROS 过度产生，激活双调蛋白（amphiregulin，AR）来调节肝癌细胞迁移。Drp1 介导的线粒体分裂也可能促进肝癌细胞的迁移。在转移性乳腺癌中，Drp1 水平升高和 MFN1 表达降低，导致线粒体分裂增强，促进乳腺癌细胞转移。Drp1 缺少或 MFN1 过表达引起的线粒体伸长或聚集可以大大降低乳腺癌细胞的转移潜力（Zhao et al.，2013）。研究发现，人乳腺上皮细胞中的 mtDNA缺失可以激活钙调磷酸酶依赖性上皮-间质转化样重编程为迁移和侵袭性表型（Guha et al.，2014）。

3. 耐药性

耐药性是癌症患者治疗失败的主要原因之一。细胞耐药依赖于线粒体产生的ATP。在转移性乳腺癌细胞中，增加 Drp1 和线粒体延伸因子 1/2（mitochondrial elongation factor 1/2，MIEF1/2）依赖性线粒体分裂，细胞内 mtROS 增加，激活核因子-E2 相关因子 2 抗氧化转录反应，使细胞对氧化应激和活性氧依赖性化疗药物具有抵抗力。Drp1 介导的线粒体分裂也被发现对顺铂耐药至关重要，并与卵巢癌细胞中的 Warburg 效应有关。较高 OPA1 蛋白水平维持细胞对吉非替尼的耐药性，诱导细胞色素 c 释放和细胞凋亡（Noguchi et al.，2023）。线粒体动力学在癌细胞耐药性的发展中起着至关重要的作用。靶向与线粒体融合与分裂相关分子可以提高化疗和靶向治疗在抑制肿瘤生长方面的有效性。

4. 肿瘤微环境

在癌症发生发展过程中，线粒体动力学通过改变肿瘤微环境促进肿瘤的生长和侵袭。在肝癌细胞中，MFN1 被认为与肝癌转移和不良预后密切相关。MFN1 在促进线粒体融合的同时，在体外和体内抑制肝癌细胞增殖、侵袭和迁移。机制上，MFN1 缺失对线粒体动力学平衡的破坏会触发肝癌细胞的上皮-间充质转化（epithelial-mesenchymal transition，EMT）。Drp1 是线粒体分裂最重要的驱动因子，通过调节细胞凋亡和细胞转移在肝癌进展中起关键作用。线粒体融合和分裂的动态变化对 mtDNA 分布和线粒体稳态也至关重要。Drp1 介导的线粒体分裂诱导胞质 mtDNA 应激，激活 TLR2 介导的 NF-κB 通路，通过分泌趋化因子 CCL2 促进 M2 极化和肿瘤相关巨噬细胞（tumor-associated macrophage，TAM）的募集（Bao et al.，2019）。TAM 是肿瘤微环境中免疫细胞群的最大组成部分。线粒体动力学的改变促进多种癌症的转移、血管生成和免疫抑制。

2.3.4　黑色素瘤缺乏因子 2 调控线粒体动力学

1. 炎症小体感受器 AIM2

1）炎症小体

炎症反应是机体一种重要的免疫防御机制。炎症小体（inflammasome）是由胞质内模式识别受体参与组装的多蛋白质复合物，是先天免疫系统受体和传感器。宿主细胞识别病原相关分子模式或者宿主来源的危险分子信号，模式识别受体发生组装，招募和激活促炎蛋白酶胱天蛋白酶 1（cysteine aspartic acid specific protease 1，caspase-1）。活化的 caspase-1 切割 IL-1β 和白细胞介素-18（interleukin-18，IL-18）的前体，产生相应的成熟细胞因子。模式识别受体主要包括定位于细胞膜和内体膜上的 Toll 样受体（TLR）和 C 型凝集素受体（C-type lectin receptor，CLR），位于胞质内的 NOD 样受体（NLR）、视黄酸诱导基因Ⅰ样受体（RIG-Ⅰ-like receptor，RLR）和 HIN200 蛋白等。目前，已经确定多种炎症小体参与针对多种病原体的宿主防御反应，对于消除细胞有害刺激、修复受损组织等过程至关重要。

2）病原模式识别受体 AIM2

黑色素瘤缺乏因子 2（absent in melanoma 2，AIM2）是干扰素诱导的 HIN-200 蛋白家族中的一员，是固有免疫系统的重要组成分子。AIM2 是一种病原模式识别受体，是识别细胞扰动和病原攻击过程中释放的双链 DNA（dsDNA）的细胞质 DNA 传感器。AIM2 结合 dsDNA 招募衔接子 ASC 来诱导炎症小体的形成。AIM2 炎症小体激活 caspase-1，随后将细胞因子 IL-1β 和 IL-18 切割成其生物活性形式，另外激活的 caspase-1 调控底物 gasdermin D 诱导细胞焦亡（pyroptosis）引起细胞死亡，因此 AIM2 在固有免疫应答中发挥重要作用（Rathinam et al.，2010）。自噬可以介导 AIM2 炎症小体的降解以终止炎症反应。

AIM2 除了能激活炎症小体发挥免疫功能之外，它还参与调控多种肿瘤的发生与发展，并表现出抑癌和促癌的双重作用。在恶性肿瘤：如结肠癌、肝癌、前列腺癌和乳腺癌等中，AIM2 的表达存在不同程度的降低或缺失，促进肿瘤的发生。在这些肿瘤细胞中过表达 AIM2，细胞生长停滞并诱导细胞凋亡（de Almeida et al.，2015）。AIM2 在口腔鳞癌、皮肤鳞癌和肺癌等恶性肿瘤中表达上调，在口腔鳞癌及皮肤鳞癌细胞中敲减 AIM2 的表达，抑制肿瘤细胞生长，促进细胞凋亡，并降低细胞的迁移能力，显示 AIM2 具有促进癌症发生发展的作用（Nakamura et al.，2019）。

2. AIM2 在肺癌组织细胞中高表达

利用 Oncomine 数据库对 AIM2 在肺癌及癌旁组织中 mRNA 表达水平进行分析，AIM2 在肺癌组织中表达显著上调；利用 GEPIA 数据库对 AIM2 的 mRNA 水平分析，AIM2 在肺腺癌及肺鳞癌中相较癌旁正常组织中表达同样显著上调。在细胞蛋白质和 mRNA 水平进行验证，非小细胞肺癌中 AIM2 的蛋白质和 mRNA 表达水平都显著高于永生化的正常肺细胞。上述结果表明 AIM2 在肺癌细胞中高表达（Qi et al.，2020）。

利用非小细胞肺癌（NSCLC）患者的癌组织和癌旁组织芯片分析患者中 AIM2 的表达，结果显示 AIM2 在肺腺癌和肺鳞癌患者的组织细胞中显著高表达，表明 AIM2 在 NSCLC 组织中表达上调。利用 Kaplan-Meier-plotter 数据库分析 AIM2 的表达与 NSCLC 患者的总生存期（overall survival，OS）、进展后生存期（post-progression survival，PPS）及无进展生存期（progression-free survival，PFS）的关系，结果显示，AIM2 高表达的患者在 OS、PPS 及 PFS 上的中位期都显著低于 AIM2 低表达的患者（图 2-3），这些结果表明 AIM2 的高表达与 NSCLC 的不良预后密切相关。

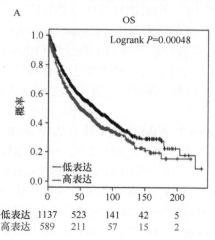
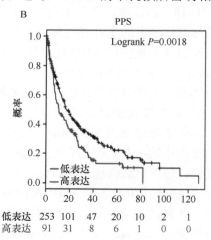

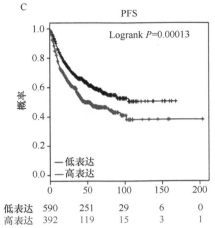

图 2-3   AIM2 高表达与 NSCLC 的不良预后密切相关（彩图请扫封底二维码）

A. AIM2 的表达与 NSCLC 患者总生存期（OS）；B. 进展后生存期（PPS）；C. 无进展生存期（PFS）

3. AIM2 调控肺癌细胞线粒体动力学

1）AIM2 定位于肺癌细胞线粒体

细胞中蛋白质的亚细胞定位为其功能提供了生理学基础。研究表明，AIM2 亚细胞定位具有细胞系特异性。例如，内源性 AIM2 主要存在于 HL-60 细胞的细胞核中，外源性过表达 AIM2 位于细胞质内。AIM2 的不同亚细胞定位可能与其不同的功能有关。利用 κ-NN 软件预测显示 AIM2 可能定位于细胞质、线粒体及细胞核中。免疫荧光染色分析结果证实，AIM2 在 NSCLC 细胞主要定位于线粒体。鉴于 AIM2 蛋白缺少跨膜结构域，AIM2 在线粒体的定位有三种可能：线粒体基质、膜间腔或与某种线粒体外膜蛋白结合而附着于线粒体外膜，利用线粒体提取纯化联合蛋白酶 K 消化方法对 AIM2 进行精细亚细胞定位分析，结果显示 AIM2 可能附着于线粒体外膜。

2）AIM2 通过 MFN2 促进线粒体分裂

线粒体是一个高度动态的细胞器，AIM2 定位于线粒体中。在 H1975 和 H358 细胞中敲减 AIM2，线粒体融合能力增强，细胞线粒体呈现线网状分布；过表达 AIM2，细胞线粒体趋向于粒状分布。检测线粒体融合与分裂相关蛋白，敲减 AIM2 后 MFN2 蛋白表达水平升高，AIM2 过表达后 MFN2 蛋白表达降低。证明 AIM2 的表达通过负调控 MFN2 进而调控细胞线粒体的动态平衡（图 2-4）。

3）AIM2 调控 MFN2 蛋白稳定性

利用蛋白质翻译抑制剂环己酰亚胺（cycloheximide，CHX）处理肺癌细胞 H1975 和 H358，发现过表达 AIM2 将导致 MFN2 蛋白显著降低，提示 AIM2 过表达促进 MFN2 蛋白的翻译后水平的降解。文献报道，MFN2 蛋白的降解与泛素之

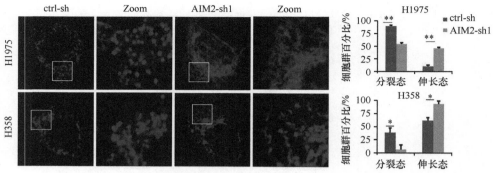

图 2-4　敲减 AIM2 促进 NSCLC 细胞线粒体融合（彩图请扫封底二维码）

Zoom 为左侧区域放大。*表示 $P<0.05$，**表示 $P<0.01$（相比较于 ctrl-sh 组）

间关系密切。在 H1975 细胞中外源过表达 MFN2，然后用 CHX 处理，结果显示 MFN2 随处理时间逐渐降解，而用蛋白酶体抑制剂 MG132 处理，MFN2 水平没有显著变化，结果提示 MFN2 在非小细胞肺癌细胞中会发生泛素化降解。在 HCC827 细胞和 293TN 细胞中，过表达 MFN2 的同时过表达 AIM2，用 MG132 药物处理，结果显示在 AIM2 存在时，MFN2 蛋白的泛素化明显增强。结果进一步证明 AIM2 调控 MFN2 的泛素化降解。

4. AIM2 通过调控线粒体动力学促进肺癌发展

1）AIM2 促进线粒体功能

AIM2 定位于线粒体外膜，且可以调控调节 MFN2 的蛋白稳定性。MFN2 是线粒体动态变化中促融合的重要蛋白，在非小细胞肺癌细胞中敲减 MFN2，线粒体形态趋向粒状；敲减 AIM2，线粒体趋向线网状；而敲减 MFN2 可以拯救由敲减 AIM2 导致的线粒体融合，这一现象证明 AIM2 是通过负调控 MFN2 的表达来影响线粒体动力学。

2）靶向 AIM2 抑制肺癌发生发展

在 NSCLC 细胞 H1975、H358、A549 中敲减 AIM2，结果显示敲减 AIM2 导致 NSCLC 细胞生长停滞；有意思的是在低表达 AIM2 的永生化正常支气管上皮细胞 IMR-90 中敲减 AIM2，对细胞的生长几乎无影响。在 NSCLC 细胞中外源过表达 AIM2 可促进细胞生长。软琼脂实验也显示，在 H358 细胞中敲减 AIM2，细胞克隆数目显著减少；而过表达 AIM2 则显著促进克隆形成。同时，研究也发现过表达 AIM2 促进 NSCLC 细胞发生发展和转移。体内实验表明，在 H1975 与 H358 细胞中敲减 AIM2 肿瘤体积显著变小，肿瘤重量显著降低，组织中 Ki-67 阳性细胞率明显降低。因此，靶向 AIM2 抑制肺癌发生发展，为治疗肺癌药物研发提供新靶标。

【本章小结】

线粒体是细胞重要的产能细胞器，是新陈代谢中心，也是细胞信号产生和传递的细胞器。线粒体动力学是细胞对复杂环境的反应或执行特定功能的适应性变化，快速有效地协调各种细胞功能。本章主要介绍了线粒体动力学平衡概念，并对线粒体融合和分裂的分子机制、线粒体的细胞内运动与分布及线粒体动力学的功能进行了介绍，阐明了线粒体动力学在细胞代谢、细胞分化、细胞周期、细胞衰老和细胞凋亡及自噬等过程中的作用及机制研究进展，也对线粒体动力学通过调控干细胞干性及通过调控细胞代谢和生物合成等促进包括肿瘤、神经退行性疾病等疾病发生或进程中的作用与机制研究进行了探讨。最后我们分析了炎症小体感受器 AIM2 调控 NSCLC 细胞线粒体动力学进而促进肺癌发生发展的作用及机制，揭示了 AIM2 在肿瘤发生发展中的新作用，为肿瘤细胞中线粒体动力学的调控机制提供了新的线索。

目前，线粒体动力学仍然存在许多问题尚未解决。例如，线粒体动力学的具体调控机制，线粒体动力学相关因子如何响应细胞内外的应激而被激活或抑制，线粒体动力学是如何整合信号调控细胞内代谢途径，线粒体动力学缺陷如何促进相关疾病的发生等。因此，进一步研究线粒体动力学异常引起的癌症等疾病的作用机制，对于相关疾病治疗具有十分重要的意义。

【参考文献】

Ansó E，Weinberg SE，Diebold LP，et al. 2017. The mitochondrial respiratory chain is essential for haematopoietic stem cell function. Nature Cell Biology，19：614-625.

Ashleigh T，Swerdlow RH，Beal MF. 2023. The role of mitochondrial dysfunction in Alzheimer's disease pathogenesis. Alzheimer's & Dementia，19：333-342.

Bao D，Zhao J，Zhou X，et al. 2019. Mitochondrial fission-induced mtDNA stress promotes tumor-associated macrophage infiltration and HCC progression. Oncogene，38：5007-5020.

Bellot G，Garcia-Medina R，Gounon P，et al. 2009. Hypoxia-induced autophagy is mediated through hypoxia-inducible factor induction of BNIP3 and BNIP3L via their BH3 domains. Molecular and Cellular Biology，29：2570-2581.

Berger E，Rath E，Yuan D，et al. 2016. Mitochondrial function controls intestinal epithelial stemness and proliferation. Nature Communications，7：13171.

Buck MD，O'Sullivan D，Klein Geltink RI，et al. 2016. Mitochondrial dynamics controls T cell fate through metabolic programming. Cell，166：63-76.

Carter A P，Cho C，Jin L，et al. 2011. Crystal structure of the dynein motor domain. Science，331：1159-1165.

Chen W，Zhao H，Li Y. 2023. Mitochondrial dynamics in health and disease：mechanisms and potential targets. Signal Transduction and Targeted Therapy，8：333.

Cheng L，Wang Z，Nie L，et al. 2022. Comprehensive analysis of MFN2 as a prognostic biomarker associated with immune cell infiltration in renal clear cell carcinoma. International Immunopharmacology，111：109169.

Choi HW，Kim JH，Chung MK，et al. 2015. Mitochondrial and metabolic remodeling during reprogramming and differentiation of the reprogrammed cells. Stem Cells and Development，24：1366-1373.

Chu CT，Ji J，Dagda RK，et al. 2013. Cardiolipin externalization to the outer mitochondrial membrane acts as an elimination signal for mitophagy in neuronal cells. Nature Cell Biology，15：1197-1205.

Costello JL，Castro IG，Camões F，et al. 2017. Predicting the targeting of tail-anchored proteins to subcellular compartments in mammalian cells. Journal of Cell Science，130：1675-1687.

de Almeida L，Khare S，Misharin AV，et al. 2015. The PYRIN domain-only protein pop1 inhibits inflammasome assembly and ameliorates inflammatory disease. Immunity，43：264-276.

Debnath J，Gammoh N，Ryan KM，et al. 2023. Autophagy and autophagy-related pathways in cancer. Nature Reviews Molecular Cell Biology，24：560-575.

Ding WX，Yin XM. 2012. Mitophagy：mechanisms，pathophysiological roles，and analysis. Biological Chemistry，393：547-564.

Folmes CDL，Nelson TJ，Dzeja PP，et al. 2012. Energy metabolism plasticity enables stemness programs. Annals of the New York Academy of Sciences，1254：82-89.

Forni MF，Peloggia J，Trudeau K，et al. 2016. Murine mesenchymal stem cell commitment to differentiation is regulated by mitochondrial dynamics. Stem Cells，34：743-755.

Fujii S，Mitsunaga S，Yamazaki M，et al. 2008. Autophagy is activated in pancreatic cancer cells and correlates with poor patient outcome. Cancer Science，99：1813-1819.

Fukui H，Moraes CT，2007. Extended polyglutamine repeats trigger a feedback loop involving the mitochondrial complex Ⅲ，the proteasome and huntingtin aggregates. Human Molecular Genetics，16：783-797.

Galluzzi L，Baehrecke EH，Ballabio A，et al. 2017. Molecular definitions of autophagy and related processes. The EMBO Journal，36：1811-1836.

Georgakopoulos ND，Wells G，Campanella M. 2017. The pharmacological regulation of cellular mitophagy. Nature Chemical Biology，13：136-146.

Guha M，Srinivasan S，Ruthel G，et al. 2014. Mitochondrial retrograde signaling induces epithelial-mesenchymal transition and generates breast cancer stem cells. Oncogene，33：5238-5250.

Hasson SA，Kane LA，Yamano K，et al. 2013. High-content genome-wide RNAi screens identify regulators of parkin upstream of mitophagy. Nature，504：291-295.

Ishihara N，Otera H，Oka T，et al. 2013. Regulation and physiologic functions of GTPases in mitochondrial fusion and fission in mammals. Antioxidants & Redox Signaling，19：389-399.

Itkin T，Gur-Cohen S，Spencer JA，et al. 2016. Distinct bone marrow blood vessels differentially regulate haematopoiesis. Nature，532：323-328.

Ito K，Suda T. 2014. Metabolic requirements for the maintenance of self-renewing stem cells. Nature Reviews Molecular Cell Biology，15：243-256.

Ito K，Hirao A，Arai F，et al. 2004. Regulation of oxidative stress by ATM is required for self-renewal of haematopoietic stem cells. Nature，431：997-1002.

Ji WK，Hatch AL，Merrill RA，et al. 2015. Actin filaments target the oligomeric maturation of the dynamin GTPase Drp1 to mitochondrial fission sites. Elife，4：e11553.

Jiang X，Jin T，Zhang H，et al. 2019. Current progress of mitochondrial quality control pathways underlying the pathogenesis of Parkinson's disease. Oxidative Medicine and Cellular Longevity，2019：4578462.

Jovaisaite V，Mouchiroud L，Auwerx J，et al. 2014. The mitochondrial unfolded protein response，a conserved stress response pathway with implications in health and disease. The Journal of Experimental Biology，217：137-143.

Kang E，Wang X，Tippner-Hedges R，et al. 2016. Age-related accumulation of somatic mitochondrial DNA mutations in adult-derived human iPSCs. Cell Stem Cell，18：625-636.

Khacho M，Clark A，Svoboda DS，et al. 2017. Mitochondrial dysfunction underlies cognitive defects as a result of neural stem cell depletion and impaired neurogenesis. Human Molecular Genetics，26：3327-3341.

Khaminets A，Behl C，Dikic I. 2016. Ubiquitin-dependent and independent signals in selective autophagy. Trends in Cell Biology，26：6-16.

Kleele T，Rey T，Winter J，et al. 2021. Distinct fission signatures predict mitochondrial degradation or biogenesis. Nature，593：435-439.

Klionsky DJ，Petroni G，Amaravadi RK，et al. 2021. Autophagy in major human diseases. The EMBO Journal，40：e108863.

Lewis SC，Uchiyama LF，Nunnari J. 2016. ER-mitochondria contacts couple mtDNA synthesis with mitochondrial division in human cells. Science，353：aaf5549.

Liu J，Debnath J. 2016. The evolving，multifaceted roles of autophagy in cancer. Advances in Cancer Research，130：1-53.

Liu X，Sun J，Yuan P，et al. 2019. Mfn2 inhibits proliferation and cell-cycle in Hela cells via Ras-NF-κB signal pathway. Cancer Cell International，19：197.

Mahecic D，Carlini L，Kleele T，et al. 2021. Mitochondrial membrane tension governs fission. Cell Reports，35：108947.

Manor U，Bartholomew S，Golani G，et al. 2015. A mitochondria-anchored isoform of the actin-nucleating spire protein regulates mitochondrial division. eLife，4：e08828.

Martinez-Lopez N，Mattar P，Toledo M，et al. 2023. mTORC2-NDRG1-CDC42 axis couples fasting to mitochondrial fission. Nature Cell Biology，25：989-1003.

Matilainen O，Quirós PM，Auwerx J. 2017. Mitochondria and epigenetics - crosstalk in homeostasis and stress. Trends in Cell Biology，27：453-463.

McArthur K，Whitehead LW，Heddleston JM，et al. 2018. BAK/BAX macropores facilitate mitochondrial herniation and mtDNA efflux during apoptosis. Science，359：eaao6047.

McLelland GL，Goiran T，Yi W，et al. 2018. Mfn2 ubiquitination by PINK1/parkin gates the p97-dependent release of ER from mitochondria to drive mitophagy. eLife，7：e32866.

Mishra P，Chan DC. 2014. Mitochondrial dynamics and inheritance during cell division，development and disease. Nature Reviews Molecular Cell Ciology，15：634-646.

Mitra K，Wunder C，Roysam B，et al. 2009. A hyperfused mitochondrial state achieved at G1-S regulates cyclin E buildup and entry into S phase. Proceedings of the National Academy of

Sciences of the United States of America，106：11960-11965.

Mohrin M，Shin J，Liu Y，et al. 2015. Stem cell aging. A mitochondrial UPR-mediated metabolic checkpoint regulates hematopoietic stem cell aging. Science，347：1374-1377.

Molina AJ，Wikstrom JD，Stiles L，et al. 2009. Mitochondrial networking protects beta-cells from nutrient-induced apoptosis. Diabetes，58：2303-2315.

Moore AS，Wong YC，Simpson CL，et al. 2016. Dynamic actin cycling through mitochondrial subpopulations locally regulates the fission-fusion balance within mitochondrial networks. Nature Communications，7：12886.

Nakamura Y，Nakahata S，Kondo Y，et al. 2019. Overexpression of absent in melanoma 2 in oral squamous cell carcinoma contributes to tumor progression. Biochemical and Biophysical Research Communications，509：82-88.

Natarajan V，Chawla R，Mah T，et al. 2020. Mitochondrial dysfunction in age-related metabolic disorders. Proteomics，20：e1800404.

Noguchi M，Kasahara A. 2018. Mitochondrial dynamics coordinate cell differentiation. Biochemical and Biophysical Research Communications，500：59-64.

Noguchi M，Kohno S，Pellattiero A，et al. 2023. Inhibition of the mitochondria-shaping protein Opa1 restores sensitivity to Gefitinib in a lung adenocarcinomaresistant cell line. Cell Death Disease，14：241.

Otera H，Wang C，Cleland MM，et al. 2010. MFF is an essential factor for mitochondrial recruitment of Drp1 during mitochondrial fission in mammalian cells. Journal of Cell Biology，191：1141-1158.

Palikaras K，Lionaki E，Tavernarakis N，et al. 2018. Mechanisms of mitophagy in cellular homeostasis，physiology and pathology. Nature Cell Biology，20：1013-1022.

Palmer CS，Osellame LD，Laine D，et al. 2011. MiD49 and MiD51，new components of the mitochondrial fission machinery. EMBO Reports，12：565-573.

Pangou E，Sumara I. 2021. The multifaceted regulation of mitochondrial dynamics during mitosis. Frontiers in Cell and Developmental Biology，9：767221.

Petrelli F，Scandella V，Montessuit S，et al. 2023. Mitochondrial pyruvate metabolism regulates the activation of quiescent adult neural stem cells. Science Advances，9：eadd5220.

Prudent J，Zunino R，Sugiura A，et al. 2015. MAPL SUMOylation of Drp1 stabilizes an ER/Mitochondrial platform required for cell death. Molecular Cell，59：941-955.

Qi M，Dai D，Liu J，et al. 2020. AIM2 promotes the development of non-small cell lung cancer by modulating mitochondrial dynamics. Oncogene，39：2707-2723.

Qian W，Choi S，Gibson GA，et al. 2012. Mitochondrial hyperfusion induced by loss of the fission protein Drp1 causes ATM-dependent G2/M arrest and aneuploidy through DNA replication stress. Journal of Cell Science，125：5745-5757.

Quintana-Cabrera R，Scorrano L. 2023. Determinants and outcomes of mitochondrial dynamics. Molecular Cell，83：857-876.

Rambold AS，Kostelecky B，Elia N，et al. 2011. Tubular network formation protects mitochondria from autophagosomal degradation during nutrient starvation. Proceedings of the National Academy of Sciences of the United States of America，108：10190-10195.

Rambold AS，Pearce EL. 2018. Mitochondrial dynamics at the interface of immune cell metabolism and function. Trends in Immunology，39：6-18.

Rathinam VA，Jiang Z，Waggoner SN，et al. 2010. The AIM2 inflammasome is essential for host defense against cytosolic bacteria and DNA viruses. Nature Immunology，11：395-402.

Reddy PH，Shirendeb UP. 2012. Mutant huntingtin，abnormal mitochondrial dynamics，defective axonal transport of mitochondria，and selective synaptic degeneration in Huntington's disease. Biochimica et Biophysica Acta，1822：101-110.

Richter V，Singh AP，Kvansakul M. et al. 2015. Splitting up the powerhouse：structural insights into the mechanism of mitochondrial fission. Cellular and Molecular Life Sciences，72：3695-3707.

Salazar-Roa M，Malumbres M. 2017. Fueling the cell division cycle. Trends in Cell Biology，27：69-81.

Santel A，Fuller MT. 2001. Control of mitochondrial morphology by a human mitofusin. Journal of Cell Science，114：867-874.

Saxton WM，Hollenbeck PJ. 2012. The axonal transport of mitochondria. Journal of Cell Science，125：2095-2104.

Song W，Chen J，Petrilli A，et al. 2011. Mutant huntingtin binds the mitochondrial fission GTPase dynamin-related protein-1 and increases its enzymatic activity. Nature Medicine，17：377-382.

Springer MZ，Macleod KF. 2016. In brief：mitophagy：mechanisms and role in human disease. Journal of Pathology，240：253-255.

Tan DQ，Suda T. 2018. Reactive oxygen species and mitochondrial homeostasis as regulators of stem cell fate and function. Antioxidants & Redox Signaling，29：149-168.

Tang F，Erion JR，Tian Y. et al. 2015. VPS35 in dopamine neurons is required for endosome-to-golgi retrieval of lamp2a，a receptor of chaperone-mediated autophagy that is critical for α-synuclein degradation and prevention of pathogenesis of Parkinson's disease. Journal of Neuroscience，35：10613-10628.

Tasdemir E，Maiuri MC，Galluzzi L，et al. 2008. Regulation of autophagy by cytoplasmic p53. Nature Cell Biology，10：676-687.

Todd LR，Damin MN，Gomathinayagam R，et al. 2010. Growth factor erv1-like modulates Drp1 to preserve mitochondrial dynamics and function in mouse embryonic stem cells. Molecular Biology of the Cell，21：1225-1236.

Trushina E，Dyer RB，Badger JD，et al. 2004. Mutant huntingtin impairs axonal trafficking in mammalian neurons in vivo and in vitro. Molecular and Cellular Biology，24：8195-8209.

Wai T，Langer T. 2016. Mitochondrial dynamics and metabolic regulation. Trends in Endocrinology and Metabolism，27：105-117.

Wang W，Esbensen Y，Kunke D，et al. 2011. Mitochondrial DNA damage level determines neural stem cell differentiation fate. The Journal of Neuroscience，31：9746-9751.

Woodson JD. 2016. Chloroplast quality control - balancing energy production and stress. The New Phytologist，212：36-41.

Wu M，Chen Y，Kim MR，et al. 2019. Epithelial-mesenchymal transition directs stem cell polarity via regulation of mitofusin. Cell Metabolism，29：993-1002.e6.

Xiao Y，Zhou Y，Lu Y，et al. 2018. PHB2 interacts with LC3 and SQSTM1 is required for bile acids-induced mitophagy in cholestatic liver. Cell Death Disease，9：160.

Yamano K，Fogel AI，Wang C，et al. 2014. Mitochondrial Rab GAPs govern autophagosome biogenesis during mitophagy. eLife，3：e01612.

Yan X，Qi M，Li P，et al. 2017. Apigenin in cancer therapy：anti-cancer effects and mechanisms of action. Cell & Bioscience，7：50.

Yang P，Sheng D，Guo Q，et al. 2020. Neuronal mitochondria-targeted micelles relieving oxidative stress for delayed progression of Alzheimer's disease. Biomaterials，238：119844.

Ye X，Li Q，Wang G，et al. 2011. Mitochondrial and energy metabolism-related properties as novel indicators of lung cancer stem cells. International Journal of Cancer，129：820-831.

Yoon YS，Yoon DS，Lim IK，et al. 2006. Formation of elongated giant mitochondria in DFO-induced cellular senescence：involvement of enhanced fusion process through modulation of Fis1. Journal of Cellular Physiology，209：468-480.

Zacharioudakis E，Gavathiotis E. 2023. Mitochondrial dynamics proteins as emerging drug targets. Trends in Pharmacological Sciences，44：112-127.

Zhang H，Ryu D，Wu Y，et al. 2016. NAD+ repletion improves mitochondrial and stem cell function and enhances life span in mice. Science，352：1436-1443.

Zhao J，Zhang J，Yu M，et al. 2013. Mitochondrial dynamics regulates migration and invasion of breast cancer cells. Oncogene，32：4814-4824.

Zhou T，Zhang S，He C，et al. 2017. Downregulation of mitochondrial cyclooxygenase-2 inhibits the stemness of nasopharyngeal carcinoma by decreasing the activity of dynamin-related protein 1. Theranostics，7：1389-1406.

Zhu D，Li X，Tian Y. 2022. Mitochondrial-to-nuclear communication in aging：an epigenetic perspective. Trends in Biochemical Sciences，47：645-659.

第 3 章　线粒体相关内质网膜调控肿瘤发生

　　细胞器间的结构偶联被认为是控制细胞行为的核心，每个细胞器执行特定的功能，然而它们之间会通过接触或结构偶联实现功能的高度协调。线粒体和内质网（ER）是真核细胞重要的细胞器，它们分别是氧化代谢和物质合成的中心，二者之间稳态和协调的相互作用对于维持细胞的正常活动至关重要。本章对线粒体与其他细胞器间的接触互作进行探讨，并重点对线粒体相关内质网膜（MAM）的结构组成、功能、研究方法及与包括肿瘤在内的疾病发生之间关系的研究进行介绍，以分析 MAM 作为肿瘤治疗策略和药物靶点开发的潜力。

3.1　细胞器间的协同作用

3.1.1　细胞内的细胞器接触

1. 线粒体与细胞器接触

　　细胞器是细胞的功能单位，是具有特定形态和功能的膜性结构，是真核细胞执行生命活动的功能区域，在之前的很长一段时间被认为是独立发挥功能的。但近年来的研究显示，细胞器之间存在相互作用与接触，这对于不同细胞器间实现快速的物质交换和信息交流，执行不同条件下细胞生命活动的多种生物学过程，细胞器功能发挥和整体细胞稳态保持至关重要，是细胞及至生物体生存所必需的（Lackner，2019）。细胞器之间相互接触的重要性已经变得越来越突出。

　　细胞器之间的接触在 1959 年首次通过电子显微镜被观察到，随着成像技术的发展，现在在提高时间和空间分辨率的情况下可以实现同时可视化多个细胞器，使得细胞内细胞器间接触的数量、范围和时空动态可以得到更充分的认识。细胞器间的接触与互作是通过定位于细胞器之间并直接连接细胞器的蛋白质来实现的，其中，有些蛋白质只发挥物理连接作用，连接各种细胞器，维系细胞器接触结构存在的基本功能；也有蛋白质可以参与细胞器间的物质交换和信息传递的功能。当减少或者增加定位于接触位点的蛋白质，可以改变细胞器间的通信，从而响应不同的生理环境，并影响各种基本的细胞功能实现和各种疾病的发生（Lackner，2019）。

　　线粒体是一种存在于细胞中的由两层膜包被的细胞器，在机体内，线粒体与细胞中的许多其他细胞器发生结构与功能的接触（图 3-1）。线粒体和内质网之间的接触从 20 世纪 50 年代开始得到了视觉上的重视，从 90 年代开始得到了功能上的重视。在过去的十年里，线粒体和许多其他细胞器之间的接触也陆续得到确认。除内质网之外，线粒体还与溶酶体、过氧化物酶体、脂滴等细胞器发生相互接触（Lackner，2019）。线粒体与特定细胞器接触的数量和接触的持续时间相差很大，从接触数量上来看可以从每个细胞只有几次接触到数百次接触不等，从接触时间上来看可以从数十秒到几十分钟不等（Kraft and Lackner，2017），说明线粒体与细胞器之间的接触机会是不均等的，这与线粒体和其他细胞器接触发挥的功能差异有关，也与细胞的生理活动密切相关。

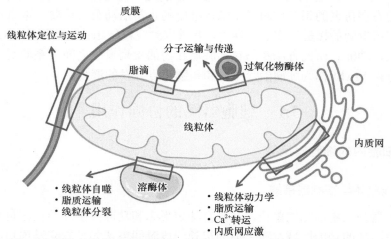

图 3-1　线粒体与细胞器的接触与功能示意图（彩图请扫封底二维码）

线粒体与质膜、脂滴、过氧化物酶体、内质网、溶酶体发生功能相关的接触。线粒体与质膜接触的功能：线粒体定位与运动；线粒体与脂滴、过氧化物酶体接触的功能：分子运输与传递；线粒体与内质网接触的功能：线粒体动力学、脂质运输、Ca^{2+}转运、内质网应激；线粒体与溶酶体接触的功能：线粒体自噬、脂质运输、线粒体分裂

2. 线粒体与内质网的接触互作

线粒体是物质的氧化代谢中心，而内质网是物质的合成中心，二者之间的物理接触结构被定义为线粒体相关内质网膜（MAM）。内质网与线粒体之间的接触为这两个细胞器之间的交流提供了一个平台，对于协调细胞生命活动至关重要。例如，铁稳态、先天免疫反应和代谢物交换（如 Ca^{2+} 和脂质）等生命活动的调节。两者接触异常可以诱导各种疾病的发生，包括阿尔茨海默病、帕金森病、糖尿病和癌症等。

Jean Vance 于 1990 年分离线粒体时发现线粒体组分中存在内质网，多次改良实验条件均不能提取到理想的线粒体，由此推测线粒体与内质网之间存在着细胞器互作的调控机制。该发现是细胞器互作调控研究的重要里程碑。在真核细胞中，线粒体和内质网似乎通过结构偶联不可分离地相互作用，但并没有融合，保持着一定的膜间距。线粒体与内质网之间的接触相对稳定，因为这两个细胞器即使沿着细胞骨架移动，也能保持接触在一起，而且它们在细胞分裂后仍然存在（Csordás et al.，2018）。

线粒体和内质网的接触可能是线粒体分裂的一个保守特征，内质网标记并参与了线粒体分裂，因为它在整个线粒体分裂过程中与线粒体保持接触（Friedman et al.，2011）。随着研究的进一步深入，利用电子显微镜观察到在线粒体和内质网之间的这种物理偶联结构，增强了对线粒体与内质网接触的直观理解。

3. 线粒体与溶酶体的接触互作

线粒体和溶酶体对于身体中的每一个细胞都是至关重要的，它们各自发挥着截然不同的作用：线粒体为细胞产生能量，是物质的氧化代谢中心，而溶酶体则回收细胞中的废弃物以供细胞循环利用。此外，线粒体和溶酶体还共同参与细胞内多种信号通路来调节细胞自噬、增殖和凋亡等。发表在 Science 上的一项研究首次鉴定出这两种细胞器之间存在直接的物理接触并发现线粒体和溶酶体之间存在功能上的关联性（Burbulla et al.，2017）。线粒体和溶酶体以多种方式相互作用，其中线粒体自噬受到广泛关注，线粒体自噬是损伤或功能失调的线粒体被特异性地包裹进自噬体中并与溶酶体融合，从而完成线粒体的降解，维持细胞内环境的稳定，在线粒体和溶酶体之间的相互交联中起着重要作用。

心肌细胞中的线粒体和溶酶体具有共同的蛋白质翻译后修饰，这是一种复杂的定向调控机制。转录因子 EB（transcription factor EB，TFEB）是溶酶体生物发生的中介物，TFEB 表达的上调可增加溶酶体的数量，瞬时受体电位通道黏蛋白 1（transient receptor potential channel mucolipin 1，TRPML1）激活溶酶体 Ca^{2+} 输出通道，将 Ca^{2+} 输出到细胞质，以响应 mtROS 水平的增加。升高的 Ca^{2+} 水平激活钙调磷酸酶（calcineurin，CaN），使 TFEB 去磷酸化，并增加自噬作用（Medina et al.，2015）。此外，线粒体产生的囊泡，可将损伤的线粒体进行包裹并运输到过氧化物酶体和溶酶体，与溶酶体结合的囊泡最终降解受损的线粒体。线粒体产生的过氧化氢可以扩散到溶酶体中，溶酶体通过 Fenton 反应催化过氧化氢转化为羟基自由基。羟基自由基可以破坏溶酶体膜，导致溶酶体内的酶和铁泄漏到细胞质中，铁可能通过与 mtDNA 结合而导致线粒体损伤（Buglewicz et al.，2023）。

近期宋质银课题组研究发现低氧条件下线粒体可被诱导成体积较大的球形线粒体，并称之为"巨线粒体"（megamitochondrion）。研究发现低氧条件下线粒体-溶酶体互作显著增加，巨大线粒体可直接吞噬溶酶体形成巨大线粒体吞噬溶酶体（megamitochondria engulfing lysosome，MMEL）从而实现线粒体蛋白质及其他物质的降解。该研究揭示了线粒体-溶酶体互作新模式和新机制，并发现了线粒体质量控制新途径（Hao et al.，2023）。

目前有几种方法有助于对线粒体与溶酶体之间的相互作用进行研究。keima 是一种 pH 敏感型的荧光蛋白,利用它在中性和酸性 pH 条件中荧光信号不同的特性,可以直观地反映自噬程度。将 keima 融合到线粒体靶向序列形成 mito-keima 时可直观反映线粒体自噬的发生。由于 keima 的检测完全依赖于溶酶体的酸碱性,所以只能在活细胞中进行检测(Lou et al., 2020)。mito blue 是一种重组荧光探针,最初作用于线粒体,然后进入溶酶体。该探针可用于探索不同细胞中线粒体和溶酶体之间的相互作用(Sánchez et al., 2020)。线粒体与溶酶体相互作用的破坏或异常可导致衰老和许多疾病的发生。

4. 线粒体与过氧化物酶体的接触互作

过氧化物酶体是一种存在于真核细胞内的细胞器,含有多种氧化酶,是参与活性氧清除和维持细胞内稳态的重要细胞器。过氧化物酶体和线粒体在功能上是相互关联的,这种关联被称为"线粒体-过氧化物酶体连接",二者的关联体现在它们之间的代谢合作上,如脂肪酸的 β 氧化与过氧化氢代谢。酰基辅酶 A 结合域 2(acyl-CoA binding domain containing 2,ACBD2)是线粒体-过氧化物酶体栓系复合物的一部分,在 MA-10 细胞中与线粒体外膜转位酶 20(translocase of outer mitochondrial membrane 20,TOMM20)相互作用,这种相互作用在类固醇生物合成中具有重要意义(Fan et al., 2016)。在真核生物中,特别是在哺乳动物中,过氧化物酶体与线粒体存在密切合作:过氧化物酶体参与线粒体脂质代谢,线粒体优先氧化中短链脂肪酸,而过氧化物酶体则代谢碳原子数超过 22 个的超长链脂肪酸(very long chain fatty acid,VLCFA),它可以缩短 VLCFA 的长链,然后将其运送到线粒体并氧化成乙酰辅酶 A(Reddy and Hashimoto,2001)。因此,异常的过氧化物酶体可以通过破坏二者之间的相互连接去影响线粒体的生理功能,并干扰脂质代谢的正常运行。有证据表明,过氧化物酶体、线粒体和细胞氧化还原平衡之间存在密切联系,过氧化物酶体中含有大量的过氧化氢酶(catalase,CAT),过氧化氢酶的失活会导致线粒体膜电位改变,并刺激 mtROS 的生成(Ivashchenko et al., 2011)。

3.1.2 线粒体-细胞器接触和线粒体动力学及线粒体分布

1. 细胞器间的互作调控线粒体动力学

线粒体在细胞中形成高度复杂的、动态的网状结构。而线粒体网状结构的形成是由线粒体的融合和分裂来维持的。线粒体分裂被证实有两种不同的类型:中区分裂(midzone division)与外周分裂(peripheral division)。中区分裂发生在线粒体的中心位置,而外周分裂则发生在线粒体的两端。线粒体与内质网的接触位点处发生线粒体分裂的频率非常大，研究证实与内质网接触导致的线粒体分裂属于中区分裂（Kleele et al.，2021）。也有研究发现线粒体与内质网接触和线粒体动力学之间的联系可能不仅是促进分裂，使用掠入射结构光照明显微镜检查内质网和线粒体结构的动态变化，发现内质网也存在于线粒体融合事件中，内质网介导的融合事件从最初接触到融合完成的持续时间较内质网介导的分裂事件要短（Guo et al.，2018）。

最近的一项研究为线粒体分裂过程增加了另一个"意外"的参与者——溶酶体，当线粒体与溶酶体的接触点位于线粒体端部时，不仅会导致线粒体的膜电位降低、ROS 增加，还会导致线粒体发生外周分裂，这种外周分裂产生的小线粒体往往缺乏 mtDNA，是不健康线粒体的一种标志，因此这种小线粒体也与溶酶体融合而被降解（Kleele et al.，2021）。因为线粒体与溶酶体接触位点与线粒体分裂位点是一致的，溶酶体上 GTP 结合蛋白——ras 相关蛋白 rab-7a（ras-related protein rab-7a，RAB7a）已被证明参与线粒体与溶酶体接触位点的形成与稳定，这种接触位点的形成可被 TBC1 结构域家庭成员 15（TBC domain family member 15，TBC1D15）破坏，TBC1D15 是一种 GTPase 激活蛋白，被 Fis1 招募到线粒体，参与线粒体分裂。线粒体动力学主要由介导线粒体融合的线粒体融合蛋白 1/2（MFN1/2）、视神经萎缩蛋白 1（OPA1）和介导分裂的动力相关蛋白 1（Drp1）调控，研究证实调控分裂的 Drp1 在线粒体和过氧化物酶体的接触位点上也表现出特定的分裂活性（Bean et al.，2021）。

2. 细胞器间的互作调控线粒体分布

线粒体与其他细胞器的接触位点除了影响线粒体融合与分裂的动力学外，还直接影响线粒体在细胞中的位置与分布。研究发现，在遗传性运动神经元疾病脊髓和球部肌萎缩症及肌萎缩侧索硬化 4 型中，突触小泡磷酸酶 2 结合蛋白（synaptojanin 2 binding protein，SYNJ2BP）的表达升高，升高的 SYNJ2BP 增加了线粒体与内质网的接触位点进而影响了线粒体在细胞中的分布（Pourshafie et al.，2022）。

MAM 的核心蛋白成分核仁磷蛋白 1（nucleophosmin 1，NPM1）直接将线粒体膜、内质网膜与质膜紧密联系在一起。由 NPM1 介导的线粒体与质膜的结构偶联可以影响细胞内线粒体的空间分布，有意思的是，由 NPM1 形成的线粒体与质膜的接触位点可以作为动力蛋白的附着位点，一旦锚定，动力蛋白就会捕获星状微管并沿着星状微管运动（Kraft and Lackner，2017）。因此，NPM1 介导的线粒体与质膜的接触不仅影响细胞内线粒体的空间分布，还影响动力蛋白锚定发生的时间和地点，影响动力蛋白在纺锤体方向上的功能。虽然 MAM 介导的结构偶联在有丝分裂细胞中是稳定的，但最近的一项研究表明，MAM 中 NPM1 在减数分裂过程中被降解，特别是在减数分裂后期，这导致线粒体从质膜上释放。线粒体从质膜释放后，与核膜紧密联系（Sawyer et al.，2019）。因此，在减数分裂发育过程中，至少有两个线粒体接触位点的调控促进了线粒体的重新定位。虽然目前我们对线粒体与细胞器接触在线粒体分布中的作用及机制的了解才刚开始，但显然，线粒体与细胞器的接触位点在机体和细胞的分化及发育中发挥着关键作用。

3.1.3 线粒体-细胞器接触与细胞代谢

许多线粒体与细胞器接触的形成和功能与细胞代谢和内稳态相适应，代谢途径的调节依赖于不同细胞器的活动来维持能量稳态。线粒体和内质网是控制细胞代谢和能量产生的两个主要细胞器。线粒体按需产生能量，是脂质、葡萄糖和谷氨酰胺分解代谢的终点，对代谢通量、能量电荷和细胞氧化还原状态有显著影响。相比之下，葡萄糖、脂质和蛋白质合成代谢的关键步骤发生在内质网中，这使细胞器的代谢保持稳定。因此，正常的细胞代谢依赖于这两个细胞器的活动，以及它们之间的相互接触。研究发现，定位于线粒体与内质网结构偶联处的蛋白质调节代谢过程，如脂肪酸的分解代谢、胆固醇和磷脂的生物合成等（Ma et al.，2017）。例如，锚定在膜接触点的脂质转移蛋白 Lam6 在细胞功能实现中发挥重要作用，被认为可能通过调节线粒体上的甾醇来调节局部膜脂组成，协调接触位点处 Lam6 的水平可能会调节细胞器互作网络，该网络将细胞器通信和功能与细胞代谢和稳态整合在一起（Murley et al.，2017）。

线粒体与溶酶体之间的接触对细胞代谢平衡也同样至关重要。具体而言，线粒体通过 ATP 的产生维持溶酶体的酸性环境，确保其内部酶的活性。溶酶体中的酶则参与调控线粒体的代谢过程，如脂质代谢和血糖平衡（Hao et al.，2023）。李蓬课题组研究显示脂滴作为细胞内的重要细胞器，其代谢的变化可以在基因水平上改变细胞的代谢状态，并通过增加线粒体和过氧化物酶体的接触与功能来实现对脂肪酸的水解-释放-氧化过程，该研究阐述了脂滴-线粒体-过氧化物酶体等细胞器间的接触与协同作用在脂肪酸氧化中的重要作用（Zhou et al.，2018）。

3.2 MAM

3.2.1 MAM 的结构组成

1. MAM 结构

线粒体是一个动态的细胞器，线粒体外膜可以与溶酶体、内质网、脂滴及过氧化物酶体等细胞器形成相互作用的膜偶联结构（图 3-1），其中线粒体外膜与内质网膜偶联形成一个动态的 MAM。MAM 保持稳定的膜间距，一般认为在 10～30 nm，MAM 的覆盖率占线粒体表面总量的 4%～20%，覆盖率的多少取决于其细胞应激和代谢状态。MAM 的存在首次被报道是在 20 世纪 50 年代末，并在 20 世纪 90 年代分离出 MAM。Gao 等（2020）首次利用有限的蛋白质水解对 MAM 的组成进行鉴定，发现 MAM 中定位着多种蛋白质。不同的蛋白质发挥着不同的功能，位于 MAM 上的蛋白质要么参与 MAM 的物理相互作用，要么调节 MAM 中的栓系复合物，进而调控 MAM 的功能。MAM 在 Ca^{2+} 传递、磷脂生物合成和传递、能量代谢、细胞凋亡及细胞自噬等过程中均扮演着重要的角色（表 3-1）。

表 3-1　参与 MAM 形成的蛋白质

蛋白质名称	定位	功能
GRP75	线粒体，细胞核	促进 MAM 形成和增加线粒体 Ca^{2+} 摄取
IP3Rs	内质网	与 GRP75 和 VDACs 相互作用，调节 MAM 中的钙离子
VDACs	线粒体	与 GRP75 和 IP3Rs 相互作用，调节细胞内 Ca^{2+} 水平
MFN2	线粒体	促进 MAM 形成和线粒体融合
MFN1	线粒体	与 MFN2 相互作用，促进 MAM 形成和线粒体融合
Fis1	线粒体，过氧化物酶体	调节 MAM 形成并诱导细胞凋亡与线粒体自噬
Drp1	线粒体	调节线粒体分裂
BECN1	细胞质，内质网，线粒体	增强 MAM 的形成和自噬小体
FUNDC1	线粒体	促进线粒体分裂和线粒体自噬，增加 Ca^{2+} 摄取
Parkin	细胞质，线粒体	介导线粒体自噬，增加 MAM，诱导 Ca^{2+} 转移和 ATP 合成
Sig-1R	细胞核，细胞质，内质网	参与内质网的脂质运输
CypD	细胞质	通过 IP3R1 调节 Ca^{2+} 从内质网转移到线粒体
GSK-3β	细胞核，细胞质	调节 ER 中 Ca^{2+} 的释放
PACS2	内质网，线粒体	控制 MAM 之间的脂质转移
Calnexin	内质网	钙结合蛋白，调节细胞内 Ca^{2+} 水平
Syntaxin-17	细胞质，线粒体，内质网	调节线粒体分裂，参与自噬的发生
ATG5	细胞质	调控自噬的形成
AKT	细胞质，细胞核，细胞质膜	通过介导胰岛素来调节葡萄糖的摄取
FOXO1	细胞质，细胞核	促进线粒体 Ca^{2+} 积累、线粒体功能障碍和 ER 应激
FATE1	内质网，线粒体	参与调节 MAM 的形成。调节 ER 到线粒体的 Ca^{2+} 转移
GPX8	内质网	调节 ER 中 Ca^{2+} 的转移
MAVS	线粒体，过氧化物酶体	调节先天性免疫
MARCH5	内质网，线粒体	线粒体 E3 泛素连接酶，调控线粒体形态
Presenilin 2	内质网，高尔基体	与 MFN2 结合，调节 MAM 的形成
PTPIP51	内质网，线粒体	参与细胞钙平衡的调节和诱导凋亡
AMFR	内质网	E3 泛素连接酶，参与固醇的调节

续表

蛋白质名称	定位	功能
CAV1	高尔基体，细胞质膜	调节脂质的形成
Vps13	内质网膜，线粒体	铁离子的调节
NLRP3	内质网膜	调节免疫反应
CARD	线粒体	调节免疫反应
PERK	内质网膜，线粒体	细胞死亡
VMP1	内质网膜	调节细胞自噬

MAM 结构维系主要有 4 类复合物（图 3-2），它们相互作用，分别发挥不同的功能。

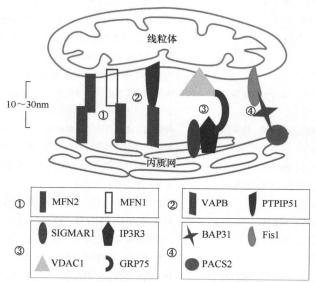

图 3-2 MAM 结构及参与蛋白质示意图（彩图请扫封底二维码）

①MFN2 同型二聚体（内质网中的 MFN2 与线粒体中的 MFN2）和 MFN2/MFN1 异型二聚体（内质网中的 MFN1 与线粒体中的 MFN2）参与了这两个细胞器的结构偶联，维持 MAM 结构的形成；②位于内质网表面的囊泡相关膜蛋白相关蛋白 B（vesicle-associated membrane protein-associated protein B，VAPB）与位于线粒体外膜的蛋白酪氨酸磷酸酶相互作用蛋白 51（protein tyrosine phosphatase interacting protein 51，PTPIP51）相互作用，构成 MAM 的一条重要通路，主要参与调节细胞自噬与线粒体动力学；③内质网上的肌醇-1, 4, 5-三磷酸受体 3（inositol 1, 4, 5-trisphosphate receptor 3，IP3R3）与电压依赖性阴离子通道 1（voltage-dependent anion channel 1，VDAC1）通过葡萄糖调节蛋白 75（glucose-regulated protein 75，GRP75）紧密连接，这个复合物调节两个细胞器之间的钙转移；④ER 驻留蛋白 B 细胞受体相关蛋白 31（B-cell receptor-associated protein 31，BAP31）与线粒体分裂蛋白 Fis1 通过磷酸呋喃酸性簇分选蛋白 2（phosphofurin acidic cluster sorting protein 2，PACS2）相互作用，该复合物调控细胞凋亡

2. MAM 的鉴定检测方法

线粒体与内质网的物理偶联是最早被发现的线粒体与其他膜器的互作结构，

在过去的几十年里 MAM 的结构与功能逐渐引起了人们的兴趣。MAM 的基本功能逐渐在线粒体生物合成、细胞信号转导和线粒体动力学等的研究过程中被阐明。这里我们也总结了 MAM 的研究方法。

1）电子显微镜

电子显微镜是一种不可替代的直接观察 MAM 的方式，因为其分辨率与内质网和线粒体接触点的大小相匹配。早在 1958 年，电子显微镜就被用于观察细胞中内质网和线粒体的接触点。为了获得最完整和最详细的线粒体-内质网接触的视图，可以通过电子断层扫描进行三维重建。已有实验室在酵母细胞中使用连续的倾斜角度断层扫描制作了全细胞规模的 MAM 三维图像，但是这种通过三维扫描获取结果并进行重构的方法很难，因为尚未有广泛应用的方法可以通过三维数据完成对细胞器的三维重构（Murley et al.，2013）。使用透射电子显微镜测量 MAM 的参数，可方便进行统计分析，尽管具体的测量方法不同，但其基本参数是线粒体外膜和内质网膜之间的间隙宽度和接触面的长度。有人计算 MAM 的数量或频率，通常利用线粒体的数量进行归一化（Zhao et al.，2017），也有人测量了接触面的长度，并根据线粒体周长进行归一化（Raturi et al.，2016）。为了确定 MAM 中特定蛋白的存在，可以在电子显微镜中使用免疫金标记技术。上述方法的一个主要局限性是不能用于活细胞样本的观察。

2）荧光显微镜

许多研究人员使用荧光显微镜来评估活细胞样本和固定样本中的 MAM。通过使用共聚焦荧光显微镜和结构照明显微镜分析内质网和线粒体的接触，但由于荧光显微镜分辨率的原因，其在检测线粒体与内质网之间的物理偶联（30～100 nm）方面仍有不足。特别是共聚焦显微镜的轴向（z）分辨率限制为 700 nm，结构光照明显微镜和其他新技术如蔡司空气扫描可以将分辨率提高到 300～400 nm（Sivaguru et al.，2018）。因此，MAM 在这些技术下可以描述为线粒体与内质网的共定位，共定位的减少可以被认为线粒体与内质网的接触减少，但通过这些技术的使用，检测到的线粒体与内质网的共定位实际上可能相隔数百纳米，会导致大量的假阳性产生（Csordás et al.，2018）。现在也具有更高分辨率的光学显微镜技术，通过将总内反射率和结构照明显微镜相结合，在所有维度上都可视化了 100 nm 分辨率的 MAM。

3）连接体荧光系统

还有几种方法可以检测接触点的存在，但不能检测接触点的形态结构。首先是雷帕霉素诱导连接体系统，将一对能够产生荧光共振能量转移的荧光团进行标记（Csordás et al.，2010）。连接子的一半指向线粒体外膜，用青色荧光蛋白（cyan fluorescent protein，CFP）标记，另一半指向内质网表面，用黄色荧光蛋白（yellow fluorescent protein，YFP）标记。用雷帕霉素或其类似物进行短时间的治疗会导致两部分的连接足够接近。类似地，在细胞中，可以使用邻近连接试验，检测分别定位于线粒体与内质网上的两个目标蛋白是否足够接近。

4）MAM 功能检测

MAM 相关的功能分析已被用作接触点数量的间接测量。最早报道的 MAM 的功能是依赖于线粒体和内质网驻留酶的磷脂的运输和合成，这可以通过放射性标记脂质进行检测。另外一种方法是通过测量从内质网到线粒体的局部 Ca^{2+} 转移。这种方法通过使用线粒体靶向的荧光 Ca^{2+} 进行单细胞成像来实现。

3.2.2　MAM 的功能

1. 钙转移

MAM 的一个最显著的功能就是介导 Ca^{2+} 从内质网到线粒体的转移。这两个细胞器之间的 Ca^{2+} 转移对心血管系统有影响。在缺血和再灌注期间，线粒体钙离子增加，并伴随着线粒体通透性转换孔的激活。肌浆网由内质网形成，是存在于肌肉细胞（心肌和骨骼肌）中的一种膜结合结构，与其他细胞中的内质网类似（Barazzuol et al.，2021）。肌浆网的主要功能是存储 Ca^{2+}。肌浆网在电刺激或药理激活时释放 Ca^{2+}，并增加线粒体 Ca^{2+} 水平（Townsend et al.，2020）。Ca^{2+} 在 VDAC1 的帮助下可以自由穿过线粒体外膜。然而，线粒体内膜是不具有渗透性的，钙只能通过线粒体钙单向转运蛋白（mitochondrial calcium uniporter，MCU）通道进入线粒体基质（Basso et al.，2020）。因此，MCU 可能对心肌细胞的代谢和功能有显著影响。

Ca^{2+} 从内质网向线粒体的传递参与了线粒体的凋亡和能量的生成。IP3R-GRP75-VDAC1 复合物是负责将 Ca^{2+} 从内质网释放到线粒体的主要通道（Basso et al.，2020）。肌醇-1, 4, 5-三磷酸受体 1（inositol 1, 4, 5-trisphosphate receptor 1，IP3R1）在 ER 附近形成高浓度的 Ca^{2+}，VDAC1 在线粒体外膜（OMM）中作为 Ca^{2+} 的摄取通道，GRP75 通过其胞质结构域连接两个通道，形成 VDAC1-GRP75-IP3R1 通道复合物。IP3R3-GRP75-VDAC1 复合物也可以作为其他钙相关蛋白的分子支架，这对于通过 MAM 上 IP3R3-GRP75-VDAC1 轴精确调控钙信号是必不可少的（Yadav et al.，2018）。线粒体 Ca^{2+} 的稳态与线粒体 ATP 的产生密切相关，钙从内质网向线粒体的过量转移可诱导线粒体 Ca^{2+} 超载和氧化应激（Mo et al.，2021）。

2. 脂质合成与交换

脂质分子参与多种细胞过程，如细胞膜形成、细胞信号转导和突触传递。虽然内质网在脂质合成中起着重要的作用，但其他细胞器的辅助也是必不可少的，因为一些关键的酶位于其他细胞器的膜上，如线粒体（Anastasia et al.，2021）。参与磷脂合成和运输的 MAM 蛋白包括二酰基甘油-*O*-酰基转移酶 2、脂肪酸辅酶 A 连接酶 4、磷脂酰乙醇胺-*N*-甲基转移酶 2、胆固醇酰基转移酶/甾醇-*O*-酰基转移酶 1、PS 合酶 1/2 等,这些蛋白质作为脂质生物合成和交换的平台 (Anastasia et al.,2021)。此外,在 MAM 上富集的蛋白质促进生物膜主要结构成分的形成,如磷脂酰胆碱(phosphatidylcholine,PC)、磷脂酰乙醇胺(phosphatidylethanolamine,PE)和磷脂酰丝氨酸(phosphatidylserine,PS)。磷脂酰丝氨酸首先由 PS 合酶 1/2 在 MAM 中合成,然后通过 MAM 的脂质转移系统转移到紧密连接的线粒体中(Gibellini and Smith,2010)。它通过一种脱羧酶在线粒体内膜中转化为 PE,新生成的 PE 返回到内质网中,并在那里被磷脂酰乙醇胺-*N*-甲基转移酶 2 甲基化,生成 PC,这是细胞膜的主要成分之一。磷脂酸在内质网中合成并转移到线粒体中,以修饰对心脏有保护作用的线粒体心磷脂,这也是线粒体 Ca^{2+} 单向转运体的稳定性和活性所必需的(Zhao and Wang,2020)。胆固醇酯、PE 和三酰基甘油的水平与心血管疾病密切相关。MAM 还参与神经酰胺(ceramide)的产生,神经酰胺是一种生物活性鞘脂,对调节细胞生长阻滞、分化、凋亡和炎症非常重要(Luan et al.,2021)。

参与 MAM 结构形成的蛋白质变化影响脂质合成代谢。ATPase 家族 AAA 结构域蛋白 3A(ATPase family AAA-domain containing protein 3A,ATAD3A)是胆固醇代谢障碍与阿尔茨海默病(AD)表型之间的分子开关。在 AD 神经元模型、5xFAD 小鼠模型和 AD 患者死后大脑中,ATAD3A 在 MAM 上积聚,通过抑制细胞色素 P450 家族 46 亚家族 A 成员 1(一种控制大脑胆固醇清除的酶)的基因表达来诱导胆固醇积累(Zhao et al.,2022)。磷酸呋喃酸性簇分选蛋白 2(PACS2)的消耗会降低人皮肤黑色素瘤细胞中脂肪酸代谢酶 PS 合酶 1 和脂肪酸辅酶 A 连接酶 4 的水平(Li et al.,2020)。PACS2 可能在氧化低密度脂蛋白诱导的凋亡、干扰 MAM 形成和线粒体 Ca^{2+} 升高中发挥重要作用,因此 PACS2 是一个潜在的动脉粥样硬化的治疗靶点。

3. 调节 ER 压力与 ROS

1)MAM 与内质网应激

内质网是一种具有多种生物合成和信号传递功能的多功能细胞器。它是面向细胞膜或细胞外空间的蛋白质的合成、折叠和翻译后修饰的主要场所。此外,内质网构成了细胞内 Ca^{2+} 的主要存储地,它在类固醇、胆固醇和细胞膜结构中的各种脂质成分的合成中起着重要作用。当内质网中的 Ca^{2+} 水平因各种损伤而下降并无法恢复时,内质网基质折叠蛋白质的能力就变得不足。内质网的这种状态,即未折叠的蛋白质在内质网腔内积累,被称为"内质网应激"。内质网应激信号通路可由 MAM 相关蛋白质进行调节,因为蛋白激酶 R 样内质网激酶(proteinkinase

R-like ER kinase，PERK）的活性与 MFN2 的表达呈现负相关。PERK 参与了线粒体-内质网接触的维持和增强 ROS 诱导的线粒体凋亡，一旦 MFN2 被耗尽，PERK 就会被激活（Liu et al.，2021）。此外，其他 MAM 相关蛋白质的缺失，如 PACS2、Sigma-1 受体（Sigma-1 receptor，Sig-1R）、MFN2 或亲环蛋白 D（cyclophilin D，CypD）等，通过破坏内质网-线粒体的接触与信息交换来触发内质网应激。同时，线粒体-内质网的接触也受内质网应激蛋白的调节。内质网应激介导的内质网与线粒体接触增强了线粒体 ATP 的产生和 Ca^{2+} 的摄取，从而导致细胞对内质网应激的适应（Luan et al.，2021）。

2）MAM 与 ROS

在正常情况下，ROS 的产生是维持细胞内稳态所必需的。过量 ROS 的产生，特别是 mtROS，可导致蛋白质、脂质和 DNA 的氧化损伤，最终导致心血管疾病（Gupta et al.，2016）。据报道，MAM 介导的过度 Ca^{2+} 转移可促进 mtROS 的生成。例如，糖尿病促进足细胞中 MAM 的形成，导致 Ca^{2+} 从内质网转移到线粒体的水平升高，最终导致 mtROS 的过度生成。然而，FUNDC1 的敲除抑制了 MAM 的形成，从而减少了 mtROS 的产生。这些研究证实了 MAM 改变与 mtROS 水平升高之间的关系（Wu et al.，2017）。此外，在 MAM 中还发现了一些 Ca^{2+} 通道调节因子可调节 Ca^{2+} 和 MAM 依赖的 mtROS 的生成。例如，在 MAM 上高度富集的内质网氧化还原素 1（endoplasmic reticulum oxidoreductin 1，ERO1）可以导致 mtROS 的过量产生（Tu and Weissman，2002）。

综上，MAM 参与维持线粒体氧化还原状态，从而在细胞氧化还原的稳态中起着关键作用。然而，MAM 在 ROS 过量产生中的详细作用尚不完全清楚，有待进一步研究。

3.2.3　MAM 调控线粒体的生理机能

1. MAM 参与线粒体分裂

在线粒体分裂过程中，Drp1 在线粒体分裂位点周围聚集，利用水解 GTP 产生的能量，将线粒体缢缩成两部分（Luan et al.，2021），Drp1 的募集依赖于 OMM 上其受体，如 Fis1、线粒体分裂因子（MFF）及 49 kDa 和 51 kDa 的线粒体动力学蛋白（MiD49/MiD51），它们在线粒体分裂前定位于 MAM 处（Zhang et al.，2016）。在体外，Drp1 与 F-actin 的结合刺激了 Drp1 的寡聚化和 GTPase 的活性，随后使 Drp1 在收缩的线粒体周围形成螺旋状，从而介导线粒体的分裂。作为 Drp1 受体，线粒体自噬受体 FUN14 结构域 1（FUNDC1）通过与内质网驻留蛋白钙连蛋白（calnexin）相互作用来促进线粒体分裂。然而，即使在没有 Drp1 的情况下，线粒体缢缩也会在线粒体-内质网接触点附近形成，这提示内质网与线粒体的接触可能先于线粒体分裂的发生，并标记线粒体分裂位点的位置。其他参与线粒体分裂调控的蛋白质，如 Inverted formin 2（INF2）、Syntaxin 17（STX17）和 Rab32，也可以在 MAM 中检测到。例如，INF2 通过结合肌动蛋白成核蛋白来启动线粒体的收缩和分裂（Xi et al.，2018）。STX17 通过调控 Drp1 的定位和活性来诱导线粒体分裂，在机制上，减少 MAM 的形成降低了线粒体和细胞质中 Ca^{2+} 的浓度。细胞内 Ca^{2+} 水平的降低可以抑制 cAMP 应答元件结合蛋白质（cAMP response element binding protein，CREB）与 Fis1 启动子的结合活性，从而抑制 Fis1 的表达和线粒体的分裂（Tian et al.，2017）。

2. MAM 调控线粒体融合

线粒体融合主要由 MFN1/MFN2 和 OPA1 调节。作为 MAM 的组成成分，MFN2 的表达存在既促进线粒体融合，也增强线粒体与内质网之间的结构偶联。此外，MFN2 与线粒体泛素连接酶（mitochondrial ubiquitin ligase，MITOL）的相互作用调控线粒体动力学（Sebastián et al.，2012）。线粒体融合促进线粒体间的内容物交换，恢复受损的线粒体。有研究指出，线粒体分裂和融合过程始于相同的线粒体接触位点，以维持线粒体形态、外部损伤、代谢，而 MFN1/MFN2 也在线粒体融合发生的 MAM 处积累（Martorell-Riera et al.，2014），但是线粒体融合点的位置是如何确定的，目前仍不清楚。膜的分裂和融合被认为可能是由 MAM 的特殊脂质环境促进的。除此之外，目前尚不清楚线粒体与内质网的接触被破坏是否会导致线粒体融合或线粒体分裂。有研究提到，MAM 形成减少导致线粒体和胞质 Ca^{2+} 水平降低，而细胞内 Ca^{2+} 浓度降低，会抑制 Fis1 表达和线粒体分裂，促进线粒体融合。相比之下，Tian 等（2017）研究发现，MAM 形成减少导致胞质 Ca^{2+} 水平增加，通过激活 CaN 间接激活 Drp1，随后导致线粒体碎片化。虽然这一矛盾现象的机制尚不清楚，但我们猜测 MAM 的完整性程度可能是一个相关因素。因此，进一步的研究应集中在内质网和线粒体之间的距离上，以便更好地理解线粒体形态的改变与线粒体接触之间的关系。

3. MAM 增强线粒体运动

线粒体通过运动转移以满足细胞局部能量需求和 Ca^{2+} 需求。线粒体沿微管的运动与 Miro1/2（mitochondrial Rho GTPase 1/2）有关，Miro1/2 参与线粒体运动已被大量研究证实，然而，由于 Miro1/2 的低钙亲和力，需要较高的 Ca^{2+} 浓度，而 MAM 的形成为线粒体运动所需 Ca^{2+} 提供了来源（Wang et al.，2011）。但需要注意，过量的内质网-线粒体接触和 Ca^{2+} 转移也可能导致线粒体运动受阻。Miro1 蛋白是定位于 OMM 上的 Ca^{2+} 敏感的 GTPases，与 TRAK（trafficking kinesin protein）和动力蛋白相互作用，以调节线粒体的微管依赖性运输（Modi et al.，2019）。

3.2.4 MAM 的其他功能

1. MAM 参与细胞凋亡

细胞凋亡是一种受到严格调控的细胞死亡过程，存在于各种心血管疾病中，如心肌梗死、再灌注损伤和心力衰竭。MAM 可介导钙离子由内质网转移到线粒体，但过量的钙转移将导致线粒体钙超载诱导细胞凋亡。具体来说，线粒体钙超载诱导线粒体膜通透性转换孔（mitochondrial permeability transition pore，mPTP）开放、线粒体内膜通透、线粒体去极化，最终导致细胞凋亡。Fis1 与 BAP31 的结合有助于凋亡过程中内质网与线粒体的结构偶联形成，但其中细胞凋亡与线粒体动力学之间的关系尚不完全清楚。在诱导细胞凋亡后，大量的 Drp1 被招募到 OMM 上，促进线粒体分裂（Tian et al.，2017），但是 Drp1 在 Ca^{2+} 诱导的细胞凋亡中的作用仍存在争议。此外，在凋亡因子刺激下，Drp1 通过促进 BAX 的寡聚化诱导细胞凋亡，BAX 在 OMM 上的寡聚化是由内质网和线粒体之间的关键脂质调控进行的（Lee et al.，2004），这一事实也证实了 MAM 参与了细胞凋亡。

另有研究表明，细胞凋亡会促进 Drp1 的 SUMO 化修饰，在此过程中，细胞色素 c 的释放是该过程的必要条件（Zhang et al.，2016）。MAM 接触位点可被 SUMO 化修饰的 Drp1 稳定调控，并作为线粒体收缩、钙转移、嵴重塑和细胞色素 c 释放的场所。SUMO 化修饰的 Drp1 可导致线粒体功能障碍，出现心肌肥厚等。

综上所述，这些数据表明了细胞凋亡、线粒体动力学和 MAM 存在复杂的调控网络，值得进一步深入研究。

2. MAM 参与炎症

炎症被报道参与 MAM 相关的信号通路（Missiroli et al.，2018）。炎症小体作为一种胞质多蛋白复合体，负责炎症反应的激活，炎症小体是一种多分子复合物，作为激活信号通路的平台，导致促炎细胞因子白细胞介素-1β（IL-1β）和白细胞介素-18（IL-18）的加工和释放。NOD 样受体热蛋白结构域相关蛋白 3（NOD-like receptor thermal protein domain associated protein 3，NLRP3）复合物是目前已知的与 MAM 相关的炎症小体复合物（Chen et al.，2021）。各种各样的刺激可以用来激活 NLRP3，但是确切的激活机制尚不清楚。NLRP3 的激活与线粒体功能障碍、mtROS 和 mtDNA 释放到细胞质中有关。此外，NLRP3 激活的增强伴随着线粒体自噬抑制剂诱导的线粒体损伤和功能失调的增加。

除了激活 NLRP3 的功能外，线粒体也可能参与炎症小体的组装，因为激活的炎症小体与线粒体和 MAM 接触。此外，NLRP3 和线粒体之间的接触是由至少三个线粒体因子介导的：线粒体抗病毒信号蛋白（MAVS）、MFN2 和心磷脂。MAVS 与 NLRP3 之间的物理相互作用是病毒感染过程中 NLRP3 炎症小体激活所必需的

（Kai et al.，2020）。心磷脂是一种线粒体内膜脂，也被证明可以直接结合 NLRP3，其表达的破坏对 NLRP3 的激活有抑制作用（Xu et al.，2020）。

3. MAM 调控免疫反应

MAM 不仅在内质网和线粒体之间的通信中发挥着核心作用，在维持各种细胞相互作用过程中也扮演了关键角色，并在许多下游机制中发挥着重要的作用，MAM 在细胞抗病毒反应中的作用就属于这一类。在探究 RNA 病毒感染的一系列研究过程中，科研人员发现并确认了 MAM 与免疫反应之间的关系。病毒感染过程中，机体通过激活 NF-κB 和干扰素调节因子 3（interferon regulatory factor 3，IRF3）进而调节 I 型干扰素（interferon，IFN）的表达来抑制病毒复制，诱导宿主的先天免疫应答。RLR 是细胞质中的一类固有免疫的模式识别受体，能探测细胞内的病毒双链 RNA（double-stranded RNA，dsRNA）。一旦识别到病毒的 dsRNA，细胞质 RIG-I 将易位到 MAM 并与 MAVS 相互作用，激活 NF-κB 和 IRF3 通路（Rajput et al.，2011）。此外，在丙型肝炎病毒（hepatitis C virus，HCV）感染过程中，MAM 的 MAVS 可以被病毒蛋白酶靶向和切割，以消除先天免疫信号。

干扰素基因刺激因子（stimulator of interferon gene，STING）被认为是 RIG-I 相关的 IFN-β 信号通路的正调控因子（Rajput et al.，2011）。STING 定位于 ER 和 MAM 上（Hardy et al.，2020）。水疱性口炎病毒-常驻因子也被发现在水疱性口炎病毒（vesicular stomatitis virus，VSV）感染期间通过靶向 MAVS 参与先天抗病毒信号转导（Zampese et al.，2011）。尽管如此，MAM 和抗病毒应答之间的关系仍有待进一步研究，以促进对病毒感染的潜在治疗方法的理解。

3.3　MAM 异常与疾病

随着对 MAM 结构和功能的不断认识与了解，越来越多的迹象表明，功能失调的 MAM 可能是疾病的一个重要前兆。在这里，简要讨论由 MAM 功能改变导致的一些人类疾病。

3.3.1　MAM 与神经退行性疾病

阿尔茨海默病（AD）、肌萎缩侧索硬化（amyotrophic lateral sclerosis，ALS）和帕金森病（PD）是主要的神经退行性疾病。这些神经退行性疾病的特征是对各种细胞过程产生损伤，其中许多细胞过程是由内质网与线粒体的结构偶联调节的，在所有这些神经退行性疾病中都发现了异常的 MAM 信号（Markovinovic et al.，2022）。

1. 阿尔茨海默病

越来越多的证据表明，在阿尔茨海默病发病过程中，MAM 功能发生了改变。利用家族性或散发性 AD 患者的样本检测胆固醇和磷脂酰丝氨酸的产生量来衡量 MAM 的功能，发现 MAM 功能增强（Area-Gomez et al.，2012），同样，在 AD 患者死后脑中发现 MAM 相关蛋白质的表达增加（Hedskog et al.，2013）。MAM 的脂筏结构域被发现是早老蛋白 1 和 2（presenilin-1/2，PS1 和 PS2）的主要结合位点，PS1 和 PS2 的突变被认为是导致人类家族性 AD 发生的重要因子（Zampese et al.，2011）。PS1 或 PS2 突变导致线粒体功能障碍、Ca^{2+} 信号、脂质和葡萄糖代谢改变及炎症等，这现象与 AD 发病机制相关的观察结果相吻合（Ashleigh et al.，2023）。Eric Shon 研究小组对导致 AD 中 MAM 改变的分子信号机制进行了研究，发现 PS1 或 PS2 或两者的沉默/缺失都会增强内质网与线粒体之间的接触，上调 MAM。因此，PS1/2 是 MAM 的负调控因子。然而，Pizzo 实验室之前的一项研究报道，PS2（而不是 PS1）通过增加内质网与线粒体接触位点的数量，增强了 Ca^{2+} 在内质网和线粒体之间的穿梭，下调 PS2 可以降低这一作用（Zampese et al.，2011）。虽然这种差异的原因尚不完全清楚，可能涉及这些研究中使用的不同实验模型或方法，但很显然，线粒体与内质网之间的结构偶联和 Ca^{2+} 信号的改变等是 AD 发病机制中的一个重要因素，值得进一步探索。

2. 肌萎缩侧索硬化

家族性渐进性 ALS 与几种编码不同 MAM 蛋白的基因突变有关，这提示 MAM 功能紊乱可能参与 ALS 的发病机制，但目前还很难确定是 MAM 功能的哪个方面在 ALS 发病过程中发挥作用。VAPB 与 OMM 蛋白 PTPIP51 相互作用，形成 MAM 结构复合物。VAPB 的 P56S 突变导致常染色体显性造成 ALS 疾病，VAPB-P56S 突变对 PTPIP51 表现出更高的亲和力，从而增加了 Ca^{2+} 向线粒体的转移（De Vos et al.，2012）。研究表明，由 ALS 引起的超氧化物歧化酶 1（superoxide dismutase 1，SOD1）突变体在 MAM 处聚集和积累，损害了 MAM 的完整性和活性（Watanabe et al.，2016）。另外，Sigma-1 受体（Sig-1R）是一个参与 IP3R 功能的 MAM 蛋白，以促进 MAM 的钙信号转导。Sig-1R 突变已被证明会破坏内质网与线粒体的结构偶联。研究发现，与 SOD1/Sig-1R 野生型小鼠相比，在 ALS 的 SOD1 小鼠模型中去除 Sig-1R 基因会加剧神经退行性病变，并导致寿命显著缩短（Mavlyutov et al.，2015）。

3. 帕金森病

MAM 功能障碍诱导的另外一种神经系统疾病是帕金森病（PD）。Parkin 和 *PINK1* 基因突变可导致家族性帕金森病，使其成为这一病理研究的焦点。*PARK2*

基因（编码 Parkin 蛋白）的突变与幼年发病的常染色体隐性 PD 有关。共聚焦显微镜研究表明，Parkin 过表达导致内质网和线粒体之间的物理耦合增强，并有利于钙从内质网转移到线粒体，增加了 ATP 的产生，这提示 Parkin 可能在 MAM 中发挥作用 （Van Laar et al.，2015）。另有研究表明，Parkin 能够与 MFN2 相互作用，并与 PINK1 一起介导 MFN2 蛋白的泛素化。MFN2 的泛素化降解促进了线粒体的分裂，即 Parkin 导致局部线粒体分裂，以分离受损的线粒体并进行自噬清除。一项研究支持了这一假说：内质网与线粒体接触位点是 Parkin 介导的线粒体自噬和招募 LC3 的主要位置（Yang and Yang，2013）。

3.3.2　MAM 在骨骼肌和心肌生理病理学中的作用

MAM 在骨骼肌和心肌中起着关键作用，其内质网被称为肌质网（sarcoplasmic reticulum，SR）。在这些组织中，线粒体和 SR 之间的平衡及 Ca^{2+} 通信是必不可少的。雷诺丁受体（ryanodine receptor，RyR）是一种高通量钙离子通道，负责将钙离子从肌质网快速大量释放到胞质中。在肌肉收缩时，RyR 介导的 Ca^{2+} 从 SR 转移到线粒体是必要的，通过增加 Ca^{2+} 敏感基质脱氢酶的活性来增加局部 ATP 的产生。除了在 Ca^{2+} 转移和线粒体产能中发挥作用外，RyR 还被证明在肌细胞（H9c2 成肌细胞）分化过程中的 SR 与线粒体偶联建立中发挥作用（Yi et al.，2012）。此外，RyR 介导的 Ca^{2+} 信号通路紊乱似乎是不同肌肉相关病理的基础。RyR1 的突变也在疾病中被研究报道。由于 RyR 介导的 Ca^{2+} 信号传递缺陷，细胞质和线粒体中 Ca^{2+} 含量发生改变，导致线粒体异常和受损（Rosenberg et al.，2015）。在营养不良的骨骼肌中，SR-线粒体的 Ca^{2+} 转移（部分由于 RyR1 功能障碍）和线粒体还原型烟酰胺腺嘌呤二核苷酸磷酸（reduced nicotinamide adenine dinucleotide phosphate，NADPH）氧化酶产生的 ROS 水平升高，诱导线粒体损伤，从而导致这些骨骼肌细胞对应激的异常敏感性（Shkryl et al.，2009）。

3.3.3　MAM 与糖尿病

糖尿病（diabetes mellitus，DM）是一种多因素代谢紊乱，其特征是胰腺 β 细胞中胰岛素产生中断及外周胰岛素抵抗（insulin resistance，IR）。IR 可损害糖异生和糖原分解，导致高血糖状态（Barazzuol et al.，2021）。线粒体和内质网的改变可以影响胰岛素介导的葡萄糖摄取，进而发展为 2 型糖尿病（diabetes mellitus type 2，T2DM）。PI3K-AKT 通路参与了胰岛素对葡萄糖的稳态调节。有研究显示，AKT 和其他参与胰岛素信号转导的组分，如磷酸酯酶与张力蛋白同源物（phosphatase and tensin homolog，PTEN）、mTORC2、PP2A 和糖原合酶激酶 3β （glycogen synthase kinase 3β，GSK-3β）等，定位于 MAM，这提示 ER-线粒体相互作用在胰岛素信号转导中发挥着重要作用。改变这些蛋白质的表达，如缺失 AKT 或 mTORC2，会破坏 MAM 的完整性并影响葡萄糖代谢（Betz et al.，2013）。另外，mTORC2 介导的 AKT Ser473 磷酸化发生在 MAM 上。mTORC2 对 AKT 的磷酸化作用可被棕榈酸抑制。棕榈酸可诱导肝细胞的胰岛素抵抗，破坏 MAM 形成，但不涉及 ER 应激反应或 mtROS 的产生。用棕榈酸短时间处理细胞会降低 ER 和线粒体之间的 Ca^{2+} 转移，同时减少 MAM 形成。值得注意的是，过表达 MFN2 可恢复 MAM 的完整性和 AKT 的活性，恢复其在 Ser473 而非 Tyr308 的磷酸化（Shinjo et al.，2017）。如上所述，MFN2 参与代谢调节，肝脏中 MFN2 的过表达可以逆转高脂饮食诱导的胰岛素抵抗。此外，研究发现 IP3R1 敲除可以减少 MAM 的形成，导致肥胖小鼠的线粒体功能障碍和葡萄糖耐受不良（Tubbs et al.，2014）。

一项蛋白质组学分析发现，与对照组相比，T2DM 小鼠的大脑中有 144 个与 MAM 表达相关的蛋白质显著改变。具体来说，在 T2DM 小鼠中，MAM 蛋白中 GRP75 的水平显著降低（Shinjo et al.，2017）。与这些发现相关联的一项研究表明，急性葡萄糖给予大鼠胰腺细胞可刺激内质网-线粒体的相互作用和 Ca^{2+} 转移。GRP75 的敲除改变了葡萄糖刺激的胰岛素分泌，这些研究证明了 MAM 在胰腺 β 细胞胰岛素分泌中的作用。总之，MAM 参与了葡萄糖稳态的调控，尽管这种相互作用的分子机制仍有待深入研究。

3.3.4 MAM 与衰老

1. MAM 的促衰老作用

细胞衰老（cell senescence）是指细胞在生命活动过程中，随着时间推移，细胞增殖与分化能力和生理功能逐渐发生衰退的变化过程。细胞衰老后会分泌促炎因子，这也被称为衰老相关分泌表型（SASP），它会促进慢性炎症发生，推动正常细胞步入衰老进程。NF-κB 信号通路对 SASP 的转录至关重要，在细胞衰老或 DNA 损伤刺激时，NF-κB 易位至细胞核，与其他启动子共同作用结合 SASP 基因，对其进行转录调节，是 SASP 的主要调控因子。越来越多的证据表明 MAM 蛋白在细胞衰老过程中发挥作用，提示 MAM 在调节细胞衰老中同样可能发挥重要作用。在正常的人成纤维细胞中，MAM 通过 NF-κB 依赖的 SASP 的表达导致细胞过早衰老。这种细胞衰老伴随着线粒体钙离子的增加和 ROS 的产生，因为抗氧化治疗可挽救这种过早衰老的发生（Ziegler et al.，2021）。值得一提的是，MAM 相关蛋白的缺失或 MAM 的解偶联也被认为介导了衰老的发生（Monteiro-Cardoso et al.，2023），这些蛋白质的缺失与衰老间的关系是否依赖于 MAM 的功能尚不清楚。

大量研究表明，衰老细胞表现出线粒体异常，各种线粒体功能障碍促进了细胞衰老，这些线粒体功能障碍包括电子传递链异常、ROS 过度产生、线粒体动力学异常和线粒体自噬等（Ziegler et al.，2015）。然而，在细胞衰老过程中，驱动这些线粒体功能障碍的上游机制迄今仍不清楚。随着越来越多的证据表明钙离子的转运在细胞内，特别是在内质网和线粒体之间的作用非常重要（Ziegler et al.，2021）。在人类内皮细胞中，复制性衰老的特征是 MAM 数量增加，随后线粒体钙异常积累（Madreiter-Sokolowski et al.，2019），通过敲除肌醇-1, 4, 5-三磷酸受体 2型（inositol 1, 4, 5-trisphosphate receptor type 2，IP3R2）或 MCU 来减少这种线粒体钙的异常积累，可以抑制几种细胞模型中的细胞衰老（Ma et al.，2018）。值得注意的是，线粒体钙通过抑制线粒体 Na^+/Ca^{2+} 交换器来抑制线粒体钙外排，从而导致线粒体钙积累，触发超氧化物生成和神经元凋亡（Jadiya et al.，2019）。

　　MAM 介导的线粒体钙内流在细胞衰老中的作用是通过内质网向线粒体钙转移的改变引发线粒体功能障碍，最终导致细胞衰老。在这一阶段，大多数实验结果支持细胞衰老过程中钙流入线粒体的假设，这可能是由 MAM 增加介导的，但也不排除 MAM 减少引发促衰老信号的假设。除了钙转移外，MAM 促使的脂质合成与转运是否参与了细胞衰老中线粒体的改变仍是一个悬而未决的问题。一些调节衰老特征的非内质网和非线粒体驻留蛋白可以定位于 MAM 中，如 NLRP3、mTOR 或早幼粒细胞白血病蛋白（promyelocytic leukemia protein，PML）（Ziegler et al.，2021）。因此，MAM 可以通过这些蛋白质影响细胞质中的信号通路来调节细胞衰老。

2. MAM 是整合促衰老信号的枢纽

　　MAM 通过不断修饰一些衰老信号调控 MAM 相关蛋白质的水平。ITPR2 是内质网与线粒体钙转移的有效通道，它被其他促衰老应激上调，包括致癌应激、氧化应激或高脂肪饮食等（Bartok et al.，2019）。除了转录和翻译调控外，一些 MAM 蛋白被重新定位，或在应激诱导细胞衰老时被激活，如 p66Shc。综上所述，这些数据表明，促衰老信号可能会改变 MAM 的组成和功能。需要对不同应激诱导的细胞衰老过程中的 MAM 进行蛋白质组学分析，以了解 MAM 在对促衰老信号的响应下的改变。

　　MAM 的数量也受到衰老诱导应激的调节。内皮细胞在衰老过程中发现 MAM 增加（Ziegler et al.，2021）。DNA 损伤通过增强线粒体钙摄取来促进 MAM 的形成，进而促进细胞死亡（Zheng et al.，2018）。在亚致死剂量下，氧化应激和 DNA 损伤也介导细胞衰老。MAM 的数量也受到衰老诱导应激的调节，MAM 可以作为一个平台整合这些信号，并调节信号传递到其他与细胞衰老调控有关的亚细胞区域，如线粒体、细胞质、细胞质膜和细胞核等其他亚细胞区室。总之，MAM 在响应促衰老信号时受到调节。为了明确衰老过程中 MAM 在数量、组成和功能上的变化，还需要进一步的研究。

3.4 MAM 与癌症

3.4.1 MAM 参与肿瘤干细胞干性维持

线粒体-相关内质网膜（MAM）是细胞内由内质网和线粒体相互接触形成的一种亚细胞结构，参与调节细胞中脂质合成和转移、Ca^{2+}信号转导、线粒体生物发生和线粒体形态及胞内运输的控制、内质网应激和细胞凋亡等，在细胞稳态维持中发挥着重要的作用。研究表明 MAM 结构和功能的失调是许多疾病的重要病理机制，MAM 可通过调控线粒体代谢、脂质代谢、自噬等途径从而影响疾病的进展（Li et al.，2023）。

MAM 在肿瘤干细胞干性维持及免疫治疗中发挥关键作用。研究表明，前列腺癌干细胞样细胞中 MAM 显著增加，利用多西环素靶向破坏 MAM 将显著抑制前列腺癌干细胞样细胞的生长，并诱导前列腺癌干细胞样细胞凋亡（Matsumoto et al.，2017）。Wolfram 综合征是一种罕见的早发神经退行性疾病，其发生与 MAM 驻留蛋白 WFS1 的丢失有关。研究发现，WFS1 的丢失导致了 MAM 的结构功能失调，进而造成多能干细胞衍生的神经元中的线粒体功能障碍，最终导致疾病的发生（Zatyka et al.，2023）。同时，肿瘤干细胞的免疫治疗方面的研究显示，胶质瘤类干细胞中 MAM 相对于分化的胶质瘤细胞减少，增强胶质瘤类干细胞中 MAM 的形成可显著降低其对细胞毒性 T 淋巴细胞的敏感性（Bassoy et al.，2017）。

3.4.2 MAM 促进癌症发生

钙稳态对生理稳态的维持至关重要，它的失衡也与癌症等病理条件有关。考虑到 MAM 对钙稳态维持至关重要，推测 MAM 在癌症进展中也起着重要作用，但是 MAM 在癌症疾病中的作用尚未被彻底阐明。MAM 与癌症之间的明确联系始于 PML 与 AKT 的关系研究，AKT 是在癌症中上调的一种原癌基因，PML 是一种核肿瘤抑制因子，通过抑制致癌途径，如 PI3K/AKT 通路发挥作用。在各种人类肿瘤中 PML 的抑癌功能经常被抑制或缺失（Salomoni et al.，2008）。现有研究表明，PML 定位于 MAM，通过与蛋白磷酸酶 2A 相互作用，调节 AKT 依赖的 IP3R 的磷酸化，IP3R 的磷酸化状态是决定 Ca^{2+}从内质网转运到线粒体的一个重要信号特征（Pinton et al.，2011）。因此，在细胞应激条件下，MAM 上的 PML 对于 Ca^{2+}信号通过 IP3R 向线粒体的转移至关重要，导致线粒体 Ca^{2+}超载并诱导凋亡（Giorgi et al.，2011）。BCL-2 是另一种富集于 MAM 的原癌基因蛋白，它具有钙依赖的致癌活性，其主要作用是抑制凋亡，一方面通过调节钙信号直接与 IP3R 相互作用，另一方面通过与 BAX 和 BAK 相互作用，抑制细胞凋亡，促进肿瘤发生（Rong et al.，2009）。BCL-2 活性的失调与一些肿瘤有关，如非小细胞癌、多发性骨髓瘤、淋巴细胞白血病。在 BCL-2 家族中，B 细胞超大淋巴瘤（B-cell lymphoma-extra large，BCL-xL）也参与了肿瘤进展，它在 OMM 上表达，并通过直接抑制 IP3R 调节细胞存活（Tsujimoto and Shimizu，2000）。p53 是目前研究最多的抑癌蛋白之一，是一种参与细胞周期调控、细胞凋亡和细胞转化的核转录因子。它也被报道定位于 MAM，在那里它可以调节内质网的活性，刺激 Ca^{2+} 进入，在细胞凋亡过程中促进钙释放到线粒体，p53 的突变与钙介导的凋亡受损有关（Giorgi et al.，2016）。

MAM 是调控癌细胞命运的主要平台，有研究表明，葡萄糖酰胺和乳糖基甘油酰胺在 MAM 中的积累会增加细胞氧化磷酸化，并增加 ROS 水平，诱发癌细胞死亡（Schömel et al.，2020）。MAM 中涉及的细胞死亡通路蛋白，如 BCL-2、p53 肿瘤抑制因子、NLRP3 等蛋白质，已被广泛用于靶向抗癌治疗的研究（Yu et al.，2021）。雷帕霉素复合物 2（mTORC2）也可以被招募到 MAM 中，它是 AKT 的磷酸化激酶（Betz et al.，2013）。mTORC2 与 MAM 的关联促进了其与 IP3R3-GRP75-VDAC1 复合物的相互作用，调节 ATP 的产生和线粒体钙的摄取，这是 MAM 保持完整性所必需的。

3.4.3　黑色素瘤缺乏因子 2 调控 MAM

1. AIM2 通过 MFN2 促进 MAM 形成

笔者实验室前期通过大数据分析发现炎症感受器黑色素瘤缺乏因子 2（AIM2）在非小细胞肺癌组织细胞中高表达，并发现 AIM2 是通过调控 MFN2 的表达进而影响线粒体动态变化从而实现对非小细胞肺癌（NSCLC）生长增殖的调控（Qi et al.，2020）。因为实验前期研究发现 AIM2 定位于线粒体外膜，并通过免疫电镜发现 AIM2 存在于线粒体与内质网的结构偶联（MAM）处，而 MFN2 作为 MAM 的结构蛋白被报道在不同细胞系中调控 MAM 的结构与功能，推测 AIM2 可能通过调控 MFN2 的表达进而调控 MAM 的形成。为了验证该问题，首先利用透射电镜技术对线粒体与内质网接触的距离及比例进行分析，发现 AIM2 敲减，线粒体与内质网接触的比例增加同时二者之间接触距离减少，证明 MAM 形成增加；在 AIM2 敲减的基础上敲减 MFN2，线粒体与内质网接触的比例减少同时二者之间接触的距离增加，证明 MAM 形成减少（图 3-3）。

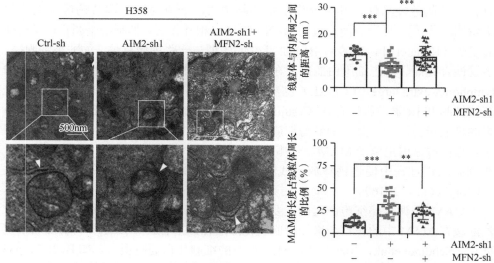

图 3-3　AIM2 通过 MFN2 促进 MAM 形成（彩图请扫封底二维码）
白色箭头所指为内质网。**表示 $P<0.01$；***表示 $P<0.001$

2. AIM2 通过 MAM 促进 NSCLC 发生

肺癌是原发于支气管上皮和肺泡上皮的恶性肿瘤，分为非小细胞肺癌（NSCLC）与小细胞肺癌（small cell lung cancer，SCLC），NSCLC 细胞增长速度极快，且恶性程度很高，约 3/4 的患者在被发现时已确诊为癌症中晚期，五年生存率极低。近年来研究发现，MAM 是调控癌细胞命运的主要平台，其可调节肿瘤细胞内线粒体和内质网之间钙离子的转运来调控细胞凋亡的发生，从而影响癌症细胞的发生发展，同时 MAM 还具有参与细胞内脂质合成及线粒体动力学等功能，因此阐明 MAM 对 NSCLC 发生的分子机制对于 NSCLC 的治疗具有重要意义。在我们实验研究中发现，AIM2 以炎症小体非依赖的作用参与调控 NSCLC 的生长增殖，并在 AIM2 敲减的基础上敲减 MFN2，破坏 MAM 的结构蛋白进而破坏 MAM 的结构与功能，同时利用生长计数、克隆形成等实验发现 NSCLC 的生长增殖能力受阻，证明 AIM2 可以通过 MAM 促进 NSCLC 发生。

3.4.4　MAM 在癌症治疗中的作用

所有抗癌疗法的一个主要目标是重建癌细胞对药物或靶向蛋白的敏感性。因此，MAM 的完整性和功能是否与治疗干预相关？虽然这个问题尚未得到系统的解决，但 MAM 与免疫原性细胞死亡（immunogenic cell death，ICD）之间可能存在相关的联系。免疫原性细胞死亡是指肿瘤细胞受到外界刺激发生死亡的同时，由非免疫原性转变为免疫原性而介导机体产生抗肿瘤免疫应答的过程。研究表明,内质网应激是诱导 ICD 发生的一个重要原因, ICD 是一种细胞凋亡的死亡方式,使死亡的癌细胞能够刺激宿主抗肿瘤免疫反应,以消除残留癌细胞,抑制疾病的发生(Kroemer et al., 2013)。如前所述,MAM 被发现对 NLRP3 炎症小体信号传递很重要,NLRP3 炎症小体信号通过 ICD 期间死亡癌细胞释放的 ATP 而被刺激,使细胞释放危险信号促进机体发生免疫反应,这被认为是抗肿瘤免疫的关键步骤(Panaretakis et al., 2009)。未来的研究还需要继续深入探索 MAM 在癌症发生中的生物学意义。

【本章小结】

线粒体与内质网或其他细胞器之间的接触互作在线粒体生物学和结构功能的许多方面起着至关重要的作用。线粒体与内质网接触的功能超出了线粒体与内质网本身的功能,并影响更大的细胞器间通信网络,从而影响多种细胞功能。这也提醒我们,在探索线粒体在疾病发生中的机制时,仅孤立地研究每个细胞器是不够的,综合探究线粒体与其他膜器的接触与通信对于全面了解线粒体乃至内质网的结构、功能至关重要。

近年来,随着新技术的开发和利用,科研人员对细胞器间的互作接触进行了广泛的研究,对包括 MAM 在内的细胞器接触互作的结构和功能方面的认识与了解也越来越多。本章对以线粒体为中心的细胞器接触互作的最新相关研究进展进行了总结与探讨,并聚焦 MAM 的结构组成与功能。越来越多的研究证实线粒体-内质网的相互作用在许多人类疾病中发挥关键作用。本章对能够改变 MAM 形成和破坏 MAM 功能的蛋白质进行了整理分类,也总结讨论了 MAM 是细胞内信号通路的关键调控因子,可调节 Ca^{2+} 稳态、脂质代谢、内质网应激、线粒体生理机能和细胞死亡与炎症反应等多种生物学功能;最后,本章强调了 MAM 与一些神经退行性疾病、糖尿病、衰老与癌症的关联,将 MAM 的结构和功能与各种病理特征联系在一起,并从分子机制上分析这些靶向 MAM 的蛋白质在病理治疗过程中的可能性与潜力。

尽管我们对包括 MAM 在内的许多细胞器间互作接触的结构功能有了更多的认识与了解,对 MAM 在癌症、神经退行性疾病、衰老和糖尿病等的发生发展中的作用及机制进行了探索,但目前利用这种线粒体与内质网之间的结构偶联作为治疗靶点的可能性还需要深入研究,这主要是因为 MAM 在结构和功能方面太过复杂。

【参考文献】

Anastasia I，Ilacqua N，Raimondi A，et al. 2021. Mitochondria-rough-ER contacts in the liver regulate systemic lipid homeostasis. Cell Reports，34：108873.

Area-Gomez E，Del Carmen Lara Castillo M，Tambini MD，et al. 2012. Upregulated function of mitochondria-associated ER membranes in Alzheimer disease. The EMBO Journal，31：4106-4123.

Ashleigh T，Swerdlow RH，Beal MF. 2023. The role of mitochondrial dysfunction in Alzheimer's disease pathogenesis. Alzheimer's & Dementia，19：333-342.

Barazzuol L，Giamogante F，Calì T. 2021. Mitochondria associated membranes （MAMs）: architecture and physiopathological role. Cell Calcium，94：102343.

Bartok A，Weaver D，Golenár T，et al. 2019. IP3 receptor isoforms differently regulate ER-mitochondrial contacts and local calcium transfer. Nature Communications，10：3726.

Basso V，Marchesan E，Ziviani E. 2020. A trio has turned into a quartet: DJ-1 interacts with the IP3R-Grp75-VDAC complex to control ER-mitochondria interaction. Cell Calcium，87：102186.

Bassoy EY，Kasahara A，Chiusolo V，et al. 2017. ER-mitochondria contacts control surface glycan expression and sensitivity to killer lymphocytes in glioma stem-like cells. The EMBO Journal，36：1493-1512.

Bean C，Audano M，Varanita T，et al. 2021. The mitochondrial protein OPA1 promotes adipocyte browning that is dependent on urea cycle metabolites. Nature Metabolism，3：1633-1647.

Betz C，Stracka D，Prescianotto-Baschong C，et al. 2013. Feature article: mTOR complex 2-Akt signaling at mitochondria-associated endoplasmic reticulum membranes （MAM） regulates mitochondrial physiology. Proceedings of the National Academy of Sciences of the United States of America，110：12526-12534.

Buglewicz DJ，Su C，Banks AB，et al. 2023. Metal ions modify in vitro DNA damage yields with high-LET radiation. Toxics，11：773.

Burbulla LF，Song P，Mazzulli JR，et al. 2017. Dopamine oxidation mediates mitochondrial and lysosomal dysfunction in Parkinson's disease. Science，357：1255-1261.

Chen Y，Zeng M，Zhang Y，et al. 2021. Nlrp3 deficiency alleviates angiotensin II-induced cardiomyopathy by inhibiting mitochondrial dysfunction. Oxidative Medicine and Cellular Longevity，2021：6679100.

Csordás G，Várnai P，Golenár T，et al. 2010. Imaging interorganelle contacts and local calcium dynamics at the ER-mitochondrial interface. Molecular Cell，39：121-132.

Csordás G，Weaver D，Hajnóczky G. 2018. Endoplasmic reticulum-mitochondrial contactology: structure and signaling functions. Trends in Cell Biology，28：523-540.

De Vos KJ，Mórotz GM，Stoica R，et al. 2012. VAPB interacts with the mitochondrial protein PTPIP51 to regulate calcium homeostasis. Human Molecular Genetics，21：1299-1311.

Fan J，Li X，Issop L，et al. 2016. ACBD2/ECI2-mediated peroxisome-mitochondria interactions in leydig cell steroid biosynthesis. Molecular Endocrinology，30：763-782.

Friedman JR，Lackner LL，West M，et al. 2011. ER tubules mark sites of mitochondrial division. Science，334：358-362.

Gao P，Yang W，Sun L. 2020. Mitochondria-associated endoplasmic reticulum membranes （MAMs） and their prospective roles in kidney disease.Oxidative Medicine and Cellular Longevity，2020：3120539.

Gibellini F，Smith TK. 2010. The Kennedy pathway—de novo synthesis of phosphatidylethanolamine and phosphatidylcholine. IUBMB Life，62：414-428.

Giorgi C，Bonora M，Missiroli S，et al. 2016. Alterations in mitochondrial and endoplasmic reticulum signaling by p53 mutants. Frontiers in Oncology，6：42.

Giorgi C，Wieckowski MR，Pandolfi PP，et al. 2011. Mitochondria associated membranes（MAMs）as critical hubs for apoptosis. Communicative & Integrative Biology，4：334-335.

Guo Y，Li D，Zhang S，et al. 2018. Visualizing intracellular organelle and cytoskeletal interactions at nanoscale resolution on millisecond timescales. Cell，175：1430-1442.

Gupta MK，Tahrir FG，Knezevic T，et al. 2016. GRP78 interacting partner Bag5 responds to ER stress and protects cardiomyocytes from ER stress-induced apoptosis. Journal of Cellular Biochemistry，117：1813-1821.

Hao T，Yu J，Wu Z，et al. 2023. Hypoxia-reprogramed megamitochondrion contacts and engulfs lysosome to mediate mitochondrial self-digestion. Nature Communications，14：4105.

Hardy S，Jackson B，Goodbourn S，et al. 2020. Classical swine fever virus Npro antagonises IRF3 to prevent IFN-independent TLR3 and RIG-I-mediated apoptosis. Journal of Virology，95：e01136-20.

Hedskog L，Pinho CM，Filadi R，et al. 2013. Modulation of the endoplasmic reticulum-mitochondria interface in Alzheimer's disease and related models. Proceedings of the National Academy of Sciences of the United States of America，110：7916-7921.

Ivashchenko O，Van Veldhoven PP，Brees C，et al. 2011. Intraperoxisomal redox balance in mammalian cells：oxidative stress and interorganellar cross-talk. Molecular Biology of the Cell，22：1440-1451.

Jadiya P，Kolmetzky DW，Tomar D，et al. 2019. Impaired mitochondrial calcium efflux contributes to disease progression in models of Alzheimer's disease. Nature Communications，10：3885.

Kai J，Yang X，Wang Z，et al. 2020. Oroxylin a promotes PGC-1α/Mfn2 signaling to attenuate hepatocyte pyroptosis via blocking mitochondrial ROS in alcoholic liver disease. Free Radical Biology & Medicine，153：89-102.

Kleele T，Rey T，Winter J，et al. 2021. Distinct fission signatures predict mitochondrial degradation or biogenesis. Nature，593：435-439.

Kraft LM，Lackner LL. 2017. Mitochondria-driven assembly of a cortical anchor for mitochondria and dynein. Journal of Cell Biology，216：3061-3071.

Kroemer G，Galluzzi L，Kepp O，et al. 2013. Immunogenic cell death in cancer therapy. Annual Review of Immunology，31：51-72.

Lackner LL. 2019. The expanding and unexpected functions of mitochondria contact sites. Trends Cell Biol，29：580-590.

Lee YJ，Jeong SY，Karbowski M，et al. 2004. Roles of the mammalian mitochondrial fission and fusion mediators FIS1，DRP1，and OPA1 in apoptosis. Molecular Biology of the Cell，15：5001-5011.

Li C，Li L，Yang M，et al. 2020. PACS-2：A key regulator of mitochondria-associated membranes（MAMs）. Pharmacological Research，160：105080.

Li Z，Cao Y，Pei H，et al. 2023. The contribution of mitochondria-associated endoplasmic reticulum membranes （MAMs） dysfunction in Alzheimer's disease and the potential countermeasure. Frontiers in Neuroscience，17：1158204.

Liu X，Huang R，Gao Y，et al. 2021. Calcium mitigates fluoride-induced kallikrein 4 inhibition via PERK/eIF2α/ATF4/CHOP endoplasmic reticulum stress pathway in ameloblast-lineage cells. Archives of Oral Biology，125：105093.

Lou G，Palikaras K，Lautrup S，et al. 2020. Mitophagy and neuroprotection. Trends in Molecular Medicine，26：8-20.

Luan Y，Luan Y，Yuan RX，et al. 2021. Structure and function of mitochondria-associated endoplasmic reticulum membranes （MAMs） and their role in Cardiovascular diseases. Oxidative Medicine and Cellular Longevity，2021：4578809.

Ma JH，Shen S，Wang JJ，et al. 2017. Comparative proteomic analysis of the mitochondria-associated ER membrane （MAM） in a long-term type 2 diabetic rodent model. Scientific Reports，7：2062.

Ma X，Warnier M，Raynard C，et al. 2018. The nuclear receptor RXRA controls cellular senescence by regulating calcium signaling. Aging Cell，17：e12831.

Madreiter-Sokolowski CT，Waldeck-Weiermair M，Bourguignon MP，et al. 2019. Enhanced inter-compartmental Ca^{2+} flux modulates mitochondrial metabolism and apoptotic threshold during aging. Redox Biology，20：458-466.

Markovinovic A，Greig J，Martín-Guerrero SM，et al. 2022. Endoplasmic reticulum-mitochondria signaling in neurons and neurodegenerative diseases. Journal of Cell Science，135：jcs248534.

Martorell-Riera A，Segarra-Mondejar M，Muñoz JP，et al. 2014. Mfn2 downregulation in excitotoxicity causes mitochondrial dysfunction and delayed neuronal death. The EMBO Journal，33：2388-2407.

Matsumoto T，Uchiumi T，Monji K，et al. 2017. Doxycycline induces apoptosis via ER stress selectively to cells with a cancer stem cell-like properties：importance of stem cell plasticity. Oncogenesis，6：397.

Mavlyutov TA，Guo LW，Epstein ML，et al. 2015. Role of the Sigma-1 receptor in Amyotrophic Lateral Sclerosis （ALS）. Journal of Pharmacological Sciences，127：10-16.

Medina DL，Di Paola S，Peluso I，et al. 2015. Lysosomal calcium signalling regulates autophagy through calcineurin and TFEB. Nature Cell Biology，17：288-299.

Missiroli S，Patergnani S，Caroccia N，et al. 2018. Mitochondria-associated membranes （MAMs） and inflammation. Cell Death & Disease，9：329.

Mo G，Liu X，Zhong Y，et al. 2021. IP3R1 regulates Ca^{2+} transport and pyroptosis through the NLRP3/Caspase-1 pathway in myocardial ischemia/reperfusion injury. Cell Death Discovery，7：31.

Modi S，López-Doménech G，Halff EF，et al. 2019. Miro clusters regulate ER-mitochondria contact sites and link cristae organization to the mitochondrial transport machinery. Nature Communications，10：4399.

Monteiro-Cardoso VF，Le Bars R，Giordano F. 2023. Visualization and quantification of endogenous intra-organelle protein interactions at ER-mitochondria contact sites by proximity ligation assays. Journal of Visualized Experiments，200：10.3791/64750.

Murley A，Lackner LL，Osman C，et al. 2013. ER-associated mitochondrial division links the distribution of mitochondria and mitochondrial DNA in yeast. ELife，2：e00422.

Murley A，Yamada J，Niles BJ，et al. 2017. Sterol transporters at membrane contact sites regulate TORC1 and TORC2 signaling. Journal of Cell Biology，216：2679-2689.

Panaretakis T，Kepp O，Brockmeier U，et al. 2009. Mechanisms of pre-apoptotic calreticulin exposure in immunogenic cell death. The EMBO Journal，28：578-590.

Pinton P，Giorgi C，Pandolfi PP. 2011. The role of PML in the control of apoptotic cell fate：a new key player at ER-mitochondria sites. Cell Death and Differentiation，18：1450-1456.

Pourshafie N，Masati E，Lopez A，et al. 2022. Altered SYNJ2BP-mediated mitochondrial-ER contacts in motor neuron disease. Neurobiology of Disease，172：105832.

Qi M，Dai D，Liu J，et al. 2020. AIM2 promotes the development of non-small cell lung cancer by modulating mitochondrial dynamics. Oncogene，39：2707-2723.

Rajput A，Kovalenko A，Bogdanov K，et al. 2011. RIG-I RNA helicase activation of IRF3 transcription factor is negatively regulated by caspase-8-mediated cleavage of the RIP1 protein. Immunity，34：340-351.

Raturi A，Gutiérrez T，Ortiz-Sandoval C，et al. 2016. TMX1 determines cancer cell metabolism as a thiol-based modulator of ER-mitochondria Ca^{2+} flux. Journal of Cell Biology，214：433-444.

Reddy JK，Hashimoto T. 2001. Peroxisomal beta-oxidation and peroxisome proliferator-activated receptor alpha：an adaptive metabolic system. Annual Review of Nutrition，21：193-230.

Rong YP，Bultynck G，Aromolaran AS，et al. 2009. The BH4 domain of Bcl-2 inhibits ER calcium release and apoptosis by binding the regulatory and coupling domain of the IP3 receptor. Proceedings of the National Academy of Sciences of the United States of America，106：14397-14402.

Rosenberg H，Pollock N，Schiemann A，et al. 2015. Malignant hyperthermia：a review. Orphanet Journal of Rare Diseases，10：93.

Sohn M，Korzeniowski M，Zewe JP，et al. 2018. PI（4，5）P2 controls plasma membrane PI4P and PS levels via ORP5/8 recruitment to ER-PM contact sites. The Journal of Cell Biology，217：1797-1813.

Salomoni P，Ferguson BJ，Wyllie AH，et al. 2008. New insights into the role of PML in tumour suppression. Cell Research，18：622-640.

Sánchez MI，Vida Y，Pérez-Inestrosa E，et al. 2020. MitoBlue as a tool to analyze the mitochondria-lysosome communication. Scientific Reports，10：3528.

Sawyer EM，Joshi PR，Jorgensen V，et al. 2019. Developmental regulation of an organelle tether coordinates mitochondrial remodeling in meiosis. Journal of Cell Biology，218：559-579.

Schömel N，Geisslinger G，Wegner MS. 2020. Influence of glycosphingolipids on cancer cell energy metabolism. Prog Lipid Res，79：101050.

Sebastián D，Hernández-Alvarez MI，Segalés J，et al. 2012. Mitofusin 2（Mfn2）links mitochondrial and endoplasmic reticulum function with insulin signaling and is essential for normal glucose homeostasis. Proceedings of the National Academy of Sciences of the United States of America，109：5523-5528.

Shinjo S，Jiang S，Nameta M，et al. 2017. Disruption of the mitochondria-associated ER membrane （MAM）plays a central role in palmitic acid-induced insulin resistance. Experimental Cell

Research，359：86-93.

Shkryl VM，Martins AS，Ullrich ND，et al. 2009. Reciprocal amplification of ROS and Ca^{2+} signals in stressed mdx dystrophic skeletal muscle fibers. European Journal of Physiology，458：915-928.

Sivaguru M，Urban MA，Fried G，et al. 2018. Comparative performance of airyscan and structured illumination superresolution microscopy in the study of the surface texture and 3D shape of pollen. Microscopy Research and Technique，81：101-114.

Tian L，Neuber-Hess M，Mewburn J，et al. 2017. Ischemia-induced DRP1 and FIS1-mediated mitochondrial fission and right ventricular dysfunction in pulmonary hypertension. Journal of Molecular Medicine，95：381-393.

Townsend LK，Brunetta HS，Mori MAS. 2020. Mitochondria-associated ER membranes in glucose homeostasis and insulin resistance. American Journal of Physiology-Endocrinology and Metabolism，319：1053-1060.

Tsujimoto Y，Shimizu S. 2000. VDAC regulation by the Bcl-2 family of proteins. Cell Death and Differentiation，7：1174-1181.

Tu BP，Weissman JS. 2002. The FAD- and O(2)-dependent reaction cycle of Ero1-mediated oxidative protein folding in the endoplasmic reticulum. Molecular Cell，10：983-994.

Tubbs E，Theurey P，Vial G，et al. 2014. Mitochondria-associated endoplasmic reticulum membrane (MAM) integrity is required for insulin signaling and is implicated in hepatic insulin resistance. Diabetes，63：3279-3294.

Van Laar VS，Roy N，Liu A，et al. 2015. Glutamate excitotoxicity in neurons triggers mitochondrial and endoplasmic reticulum accumulation of Parkin，and，in the presence of *N*-acetyl cysteine，mitophagy. Neurobiology of Disease，74：180-193.

Wang X，Winter D，Ashrafi G，et al. 2011. PINK1 and Parkin target Miro for phosphorylation and degradation to arrest mitochondrial motility. Cell，147：893-906.

Watanabe S，Ilieva H，Tamada H，et al. 2016. Mitochondria-associated membrane collapse is a common pathomechanism in SIGMAR1- and SOD1-linked ALS. EMBO Molecular Medicine，8：1421-1437.

Wu S，Lu Q，Wang Q，et al. 2017. Binding of FUN14 domain containing 1 with inositol 1, 4, 5-trisphosphate receptor in mitochondria-associated endoplasmic reticulum membranes maintains mitochondrial dynamics and function in hearts in vivo. Circulation，136：2248-2266.

Xi Y，Feng D，Tao K，et al. 2018. MitoQ protects dopaminergic neurons in a 6-OHDA induced PD model by enhancing Mfn2-dependent mitochondrial fusion via activation of PGC-1α. Biochimica et Biophysica Acta-Molecular Basis of Disease，1864：2859-2870.

Xu F，Qi H，Li J，et al. 2020. Mycobacterium tuberculosis infection up-regulates MFN2 expression to promote NLRP3 inflammasome formation. Journal of Biological Chemistry，295：17684-17697.

Yadav VR，Song T，Mei L，et al. 2018. PLCγ1-PKCε-IP3R1 signaling plays an important role in hypoxia-induced calcium response in pulmonary artery smooth muscle cells. American Journal of Physiology-Lung Cellular and Molecular Physiology，314：724-735.

Yang JY，Yang WY. 2013. Bit-by-bit autophagic removal of parkin-labelled mitochondria. Nature Communications，4：2428.

Yi M，Weaver D，Eisner V，et al. 2012. Switch from ER-mitochondrial to SR-mitochondrial calcium coupling during muscle differentiation. Cell Calcium，52：355-365.

Yu H，Sun C，Gong Q，et al. 2021. Mitochondria-associated endoplasmic reticulum membranes in breast cancer. Frontiers in Cell and Developmental Biology，9：629669.

Zampese E，Fasolato C，Kipanyula MJ，et al. 2011. Presenilin 2 modulates endoplasmic reticulum （ER）-mitochondria interactions and Ca^{2+} cross-talk. Proceedings of the National Academy of Sciences of the United States of America，108：2777-2782.

Zatyka M，Rosenstock TR，Sun C，et al. 2023. Depletion of WFS1 compromises mitochondrial function in hiPSC-derived neuronal models of Wolfram syndrome. Stem Cell Reports，18：1090-1106.

Zhang Z，Liu L，Wu S，et al. 2016. DRP1，Mff，FIS1，and MiD51 are coordinated to mediate mitochondrial fission during UV irradiation-induced apoptosis. FASEB Journal，30：466-476.

Zhao H，Wang T. 2020. PE homeostasis rebalanced through mitochondria-ER lipid exchange prevents retinal degeneration in Drosophila. PLoS Genetics，16：e1009070.

Zhao Y，Hu D，Wang R，et al. 2022. ATAD3A oligomerization promotes neuropathology and cognitive deficits in Alzheimer's disease models. Nature Communications，13：1121.

Zhao YG，Chen Y，Miao G，et al. 2017. The ER-localized transmembrane protein EPG-3/VMP1 regulates SERCA activity to control ER-isolation membrane contacts for autophagosome formation. Molecular Cell，67：974-989.

Zheng P，Chen Q，Tian X，et al. 2018. DNA damage triggers tubular endoplasmic reticulum extension to promote apoptosis by facilitating ER-mitochondria signaling. Cell Research，28：833-854.

Zhou H，Zhu P，Wang J，et al. 2018. Pathogenesis of cardiac ischemia reperfusion injury is associated with CK2α-disturbed mitochondrial homeostasis via suppression of FUNDC1-related mitophagy. Cell Death and Differentiation，25：1080-1093.

Ziegler DV，Martin N，Bernard D. 2021. Cellular senescence links mitochondria-ER contacts and aging. Communications Biology，4：1323.

Ziegler DV，Wiley CD，Velarde MC. 2015. Mitochondrial effectors of cellular senescence：beyond the free radical theory of aging. Aging Cell，14：1-7.

第4章　线粒体氧化应激与肿瘤发生

线粒体是细胞主要的代谢器官，通过三羧酸循环和电子传递链与氧化磷酸化结合进行细胞呼吸。线粒体是细胞内活性氧（ROS）产生的主要来源，mtROS是线粒体的代谢副产物，是氧化磷酸化和分子 O_2 还原过程中电子泄漏的结果。ROS 的产生和清除都是维持细胞健康所必需的，不同的抗氧化系统在保持氧化还原平衡方面发挥协同作用。抗氧化系统的破坏或过度作用可导致氧化应激，从而导致参与细胞正常生理功能的生物分子受损。因此，ROS 在肿瘤等多种疾病的发生发展及治疗中发挥着重要作用。基于近年来的研究进展，本章对细胞ROS 产生和调控机制进行总结，对 ROS 与线粒体动力学关系的研究进展进行分析，最后对 ROS 在肿瘤发生发展及治疗中的作用进行探讨。

4.1　细胞氧化还原调控

4.1.1　活性氧的定义及种类

ROS 是分子氧被单电子还原后生成的化学性质活泼的氧的代谢产物及其衍生物的总称。主要包括两种类型：一种是自由基类型的 ROS，主要包括超氧阴离子（$O_2 \cdot^-$）、羟自由基（$\cdot OH$）和脂质自由基；另一种是非自由基类型的 ROS，包括过氧化氢（H_2O_2）、单线态氧和臭氧等。机体内源性活性物质除了 ROS 外，还有活性氮类（reactive nitrogen species，RNS）和活性硫（reactive sulfur species，RSS），如一氧化氮、硫醇及其衍生物等。这些活性物质也具有高度氧化活性，能通过过氧化和硝化或硫化机体内生物分子进而参与细胞生理功能调控。本章主要集中讨论活性氧（ROS）相关的研究进展。

根据 ROS 的生成来源，分为内源性和外源性两种。外源性 ROS 由药物、辐射、高压等一系列因素的刺激而形成。内源性 ROS 约有 90%来源于线粒体的电子传递链中的复合体 I（神经及骨骼肌细胞）和复合体Ⅲ（内皮细胞），作为细胞代谢的副产物产生；细胞过氧化物酶、内质网、NADPH 氧化酶体系等途径也能产生 ROS（Donaghy et al.，2015）。

4.1.2　活性氧的产生与调控

1. 线粒体在压力下产生活性氧

细胞可通过线粒体产生 ROS，在压力的刺激下，线粒体中电子传递链在发挥作用的过程中会产生 ROS（Zhao et al.，2020）。电子传递链中的成分处于高度还原状态时，会引发线粒体中的 ROS 的大量产生（Czarnocka and Karpiński，2018）。若输入电子传递链的电子多于离开呼吸途径末端复合物的电子，会诱发电子传递链过度还原，当电子传递链处于过度还原状态时，会引发电子从电子传递链循环的组成部分泄漏，泄漏的电子与 O_2 结合，从而产生 ROS（Jalil and Ansari，2020）。诱发电子传递链过度还原的原因包括 ATP 周转率降低、抑制剂、压力的因素影响了电子传递链中的成分等（Cvetkovska et al.，2014）。

ROS 中超氧阴离子（$O_2 \bullet^-$）主要是通过单价还原 O_2 与电子传递链成分泄漏的单电子结合而产生。例如，在复合体 I 中，过度还原使一个电子泄漏到 O_2，从而生成 $O_2 \bullet^-$（Poór，2020）。复合体 I 中相关的主要位点，黄素单核苷酸亚基和铁硫簇参与了 ROS 的产生。除此之外，在泛醌和复合体 III 处也会泄漏电子，从而形成 $O_2 \bullet^-$（Joubert and Puff，2021）。复合体 II 不产生 ROS，但复合体 II 在缺乏 NAD 连接底物的情况下会出现反向电子流，由于电子向泛醌反向转移，从而会转移到复合体 I，使之成为 ROS 的潜在来源（Jacoby et al.，2012）。

过氧化氢（H_2O_2）是超氧阴离子（$O_2 \bullet^-$）在线粒体锰超氧化物歧化酶（Mn-SOD）和/或抗坏血酸过氧化物酶（ascorbate peroxidase，APX）的作用下发生歧化而生成（Ansari et al.，2021）。H_2O_2 化学性质相对稳定，寿命较长，有较高的跨膜通透性，可以在机体内传播到较远的距离。H_2O_2 可以参与信号转导，形成高反应活性的羟自由基（$\bullet OH$），并可诱导细胞程序性死亡（Hossain et al.，2015）。

线粒体中氧化还原金属如铜离子、铁离子、铬离子、钴离子的存在也会促进 ROS 的产生，从而诱导线粒体氧化损伤（Keunen et al.，2011）。在体内应激条件下，过量的超氧化物从含铁分子中释放出"游离铁"，释放出的"游离铁"可以参与 Fenton 反应，产生高活性的羟自由基（$\bullet OH$）。同样地，非氧化还原活性金属如钙离子在线粒体膜穿梭时也被发现有助于 ROS 的产生（Keunen et al.，2011）。

2. 线粒体生物大分子的氧化损伤

生物体处于应激条件下时，会增加对 ATP 的需求量，最终表现为加速电子传递，增强电子传递链活性、提高线粒体膜电位，最终导致 ROS 的产生增加。处于应激条件下时，ROS 的升高会导致线粒体中的生物大分子氧化，如蛋白质、脂质、酶和 mtDNA，从而改变线粒体的结构和功能（Minibayeva et al.，2012）。

氧化损伤会导致线粒体功能受损，从而进一步加速 ROS 的生成，从而严重影响细胞生理功能并引发细胞程序性死亡。ROS 会影响线粒体中的多种蛋白质和酶的合成，并且还会抑制这些蛋白质和酶的功能，尤其是参与线粒体中 TAC 的酶及电子传递链的成分，如 ROS 会抑制丙酮酸脱氢酶亚基的功能，从而抑制三羧酸循环代谢（Taylor and Millar，2007）。

ROS 还可诱发 mtDNA 氧化损伤，改变 mtDNA 的修复和复制的过程（Kohli et al.，2019）。与细胞核中的 DNA 相比较，因为 mtDNA 缺乏染色质组织且修复系统能力低，线粒体中的 DNA 氧化发生率较高，使得 mtDNA 的突变率提高了 10～20 倍。

ROS 会引起线粒体膜中的多不饱和脂肪酸发生过氧化，从而产生脂质过氧化产物，脂质过氧化产物被认为是细胞死亡的主要标志物。由于脂质的过氧化和蛋白质的氧化修饰改变了膜电位，从而打开了 mPTP，并使细胞色素 c 从线粒体转移到胞质，从而引发细胞程序性死亡（Poór，2020）。

研究还发现，ROS 能上调 MAM 的锚定蛋白 PACS2 的表达，通过增加线粒体与内质网的接触引起内质网内 Ca^{2+} 持续向线粒体的转运，导致 mPTP 开放、线粒体膜电位的下降，线粒体失去结构完整性（Yu et al.，2019）。

3. 线粒体对氧化损伤的防护

在压力环境下，线粒体利用多种不同的方法来降低 ROS 带来的氧化损伤：①保持电子传递链处于氧化状态从而避免 ROS 的产生；②通过解毒 ROS 来维持氧化还原；③通过修复由 ROS 介导的氧化损伤来恢复线粒体的结构与功能。研究发现植物体中替代呼吸途径及线粒体解偶联蛋白可降低线粒体中 ROS 的产生。替代呼吸途径是植物和真核微藻线粒体呼吸的分支，通过将电子从泛醌直接转移到替代氧化酶，然后转移到 O_2，最终形成 H_2O，使能量以热的形式散失，从而减轻 ROS 的产生，进一步防止了电子传递链的过度还原（Poór，2020）。因此，在 O_2 频繁过度还原的压力环境下，该途径调节了 O_2 的稳态并抑制了 ROS 的加速产生（Minibayeva et al.，2012）。线粒体解偶联蛋白是一种线粒体内膜蛋白，这种蛋白质能消除线粒体内膜两侧的跨膜质子浓度差，使利用质子浓度差驱动的氧化磷酸化过程减慢，从而阻碍了 ATP 的正常产生。线粒体解偶联蛋白通过将 H^+ 转运回线粒体基质来耗散电子传递链释放的多余能量，并降低膜电位及减少电子传递链诱导的 ROS 形成。然而，此途径仍需要 ROS 来激活线粒体解偶联蛋白 2（uncoupling protein 2，UCP2），活化的线粒体 UCP2 会使得线粒体解偶联和膜电位降低，膜电位降低引起的缓和性解偶联则能够抑制 mtROS 的产生。

4. 线粒体抗氧化系统

为了应对 ROS 对细胞的损伤，真核细胞通过不断进化完善，已经发展出多种机制或抗氧化防御系统来消除或改善 mtROS 的产生，如超氧化物歧化酶

（superoxide dismutase，SOD）、过氧化氢酶、谷胱甘肽过氧化物酶（glutathione peroxidase，GPX）、谷氧还蛋白（glutaredoxin，Grx）系统和硫氧还蛋白（thioredoxin，Trx）系统等。

1）SOD2/MnSOD2

超氧化物歧化酶 2（superoxide dismutase 2，SOD2）是一种线粒体抗氧化酶，可以将 $O_2^{\cdot-}$ 催化转化为 H_2O_2。SOD2 主要通过转录因子 NF-κB、低氧诱导因子 1（hypoxia inducible factor-1，HIF-1）、AP-1 和 p53 的氧化还原依赖性调节来调控细胞增殖、转化、迁移、侵袭和血管生成（Idelchik et al.，2017）。SOD2 缺乏已被证明具有促肿瘤和抗氧化活性（Alateyah et al.，2022）。刘健康等课题组发现，SOD2 在成骨细胞分化过程中可被去乙酰化酶 SIRT3 在 K68 位点诱导去乙酰化而活性增强，进而消除线粒体中过量的超氧化物和抑制蛋白质氧化，促进成骨细胞分化。而敲除 SOD2 或 SIRT3 都将抑制成骨细胞分化（Gao et al. 2018）。

2）谷胱甘肽过氧化物酶

谷胱甘肽过氧化物酶（glutathione peroxidase，GPX）是一组能够利用还原型谷胱甘肽（glutathione，GSH）作为辅因子代谢 H_2O_2 的同工酶。目前共发现 GPX 家族有 8 个成员，分别为 GPX1～GPX8。GPX 家族的每个成员在维持氧化还原平衡方面都有不同的作用机制和作用部位。在线粒体中包括 GPX1 和 GPX4（Pei et al.，2023）。GPX1 和 GPX4 都是使用硒代半胱氨酸作为关键活性位点氨基酸的硒蛋白（Kryukov et al.，2003），能催化还原 H_2O_2 或超氧化物转化为水或相应的醇，从而降低其毒性并维持氧化还原平衡。此外，GPX4 还能够还原脂质过氧化物，它是 GPX 家族中唯一能直接减少和破坏脂质过氧化物的酶。相比于正常组织，GPX4 在多种肿瘤组织中的表达水平明显升高，并与癌症患者的预后不良密切相关。因此，GPX4 的表达降低可诱发宫颈癌铁死亡，成为肿瘤治疗的潜在靶标（Wang et al.，2023）。

3）Grx2

谷氧还蛋白-2（glutaredoxin 2，Grx2）是谷氧还蛋白家族中的一个成员，表达并定位于线粒体，维持细胞硫醇稳态，在线粒体氧化还原稳态中发挥作用，对于防止线粒体氧化应激和从氧化应激中恢复非常重要（Fernando et al.，2006）。在 HeLa 细胞中，Grx2 系统已被证明通过保护硫氧还蛋白 2 和硫氧还蛋白 1（thioredoxin 2 and thioredoxin 1，Trx2/1）免受氧化而与抗凋亡信号转导有关（Zhang et al.，2014）。胚胎大脑发育依赖于谷氧还蛋白-2（Grx2）的酶活性。研究发现，斑马鱼中沉默 Grx2，可诱导细胞凋亡导致斑马鱼几乎丧失所有类型的神经元，也失去了轴支架发育的能力（Bräutigam et al.，2011）。

在癌症细胞中，Grx2 基因沉默可使 HeLa 细胞对多柔比星等诱导的细胞死亡更敏感。而过表达线粒体和细胞质定位的 Grx2 则将增强 HeLa 细胞对多柔比星诱导的细胞凋亡和抗代谢物 2-DG 的抗性。机制研究表明 Grx2 能防止线粒体心磷脂氧化损失（Enoksson et al.，2005）。心磷脂对于细胞色素 c 在线粒体内膜上的锚定有重要作用，从而，Grx2 系统通过巯基的氧化还原调节而具有抗凋亡功能。

Grx2 对维持晶状体的氧化还原平衡和细胞功能也至关重要。氧化应激诱导的眼晶状体上皮细胞（lens epithelial cell，LEC）上皮-间充质转化（EMT）与后囊不透明有关。在一项研究中发现，在 LEC 的 EMT 过程中及在白内障手术小鼠模型中，Grx2 的表达量大幅下降。缺失 Grx2 会加剧细胞 ROS 的生成，并促进晶状体上皮细胞的增殖和 EMT。而过表达 Grx2 则可逆转这种情况。机制分析显示 Grx2 通过调节 ILK/AKT/GSK-3β 轴保护晶状体上皮细胞免受氧化应激相关的 EMT（Chen et al.，2023）。

4）Trx2/TrxR2/Prx3

线粒体硫氧还蛋白 2/硫氧还蛋白还原酶 2/过氧化物还原酶 3（Trx2/TrxR2/Prx3）系统，通过抑制 mtROS 而具有解毒作用（Huang et al.，2015）。硫氧还蛋白系统催化时，NADPH 将电子转移至相应硫氧还蛋白还原酶 2（TrxR2），还原 Trx，被还原的 Trx 主要通过巯基和二硫键的相互交换来调节细胞内不同大分子的功能，进而调控细胞的增殖、衰老及死亡等。而过氧化物还原酶 3（Prx3）则可清除线粒体 H_2O_2，改善线粒体功能（Ahn et al.，2022）。

细胞内的 ROS 水平与抗氧化信号通路之间存在复杂的调节关系。这些信号通路的正常调控对于维持细胞内氧化还原平衡和保护细胞免受氧化应激损伤至关重要。为了对抗氧化应激产生的氧化损伤，细胞同时也会启动抗氧化信号通路。抗氧化信号通路包括核转录因子红系 2 相关因子 2（nuclear factor erythroid 2-related factor 2，Nrf2）-ARE 信号通路、热激蛋白信号通路和 FOXO 蛋白信号通路等。这些信号通路可以促进抗氧化基因的转录和表达，如谷胱甘肽还原酶、超氧化物歧化酶等。这些抗氧化酶能够清除细胞内的 ROS，维持氧化还原平衡，从而减轻氧化应激对细胞的损伤。

5. 线粒体自噬消除 ROS

细胞可以通过线粒体自噬启动受损线粒体的选择性降解，作为消除或降低 mtROS 的额外机制。与其他形式的选择性自噬一样，选择性自噬受体通过与 LC3 直接结合将受损线粒体运送到自噬体中和溶酶体结合，从而完成降解。在这一过程中，受损的线粒体使用特定的衔接分子来促进自噬体的识别，并随后被输送到溶酶体（Su et al.，2023）。因此，线粒体、mtROS 的产生和线粒体自噬的启动之间存在着密切的联系。通常，mtROS 的积累会造成线粒体自噬的发生，这一现象提示，线粒体自噬可能具有更广泛的功能，以限制 ROS 对细胞功能的有害影响。例如，在酵母细胞中，研究表明，通过线粒体自噬消除受损的线粒体可以帮助实现能量产生和防止有害 mtROS 产生之间的平衡（Kurihara et al.，2012）。

线粒体自噬是清除冗余或功能失调线粒体的重要途径。细胞内 ROS 的增加导致线粒体自噬的增加，而线粒体自噬可以通过给予 N-乙酰半胱氨酸和过氧化氢酶来减少 ROS（Xiao et al.，2017）。线粒体自噬的诱导可以在缺氧条件下保护 MEF 避免细胞 ROS 水平升高及由此导致的细胞死亡（Zhang et al.，2008）。

在线粒体自噬缺陷的情况下，ROS 可使血管内皮细胞中 NO 失活生成活性氮类（RNS），NO 缺乏会诱导血管平滑肌收缩、炎症浸润和血小板激活。而受损线粒体的 mtDNA 也可从线粒体释放到胞质，通过 TLR9 和 cGAS-STING 激活炎症和 IFN-I 通路。cGAS-STING 通路的过度激活促进了如动脉粥样硬化、主动脉瘤和主动脉夹层等心血管疾病的发生。因此，损伤线粒体来源的 ROS 及其 mtDNA 在心血管疾病的发生发展中发挥重要作用（Lin et al.，2023）。

这些研究结果表明，线粒体自噬是一种有效的策略，可以通过限制 mtROS 的产生，从而使细胞存活。

4.1.3　氧化应激激活信号通路

1. 癌症细胞中的活性氧产物

氧化应激可以通过多种细胞和分子事件引起和改变肿瘤生长，如 DNA 损伤和基因组不稳定，从而形成肿瘤微环境，以及改变细胞信号，最终将正常细胞转化为肿瘤细胞。与正常细胞相比，肺癌、乳腺癌、肝癌、胃癌、卵巢癌、咽癌和口腔癌等各种人类癌症都产生有大量的 ROS 和蛋白质氧化加合物（Huang et al.，2016）。研究表明，生长因子和细胞因子可以刺激 ROS 的产生；在一些实体瘤和血液系统的恶性肿瘤中，适度产生的 ROS 对蛋白质、DNA 和脂质等造成一定的氧化损伤，这些损伤有助于癌症的发生；但过量的 ROS 会诱导癌细胞死亡。目前，临床上使用的或人们正在研究的许多药物，都是通过诱导细胞 ROS 来介导癌症细胞死亡（Tuli et al.，2023）。癌症治疗中使用的电离辐射和化学治疗剂等，通过直接或间接产生 ROS，然后产生氧化蛋白，从而导致 DNA 损伤和细胞周期停滞。

2. 作为信号分子的 mtROS

mtROS 除了具有细胞毒性作用外，还密切参与信号转导。线粒体产生的 H_2O_2 通过线粒体外膜通道释放到细胞质或细胞外，促进其作为信号分子的使用。mtROS 参与并调控多种信号通路，包括 NF-κB、MAPK、p53、Keap1-Nrf2 和 PI3K/AKT 等。大量研究表明，mtROS 诱导的信号转导对各种正常细胞功能至关重要，包括呼吸链在维持调节性 T 细胞的抑制功能（Sena et al.，2013）、促进造血干细胞分化（Anso et al.，2017）和实现对缺氧的适应性反应（Yan et al.，2022）中的作用等。

3. ROS 调控细胞信号通路

在生理条件下，ROS 参与多种信号网络的调节，包括 MAPK、PI3K/AKT、NF-κB 和 Ca^{2+} 信号通路等（Yan et al.，2022）。ROS 对蛋白酪氨酸磷酸酶的氧化和抑制，是生长因子通过诱导 ROS 生成促进信号转导和维持生长因子信号通路至关重要的分子机制之一（Ray et al.，2012）。ROS 可以通过诱导脯氨酸羟化酶的稳定、血管内皮生长因子的上调、DNA 的转录来诱导血管的生成（Pastukh et al.，2015）。因此，尽管高水平的 ROS 对细胞是有害的，但适当水平的 ROS 在调节细胞信号通路中的作用对于维持细胞稳态和正常功能也很重要。

1）MAPK 信号通路

MAPK 信号通路由 4 个主要的 MAPK 组成：胞外信号调节激酶（extracellular signal-regulated kinase，ERK）、c-Jun 氨基端激酶（c-Jun N-terminal kinase，JNK）、p38 MAPK 和胞外信号调节激酶 5（extracellular signal-regulated kinase 5，ERK5）。研究表明，在癌症组织中，ROS 激活 MAPK 家族应激反应蛋白激酶的所有三个成员，包括 ERK1/2、JNK 和 p38。ROS 诱导 MAPK 激活的潜在机制包括氧化修饰和抑制致 MAPK 去磷酸化的各种蛋白磷酸酶。我们研究也发现，在 NSCLC 细胞中敲除 AIM2 将促进线粒体融合，导致肿瘤细胞活性氧生成显著减少，并进一步导致 MAPK/ERK 信号通路失活。直接过表达 MFN2 促进 NSCLC 细胞线粒体融合，也证实线粒体的动力学变化与 MAPK/ERK 信号通路的激活有关（Qi et al.，2020）。

2）PI3K/AKT

ROS 诱导的 PI3K/AKT 信号通路通过 AKT 激活或其负调控因子 PTEN 失活，在正常细胞获得恶性表型及癌症细胞的存活中发挥关键作用。已知 Ras 基因的突变将导致 Ras 蛋白永久活化，并且突变的人类 H-Ras、K-Ras 和 N-Ras 将保持在 GTP 结合的致癌状态（Yang et al.，2023）。Nox1 以 K-Ras 依赖的方式诱导 ROS 产生被认为是细胞恶性转化和肿瘤发生的关键步骤（Park et al.，2014）。

3）NF-κB 信号通路

转录因子 NF-κB 在免疫、炎症反应、细胞黏附、分化、增殖、自噬等一系列细胞过程中发挥着至关重要的作用。一些证据表明 ROS 与 NF-κB 之间存在一定的联系（Yuan et al.，2021）。首先，ROS 主要通过抑制 IκB 的磷酸化来影响 NF-κB 通路的激活；其次，NF-κB 抑制因子激酶也是 ROS 影响 NF-κB 的主要靶点（Bonizzi and Karin，2004）；最后，ROS 还可能干扰 IκB 家庭成员中 IκBa 的泛素化和降解，进而导致 NEDD8 特异的 E2 连接酶的失活，进而激活 NF-κB（Reynaert et al.，2006）。此外，非典型途径中的上游激酶 NF-κB 诱导激酶通过抑制磷酸酶和氧化半胱氨酸残基来激活 ROS。同时，NF-κB 通路还可以通过增加抗氧化蛋白如 Cu-Zn-SOD、Mn-SOD、GPX、GST-pi、MT3 和 FHC 等的表达来影响细胞 ROS 水平（Li and Engelhardt，2006）。上皮-间充质转化（EMT）是癌细胞脱离邻近细胞并获得侵袭性的过程，在癌细胞转移和对抗癌治疗产生耐药性的过程中起着关键作用。研究发现，胃癌组织中氧化还原状态失衡导致 ROS 产生过多，激活 NF-κB 信号通路，从而促进胃癌细胞的浸润和迁移（Wei et al.，2017）。

4）Keap1-Nrf2-ARE 信号通路

信号通路 Keap1-Nrf2-ARE 在维持细胞氧化还原平衡中发挥着关键作用（You et al.，2021）。细胞处于氧化条件下时，细胞内 ROS 水平的增加通过控制 Keap1 活性的关键反应性半胱氨酸残基（Cys273、Cys288 和 Cys151）的氧化或通过激酶的激活，如蛋白激酶 C、丝裂原活化蛋白激酶、磷脂酰肌醇 3 激酶等来促进 Nrf2 和 Keap1 的解离（Kim et al.，2010）。之后，解离的 Nrf2 转移到细胞核，并与另一个 b-zip 家族的成员，即小 Maf 蛋白（Maf-F、Maf-G 和 Maf-K）发生二聚化，与 Ⅱ 期基因的 ARE 结合，并翻译解毒酶，如谷胱甘肽合酶、谷胱甘肽还原酶、过氧化物还原酶以防止细胞中氧化应激的发生（Jain and Jaiswal，2007）。

5）Ca^{2+} 信号通路

在真核细胞中，Ca^{2+} 是参与控制细胞过程和功能的最通用的信号之一。大量证据表明，细胞内 Ca^{2+} 参与调节 ROS 生成和 ROS 清除的过程。Ca^{2+} 的主要作用是通过刺激三羧酸循环酶和氧化磷酸化来促进线粒体内 ATP 合成和 ROS 生成（Chang et al.，2019）。线粒体呼吸链是生理 ROS 生成 $O_2 \bullet^-$ 的主要来源，$O_2 \bullet^-$ 可以通过超氧化物歧化酶催化产生 H_2O_2。在线粒体中，Ca^{2+} 可以激活 TAC 的三种脱氢酶（丙酮酸脱氢酶、异柠檬酸脱氢酶和氧葡萄糖酸脱氢酶）、ATP 合酶（复合体 V）和腺嘌呤核苷酸转位酶，从而促进 ROS 的生成（Konrad et al.，2011）。与此同时，Ca^{2+} 在生理和病理过程中调控多种线粒体外生成 ROS 的酶，包括氮氧化合物和一氧化氮合酶。同时，Ca^{2+} 通过调节抗氧化防御系统调节 ROS 清除过程：一方面，Ca^{2+} 可以直接激活抗氧化酶（过氧化氢酶和谷胱甘肽还原酶），增加超氧化物歧化酶水平，在 Ca^{2+} 诱导的 mPTP 开放早期诱导线粒体释放谷胱甘肽；另一方面，钙调蛋白（calmodulin，CaM）是一种普遍存在的 Ca^{2+} 结合蛋白，它可以在 Ca^{2+} 存在的情况下激活过氧化氢酶，从而下调 H_2O_2 水平。

6）激活蛋白激酶

与信号转导中的第二信使一样，ROS 通过氧化蛋白激酶中半胱氨酸残基的巯基基团在各种细胞过程中发挥作用（Yan et al.，2022），包括蛋白激酶 A、蛋白激酶 C、蛋白激酶 D、受体酪氨酸激酶和钙调蛋白非依赖性蛋白激酶 Ⅱ 等，随后活化的蛋白激酶通过磷酸化参与不同细胞信号调节机制的靶蛋白，从而充当激活转录调控因子的作用。

7）ROS 激活蛋白降解系统

泛素-蛋白酶体系统（ubiquitin-proteasome system，UPS）包括 4 个组成部分：蛋白酶体、泛素、泛素化机制和去泛素化酶（deubiquitinase，DUB）（Li et al.，2022）。

UPS 在各种生物过程中发挥着不可或缺的作用,如细胞周期的调节、炎症反应、免疫反应、蛋白质错误折叠和内质网相关的蛋白质降解等。越来越多的研究证实了 ROS 和 UPS 之间的相互作用(Homma and Fujii,2020)。因为 E1、E2、E3 酶和 DUB 在其活性位点具有对 ROS 敏感的半胱氨酸残基,所以 UPS 对于氧化应激是十分敏感的。反过来,UPS 通过介导 Nrf2 的降解和 NF-κB 的激活调节细胞氧化还原状态,两者都可以通过其下游抗氧化蛋白来调控细胞 ROS 水平。

4.2 活性氧调控线粒体动力学

4.2.1 活性氧调控线粒体形态结构

线粒体形态是指线粒体在细胞中可呈点状、碎片状、线网状等不同形式存在,线粒体的形态与线粒体的功能密切相关。ROS 水平与线粒体形态之间的复杂关系已在许多研究中报道,其结论也存在诸多相互矛盾之处,这可能是与各研究所用的细胞或动物模型有关。研究表明,缺乏 MFN1 或 MFN2 的细胞显示出碎片化的线粒体形态和升高的 ROS 水平(Munoz et al.,2013)。相反,促进线粒体融合,诱导线粒体伸长,与 mtROS 产生减少有关。而促进线粒体分裂的基因会导致线粒体断裂,与 mtROS 的产生增加有关。大多数实验证据表明,低 ROS 水平不会影响线粒体形态,但过高的 ROS 水平如果不能被细胞的抗氧化防御系统适当平衡,则会导致线粒体断裂、碎片化。

1. ROS 调控 Drp1 活性

Drp1 是线粒体分裂所需的关键动力蛋白,是一种 GTP 酶,Drp1 被从胞质中招募到线粒体,在线粒体外膜形成螺旋寡聚体,包裹线粒体外膜并将其分裂(Rahmani et al.,2023)。β-淀粉样蛋白沉积是阿尔茨海默病发病的关键。研究发现,β-淀粉样蛋白诱导产生的一氧化氮,可通过促进 Drp1 在 Cys644 位点处发生 S-亚硝基化,导致蛋白质二聚化并增强其 GTPase 活性,从而增强了 Drp1 活性和在 OMM 的募集能力,引发线粒体分裂、神经突触丢失和神经元损伤。通过半胱氨酸突变阻止 Drp1 的亚硝基化,可减轻这些神经毒性事件(Cho et al.,2009)。

2. ROS 对 MFN 的调控

MFN 是线粒体融合相关蛋白,促进线粒体形态趋于融合态。MFN2 在 Ser27 位点处被 c-Jun 氨基端激酶(JNK)磷酸化,这导致泛素连接酶(E3)Huwei/Mule/ARF-BP1/HectH9/E3 组蛋白/Lasu1 等被募集到 MFN2,促进 MFN2 泛素化修饰,并随后被降解,导致线粒体分裂并诱发细胞凋亡(Leboucher et al.,2012)。S-亚硝基化会抑制 JNK1 和 JNK3 的活性,从而防止 MFN2 泛素化和线粒体分裂。Parkin

也是 MFN2 的 E3 泛素连接酶。PINK1 磷酸化 MFN2 并促进其 Parkin 介导的泛素化和蛋白质降解（Chen et al.，2013）。*S*-亚硝基化抑制 Parkin 的泛素 E3 连接酶活性，其可抑制 Parkin 介导的 MFN1 和 MFN2 的降解并促进线粒体融合成线网状（Chung et al.，2004），这可能为 ROS 诱导的线粒体融合提供了一种刺激机制。

3. 细胞 ROS 对线粒体形态的调控

线粒体形态与氧化还原稳态之间存在双向调控。一方面，线粒体过度分裂时，电子传递链会遭到破坏，致使 ROS 生成。而当线粒体融合增强时，通过提高呼吸链相关蛋白质的活性，对受损的线粒体进行修复，从而改善 ROS 水平。另一方面，ROS 通过调控分裂融合相关蛋白质的表达和修饰，进一步影响线粒体的形态与功能。ROS 对线粒体分裂/融合蛋白的非转录调控可能为细胞提供稳态机制（Yun and Finkel，2014）。线粒体分裂与细胞分裂和凋亡过程中的线粒体遗传有关，这似乎是通过 ROS 诱导的线粒体自噬去除功能失调的线粒体所必需的，具体机制还需要继续探索。

4.2.2 活性氧调控线粒体自噬

ROS 可调控自噬的发生，如通过直接氧化自噬相关蛋白质来调节自噬。ROS 介导自噬相关蛋白 4（autophagy-related protein 4，ATG4）的关键催化位点 Cys78 氧化而失活。氧化后的 ATG4 失去了对 LC3 的脱脂能力，从而增加了 LC3 的脂化，有利于自噬体的形成和自噬诱导（Scherz-Shouval et al.，2019）。在某些情况下，高水平的 ROS 可导致线粒体功能障碍，从而选择性地清除受损的线粒体（Onishi et al.，2021）。此外，内质网应激可因 ROS 积累而被激活，触发未折叠蛋白反应（unfolded protein response，UPR），ROS 介导的内质网应激可诱导自噬。ROS 水平的升高可通过激活 ATG 基因表达的转录因子，如 HIF-1α、p53、NF-κB、FOXO3、ATF4 和 Nrf2 等诱导自噬，促进受损线粒体的降解（Wang et al.，2020），从而维持体内氧化还原平衡并促进癌细胞生长。

1. ROS 调节自噬促进癌症发展

自噬作为一种众所周知的应激诱导机制，在氧化应激下可在癌症细胞中发挥促生存作用（Li et al.，2021）。自噬可以通过选择性自噬降解癌症细胞中受损的细胞器。在某些条件下，自噬可以作为各种癌症细胞系中的细胞保护过程被触发。自噬还通过线粒体功能障碍和质子泵抑制剂参与黑色素瘤中的 NADPH 氧化酶，保护癌症细胞避免 ROS 积累，并显著降低药物的细胞毒性，这是癌症细胞克服药物诱导的细胞应激和细胞毒性的适应性生存机制。

2. ROS 调节的自噬促进癌症细胞凋亡

大量 ROS 诱导引起的自噬可导致过度的自我消化，最终导致细胞死亡。因此，触发肿瘤细胞自噬性死亡是癌症治疗的一个策略（Dong et al.，2023）。Elesclomol 是一种铜离子体，是由 Synta 制药公司开发的化疗辅助剂，主要通过产生有害的 ROS 并以铜依赖的方式引发线粒体途径凋亡来发挥抗癌活性。在过去的十年中，Elesclomol 已在包括黑色素瘤、急性髓性白血病或一些实体瘤患者的各种临床试验中进行了评估，可以单独使用，也可以与紫杉醇联合使用（Gao et al.，2023）。用 Elesclomol 体外处理癌细胞会在细胞中迅速产生 ROS，并诱导细胞氧化应激反应相关基因的转录表达。用抗氧化剂 N-乙酰-L-半胱氨酸（N-acetyl-L-cysteine，NAC）处理可抑制细胞氧化应激发生，从而阻止 Elesclomol 对基因转录的诱导。此外，NAC 还能阻止药物诱导的细胞凋亡（Kirshner et al.，2008），这表明 ROS 的产生是 Elesclomol 促进肿瘤细胞凋亡的主要机制。此外，抗氧化系统、外源性 ROS 和代谢应激的抑制，或抗癌药物可以 ROS 依赖的方式诱导细胞自噬死亡。在癌症中，细胞增殖调节因子的破坏也可能导致 ROS 诱导的细胞自噬死亡。

3. ROS 调节的自噬在癌症发展中的作用

目前，还没有发现自噬途径在肿瘤发生过程中发挥复杂作用的基本原理。自噬通过消除 ROS，从而抑制其对 DNA 突变的有害影响。自噬还通过调节 ROS 引起的慢性炎症发挥肿瘤抑制作用。前面已经阐明，通过自噬消除受损的线粒体会降低细胞 ROS 产生。而 ATG5 或 ATG7 缺失可引发慢性氧化应激，导致线粒体损伤、组织损伤和炎症，所有这些都有利于肿瘤的发生（Redza-Dutordoir and Averill-Bates，2021）。

癌症细胞转移是一个多步骤的过程，高水平的 ROS 参与了癌症的转移。过量的 ROS 可能加重肿瘤侵袭过程中的 DNA 损伤。此外，下游信号调节的 ROS、MAPK 和 PAK 被确定为驱动癌症细胞转移的主要信号通路（Buchheit et al.，2012）。在癌症的微环境中，肿瘤微环境的特征是存在不同的应激因子，如缺氧、高水平的 ROS、高代谢应激和缺乏生长因子，包括不同的细胞类型，如肌成纤维细胞/癌症相关成纤维细胞、免疫细胞、内皮细胞和脂肪细胞。基质细胞与肿瘤细胞相互作用，可以调节肿瘤细胞的发育（Zhao et al.，2013）。

4. 针对 mtROS 相关自噬的抗肿瘤药物

频繁的基因突变和高氧化应激等生化特性，可以用于抗肿瘤治疗策略，如药理学 ROS 损伤。然而，肿瘤细胞为了适应内在的氧化应激，抗氧化能力得到了显著的提升，从而也导致了肿瘤细胞的耐药性，因此，通过氧化还原调节消除肿瘤细胞的耐药机制具有重要的治疗意义（Ferro et al.，2020）。Honokiol 在体外和体内对前列腺癌细胞具有显著的抗肿瘤作用。研究发现，Honokiol 的抗肿瘤作用主要是通过诱导细胞发生自噬和细胞凋亡，ROS 是 Honokiol 诱发肿瘤自噬的关键，因为抗氧化剂的处理显著抑制了 Honokiol 诱发肿瘤自噬（Hahm et al.，2014）。三苯氧胺作为线粒体 ER-β 的拮抗剂，可下调人乳腺癌症细胞线粒体特异性超氧化物歧化酶的活性，从而增加 mtROS 的水平（Razandi et al.，2013）。此外，研究发现芦荟凝胶葡甘露聚糖可诱导线粒体功能障碍，促进细胞 ROS 积累。ROS 的过度产生激活PINK1/Parkin 依赖的自噬途径和转录因子 EB（TFEB）信号通路从而引发线粒体自噬，进而抑制结肠癌细胞的增殖。研究也发现，自噬激活剂可增强 AGP 诱导的自噬和细胞毒作用，而自噬抑制剂则逆转了 AGP 的作用（Zhang et al.，2022）。

4.3　活性氧与肿瘤治疗

作为有氧呼吸的副产物，细胞 ROS 的生成和消除受到严密的调控，一旦这种平衡被打破时，ROS 可通过对生物大分子（如 DNA、蛋白质和脂质）进行氧化，造成线粒体等细胞器损伤，同时，失衡的 ROS 还可以影响细胞因子的表达，激活转录因子，激活死亡受体，参与和影响细胞信号转导等一系列生物学作用，在细胞的生长增殖和死亡的调控中发挥重要作用（图 4-1），因此 ROS 在肿瘤的发生及治疗中有关键作用。

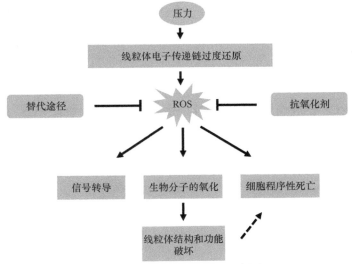

图 4-1　ROS 调控及作用示意图

在压力刺激下，线粒体电子传递链发生过度还原，导致 ROS 的产生，替代途径和抗氧化剂可以消除 ROS，ROS水平升高可以通过影响信号转导、生物分子氧化等一系列生理过程，并进一步影响线粒体的结构与功能，从而影响细胞生命进程

4.3.1 活性氧促进肿瘤信号转导

ROS 的增加有助于肿瘤的发展，虽然 ROS 可能会破坏细胞存活，但 DNA 损伤和基因组不稳定性的获取可能会驱动致癌改变的积累，从而促进癌症的发展。H_2O_2 可以促进致癌 Ras 和生长因子信号转导从而诱导 PI3K/AKT/mTOR 和 MAPK/ERK 信号级联的激活（Nieborowska-Skorska et al.，2012）。Ras 中的致癌突变可导致 NOX4 产生的 ROS 增加，以增强肿瘤细胞的增殖能力（Ogrunc et al.，2014）。ROS 可以通过氧化和失活磷酸酶来过度激活 PI3K/AKT 信号通路的负调控因子 PTEN 和 PTP1B。另外，AKT 的致癌激活可以增加 ROS 的产生，从而进一步促进癌症细胞的生存和增殖。ROS 还通过激活 NF-κB 和 Nrf2 促进肿瘤细胞存活，Nrf2 是上调抗氧化剂表达以逃避 ROS 介导的癌症细胞死亡的转录因子（Kobayashi and Yamamoto，2006）。

此外，ROS 促进肿瘤血管生成和转移。当高度增殖的肿瘤生长超出其血液供应时，实体瘤内的区域变得缺氧和缺乏葡萄糖，从而促进了 ROS 的产生，肿瘤细胞为了在这种恶劣的肿瘤微环境中生存和增殖，经历代谢变化，包括激活 AMPK 信号通路及一碳代谢途径，增加 NADPH 的产生并维持氧化还原平衡（Jeon et al.，2012）。肿瘤转移需要失去细胞-细胞间黏附，导致癌细胞从原发肿瘤中分离并突破基底膜。ROS 已被证明调节许多信号通路和转录活性，以增强癌症细胞的迁移和侵袭（Tochhawng et al.，2013）。降低 ROS，如线粒体呼吸链的完全破坏（减少 ROS）已被证明可以减少肿瘤的发生（Cheung and Vousden，2022）。

4.3.2 活性氧促进抗肿瘤信号转导

与上述 ROS 的肿瘤促进作用相反，增加氧化损伤和增强 ROS 依赖性死亡信号也可以有效地阻止肿瘤的发生。当 ROS 的水平过高时，可能诱导细胞周期停滞、细胞衰老和癌症细胞死亡。ROS 通过激活凋亡信号调节激酶 1（apoptosis signal regulating kinase-1，Ask1）/JNK 和 Ask1/p38 信号通路促进细胞死亡。Trx，即硫氧还蛋白通过半胱氨酸硫醇-二硫键交换促进其他蛋白还原而起抗氧化剂作用，在 Trx 非激活状态下，Ask1 与 Trx 相互作用；然而，H_2O_2 介导的 Trx 氧化会引起 Ask1 解离和活化，从而通过下游 MAP 激酶 MKK4/MKK7/JNK 和 MKK3/MKK6/p38 途径的持续活化触发抑制抗凋亡因子，从而促进肿瘤细胞发生凋亡。在许多人类肿瘤中，p38 和 JNK 通路的成分会发生失活突变，表明这些信号通路会发挥抑癌作用。ROS 介导的 JNK 和 p38 信号通路的激活可以诱导细胞周期阻滞，防止癌症细胞生长和分裂（Jia et al.，2021）。随着肿瘤细胞从细胞外基质分离并侵入基底膜，肿瘤细胞内 ROS 水平增加，谷胱甘肽减少（Schafer et al.，2009）。血液的氧化环境阻止了许多循环癌症细胞的存活和增殖，过量的 ROS 水平抑制癌症细胞远端转移。因此，干扰这些 ROS 减轻途径可能是抑制癌症细胞增殖和转移的可行治疗方法（Adhikary et al.，2010）。

4.3.3　靶向活性氧抗肿瘤

1. 降低活性氧水平抗癌细胞增殖

ROS 通过其促肿瘤信号转导能力在肿瘤发生中起着作用，因此，降低细胞内 ROS 水平对于预防癌症细胞增殖有积极意义，一种潜在的癌症治疗策略就是使用抗氧化剂来抑制肿瘤细胞 ROS 水平（Liang et al.，2023）。靶向抗氧化剂（如线粒体靶向抗氧化剂）可消除参与促肿瘤信号转导的局部产生的 ROS（Chandel and Tuveson，2014）。线粒体靶向 $O_2\cdot^-$ 的清除剂 MitoTEMPO 已被证明可以阻断人类和小鼠的肿瘤细胞迁移并抑制肿瘤转移（Porporato et al.，2014）。此外，癌基因 Kras 突变会改变胰腺细胞的线粒体代谢，导致 mtROS 生成增加，促进胰腺癌的发展。线粒体靶向抗氧化剂 MitoQ 可以抑制 Kras 介导的 mtROS 生成，从而减少了 Kras 驱动的胰腺癌前病变的形成（Liou et al.，2016）。

2. 提高 ROS 水平促进癌细胞死亡

由于癌症细胞与正常细胞相比，ROS 水平升高，所以它们可能更容易受到 ROS 引起的氧化应激诱导的细胞死亡的影响。通过增加 ROS 生成或减少 ROS 清除，升高 ROS 水平可能会诱导癌症细胞死亡，同时保留正常细胞。高剂量的抗氧化剂维生素 C 被证明可以作为一种 ROS 发生器，是一种基因型选择性抗癌剂，可诱导 Kras 和 Braf 突变的结肠癌细胞死亡（Yun et al.，2015）。Imexon 是一种亚氨基吡咯烷酮衍生物，对多发性骨髓瘤具有选择性抗肿瘤活性。研究发现，Imexon 可以通过与细胞中蛋白巯基结合使硫醇烷基化，扰乱细胞硫醇，诱导氧化应激，导致人类骨髓瘤细胞凋亡。此外，在一项研究中发现，Kras（G12D）突变可促进细胞代谢重编程，使糖酵解产物更多地进入 TAC 并表现出 NADPH 和 GSH 合成、NADPH/烟酰胺腺嘌呤二核苷酸磷酸（nicotinamide adenine dinucleotide phosphate，NADP）和 GSH/氧化型谷胱甘肽（glutathione disulfide，GSSG）值增加和 ROS 水平降低等特征。当细胞处于低葡萄糖环境时，对 ROS 诱导剂（H_2O_2）的抵抗力增强。利用 2-脱氧-D-葡萄糖（2-DG）处理可提高 Kras（G12D）突变细胞 ROS 水平，2-DG 和 GSH 生物合成抑制剂丁硫氨酸亚砜亚胺（l-buthionine-S,R-sulfoximine，BSO）联合处理可显著降低 $Kras^{G12D/G12D}$ 细胞 GSH/GSSG 的值并促进细胞凋亡（Kerr et al.，2016）。

4.3.4 靶向抗氧化系统抗肿瘤

肿瘤干细胞是肿瘤组织中的一类高度致瘤亚群，通常对化疗和放疗等具有耐药性。与常规癌症细胞和非肿瘤细胞相比，肿瘤干细胞具有低水平的 ROS，部分原因是 NADPH 产生增加和抗氧化剂如谷胱甘肽的高表达。肿瘤干细胞抗氧化能力不仅维持了肿瘤干细胞自我更新和分化能力，还导致肿瘤干细胞逃避 ROS 介导的氧化损伤与由辐射和常规化疗诱导的细胞死亡（Liu et al.，2023）。此外，肿瘤干细胞通过上调许多 ROS 依赖性信号通路，如 PI3K/AKT/mTOR 和 Notch 通路，维持生存及其干细胞样特性（McAuliffe et al.，2012）。由于低 ROS 水平更有利于肿瘤干细胞的存活，所以增加 ROS 水平的抗癌疗法可能会有效地触发癌症干细胞的死亡。除了降低谷胱甘肽含量外，其他抗氧化系统也成为选择性杀死癌症细胞的靶点，包括硫氧还蛋白和超氧化物歧化酶的抑制剂。例如，超氧化物歧化酶 1 抑制剂 ATN-224 在各种非小细胞肺癌细胞中显示出诱导细胞死亡的能力（Glasauer and Chandel，2014）。在乳腺癌症细胞系中抑制超氧化物歧化酶 1 可破坏线粒体的完整，且不影响非肿瘤细胞，这表明超氧化物歧化酶 1 抑制也是一种癌症的潜在治疗方法。

【本章小结】

线粒体是细胞 ROS 产生的主要场所。ROS 是正常功能活性线粒体的代谢副产物，是氧化磷酸化和分子氧还原过程中电子泄漏的结果。适量的 ROS 对细胞生理活动有重要作用，其生理作用主要是基于其具有调节包括 NF-κB、MAPK、p53、Keap1-Nrf2 和 PI3K/AKT 等多种信号通路的能力。相反，过高的 ROS 则通过引起细胞 DNA、蛋白质和脂质等大分子的损伤而破坏细胞正常生理功能，导致疾病发生。因此，细胞中 ROS 的产生和清除都是维持细胞健康所必需的，这需要不同的抗氧化系统在保持氧化还原平衡方面发挥协同作用。抗氧化系统的破坏或过度作用可导致氧化应激，也将导致参与细胞正常生理功能的生物分子受损。基于此，细胞有线粒体抗氧化系统或线粒体自噬等多种途径来降低或消除 ROS 带来的氧化损伤，维护细胞系统的稳定。

同时研究发现，线粒体形态、氧化还原稳态是双向影响的。ROS 在调控细胞功能的同时也影响着线粒体的形态结构和功能。线粒体通过多种信号通路来实现对氧化还原稳态的调控，ROS/RNS 对线粒体分裂/融合蛋白的非转录调控可能为细胞提供稳态机制，维持适当的线粒体形态、功能和氧化还原稳态，这些之间的平衡也取决于细胞类型和实验环境。

ROS 在癌症的发生发展和治疗中的作用复杂。一方面，许多促进肿瘤发生的事件包括癌基因的激活、肿瘤抑制功能的丧失、线粒体活性的改变、缺氧的增加和基质相互作用的改变等都会促进 ROS 的产生。研究也证实，癌细胞比正常细胞有更高水平的 ROS。另一方面，在癌症的发生发展中，ROS 是一把"双刃剑"：ROS 通过激活各种促细胞生长和存活的信号通路，增强转录因子活性等，促进肿瘤发生发展；同时，过量的 ROS 会激活不同的细胞死亡途径，如凋亡和自噬等，从而抑制癌症的进展。因此，从信号传递到诱导细胞死亡，ROS 控制着细胞行为的各个方面。ROS 还能调节肿瘤微环境，影响为肿瘤提供代谢支持、血液供应和免疫反应的各种基质细胞。ROS 是癌症发生的重要原因，但并非是唯一的原因，因此，还需要将更多的关键点考虑在内，通过 ROS 诱导剂（或抗氧化剂）与其他药物组合使用来预防或者治疗这些疾病。相信随着我们对 ROS 在癌症中的复杂作用更深入的认识，细胞 ROS 及其调控系统有望成为一个有潜力的癌症治疗靶标。

【参考文献】

Adhikary A，Mohanty S，Lahiry L，et al. 2010. Theaflavins retard human breast cancer cell migration by inhibiting NF-kappa B via p53-ROS cross-talk. FEBS Letters，584：7-14.

Ahn B，Ranjit R，Kneis P，et al. 2022. Scavenging mitochondrial hydrogen peroxide by peroxiredoxin 3 overexpression attenuates contractile dysfunction and muscle atrophy in a murine model of accelerated sarcopenia. Aging Cell，21：e13569.

Alateyah N，Gupta I，Rusyniak RS，et al. 2022. SOD2, a potential transcriptional target underpinning CD44-promoted breast cancer progression. Molecules，27：811.

Ansari MI，Jalil SU，Ansari SA，et al. 2021. GABA shunt: a key-player in mitigation of ROS during stress. Plant Growth Regulation，94：131-149.

Anso E，Weinberg SE，Diebold LP，et al. 2017. The mitochondrial respiratory chain is essential for haematopoietic stem cell function. Nature Cell Biology，19：614-625.

Arnoult D，Rismanchi N，Grodet A，et al. 2005. Bax/Bak-dependent release of DDP/TIMM8a promotes Drp1-mediated mitochondrial fission and mitoptosis during programmed cell death. Current Biology，15：2112-2118.

Bonizzi G，Karin M. 2004. The two NF-κB activation pathways and their role in innate and adaptive immunity. Trends in Immunology，25：280-288.

Bräutigam L，Schütte LD，Godoy JR，et al. 2011. Vertebrate-specific glutaredoxin is essential for brain development. Proceedings of the National Academy of Sciences of the United States of America，108：20532-20537.

Buchheit CL，Rayavarapu RR，Schafer ZT. 2012. The regulation of cancer cell death and metabolism by extracellular matrix attachment. Seminars in Cell & Developmental Biology，23：402-411.

Chandel NS，Tuveson DA. 2014. The promise and perils of antioxidants for cancer patients. The New England Journal of Medicine，371：177-178.

Chang J，Lien CF，Lee WS，et al. 2019. Intermittent hypoxia prevents myocardial mitochondrial Ca^{2+} overload and cell death during ischemia/reperfusion: the role of reactive oxygen species. Cells，8：564.

Chen X，Chen Y，Li CS，et al. 2023. Glutaredoxin 2 protects lens epithelial cells from epithelial-mesenchymal transition by suppressing mitochondrial oxidative stress-related upregulation of integrin-linked kinase. Experimental Eye Research，234：109-609.

Chen Y，Dorn GW. 2013. PINK1-phosphorylated mitofusin 2 is a Parkin receptor for culling damaged mitochondria. Science，340：471-475.

Cheung E，Vousden KH. 2022. The role of ROS in tumour development and progression. Nature Reviews，22：280-297.

Chung KK，Thomas B，Li X，et al. 2004. *S*-nitrosylation of parkin regulates ubiquitination and compromises Parkin's protective function. Science，304：1328-1331.

Cho DH，Nakamura T，Fang JG，et al. 2009. *S*-nitrosylation of Drp1 mediates beta-amyloid-related mitochondrial fission and neuronal injury. Science，324：102-105.

Cvetkovska M，Dahal K，Alber NA，et al. 2014. Knockdown of mitochondrial alternative oxidase induces the 'stress state' of signaling molecule pools in *Nicotiana tabacum*，with implications for stomatal function. The New Phytologist，203：449-461.

Czarnocka W，Karpiński S. 2018. Friend or foe? Reactive oxygen species production，scavenging and signaling in plant response to environmental stresses. Free Radical Biology & Medicine，122：4-20.

Donaghy L，Hong HK，Jauzein C，et al. 2015. The known and unknown sources of reactive oxygen and nitrogen species in haemocytes of marine bivalve molluscs. Fish & Shellfish Immunology，42：91-97.

Dong L，He JQ，Luo L，et al. 2023. Targeting the interplay of autophagy and ROS for cancer therapy：an updated overview on phytochemicals. Pharmaceuticals（Basel，Switzerland），16：92.

Enoksson M，Fernandes AP，Prast S，et al. 2005. Overexpression of glutaredoxin 2 attenuates apoptosis by preventing cytochrome c release. Biochemical and Biophysical Research Communications，327：774-779.

Fernando MR，Lechner JM，Löfgren S，et al. 2006. Mitochondrial thioltransferase（glutaredoxin 2）has GSH-dependent and thioredoxin reductase dependent peroxidase activities in vitro and in lens epithelial cells. FASEB Journal，20：2645-2647.

Ferro F，Servais S，Besson P，et al. 2020. Autophagy and mitophagy in cancer metabolic remodelling. Seminars in Cell & Developmental Biology，98：129-138.

Gao J，Feng ZH，Wang XQ，et al. 2018. SIRT3/SOD2 maintains osteoblast differentiation and bone formation by regulating mitochondrial stress. Cell Death & Differentiation，25：229-240.

Gao J，Wu XX，Huang ST，et al. 2023. Novel insights into anticancer mechanisms of elesclomol：more than a prooxidant drug. Redox Biology，67：102891.

Glasauer A，Chandel NS. 2014. Targeting antioxidants for cancer therapy. Biochemical Pharmacology，92：90-101.

Hahm E，Sakao K，Singh SV. 2014. Honokiol activates reactive oxygen species-mediated cytoprotective autophagy in human prostate cancer cells. The Prostate，74：1209-1221.

Han J，Sun PQ. 2007. The pathways to tumor suppression via route p38. Trends in Biochemical Sciences，32：364-371.

Homma T，Fujii C. 2020. Emerging connections between oxidative stress，defective proteolysis，and metabolic diseases.Free Radical Research，54：931-946.

Hossain MA，Bhattacharjee S，Armin SM，et al. 2015. Hydrogen peroxide priming modulates abiotic oxidative stress tolerance：insights from ROS detoxification and scavenging. Frontiers in Plant Science，6：420.

Huang Q，Zhou HJ，Zhang HF，et al. 2015. Thioredoxin-2 inhibits mitochondrial reactive oxygen species generation and apoptosis stress kinase-1 activity to maintain cardiac function. Circulation，131：1082-1097.

Huang T，Zhou FL，Johanning FW，et al. 2016. Depression accelerates the development of gastric cancer through reactive oxygen species-activated ABL1. Oncology Reports，36：2435-2443.

Idelchik M，Begley U，Begley T，et al. 2017. Mitochondrial ROS control of cancer. Seminars in Cancer Biology，47：57-66.

Jacoby RP，Li L，Huang SB，et al. 2012. Mitochondrial composition，function and stress response in plants. Journal of Integrative Plant Biology，54：887-906.

Jain AK，Jaiswal AK. 2007. GSK-3beta acts upstream of Fyn kinase in regulation of nuclear export and degradation of NF-E2 related factor 2.The Journal of Biological Chemistry，282：16502-16510.

Jalil SU，Ansari MI. 2020. Stress implications and crop productivity. Plant Ecophysiology and Adaptation under Climate Change：Mechanisms and Perspectives，I：73-86.

Jeon SM，Chandel NS，Hay N. 2012. AMPK regulates NADPH homeostasis to promote tumour cell survival during energy stress. Nature，485：661-665.

Jia X，Zhang Q，Xu L，et al. 2021. Lotus leaf flavonoids induce apoptosis of human lung cancer A549 cells through the ROS/p38 MAPK pathway. Biological Research，54：7.

Joubert F，Puff N. 2021. Mitochondrial cristae architecture and functions：lessons from minimal model systems. Membranes，11：465.

Kerr EM，Gaude E，Turrell FK，et al. 2016. Mutant Kras copy number defines metabolic reprogramming and therapeutic susceptibilities. Nature，531：110-113.

Keunen E，Remans T，Bohler S，et al. 2011. Metal-induced oxidative stress and plant mitochondria. International Journal of Molecular Sciences，12：6894-6918.

Kim C，Kang KA，Zhang R，et al. 2010. Up-regulation of Nrf2- mediated heme oxygenase-1 expression by eckol，a phlorotannin compound，through activation of Erk and PI3K/Akt. International Journal of Biochemistry and Cell Biology，42：297-305.

Kirshner J，He SQ，Balasubramanyam V，et al. 2008. Elesclomol induces cancer cell apoptosis through oxidative stress. Molecular Cancer Therapeutics，7：2319-2327.

Kobayashi M，Yamamoto M. 2006. Nrf2-Keap1 regulation of cellular defense mechanisms against electrophiles and reactive oxygen species. Advances in Enzyme Regulation，46：113-140.

Kohli SK，Khanna K，Bhardwaj R，et al. 2019. Assessment of subcellular ROS and NO metabolism in higher plants：multifunctional signaling molecules. Antioxidants，8：641.

Konrad C，Kiss G，Töröcsik B，et al. 2011. A distinct sequence in the adenine nucleotide translocase from Artemia franciscana embryos is associated with insensitivity to bongkrekate and atypical effects of adenine nucleotides on Ca^{2+} uptake and sequestration. The FEBS Journal，278：822-836.

Kryukov GV，Castellano S，Novoselov SV. 2003. Characterization of mammalian selenoproteomes. Science，80：1439-1443.

Kurihara Y，Kanki T，Aoki Y，et al. 2012. Mitophagy plays an essential role in reducing mitochondrial production of reactive oxygen species and mutation of mitochondrial DNA by maintaining mitochondrial quantity and quality in yeast. The Journal of Biological Chemistry，287：3265-3272.

Leboucher G，Tsai YC，Yang M，et al. 2012. Stress-induced phosphorylation and proteasomal degradation of mitofusin 2 facilitates mitochondrial fragmen-tation and apoptosis. Molecular Cell，47：547-557.

Lee SR，Yang KS，Kwon J，et al. 2002. Reversible inactivation of the tumor suppressor PTEN by H_2O_2. The Journal of Biological Chemistry，277：20336-20342.

Li D，Ding ZX，Du KL，et al. 2021. Reactive oxygen species as a link between antioxidant pathways and autophagy. Oxidative Medicine and Cellular Longevity，2021：5583215.

Li Q，Engelhardt JF. 2006. Interleukin-1beta induction of NF-kappaB is partially regulated by H_2O_2-mediated activation of NF-kappaB-inducing kinase. The Journal of Biological Chemistry，281：1495-1505.

Li Y，Li SJ，Wu HJ. 2022. Ubiquitination-proteasome system （UPS） and autophagy two main protein degradation machineries in response to cell stress. Cells，11：851.

Liang W，Fan YZ，Liu YH，et al. 2023. ROS/pH dual-sensitive emodin-chlorambucil co-loaded micelles enhance anti-tumor effect through combing oxidative damage and chemotherapy. International Journal of Pharmaceutics，123537.

Lin M，Xian HF，Chen ZH，et al. 2023. MCM8 mediated mitophagy protects vascular health in response to nitric oxide signaling in a mouse model of Kawasaki disease. Nature Cardiovascular Research，2：778-792.

Liou G，Döppler H，DelGiorno KE，et al. 2016. Mutant KRas-induced mitochondrial oxidative stress in acinar cells upregulates EGFR signaling to drive formation of pancreatic precancerous lesions. Cell Reports，14：2325-2336.

Liu J，Li Z，Wang YQ，et al. 2014. Overexpression of ALTERNATIVE OXIDASE1a alleviates mitochondria-dependent programmed cell death induced by aluminium phytotoxicity in *Arabidopsis*. Journal of Experimental Botany，65：4465-4478.

Liu M，Wu H，Xu C. 2023. Targeting cancer stem cell pathways for lung cancer therapy. Current Opinion in Oncology，35：78-85.

McAuliffe SM，Morgan SL，Wyant GA，et al. 2012. Targeting Notch，a key pathway for ovarian cancer stem cells，sensitizes tumors to platinum therapy. Proceedings of the National Academy of Sciences of the United States of America，109：2939-2948.

Miao L，Clair DKS. 2009. Regulation of superoxide dismutase genes：implications in disease. Free Radical Biology & Medicine，47：344-356.

Minibayeva F，Dmitrieva S，Ponomareva A，et al. 2012. Oxidative stress-induced autophagy in plants：the role of mitochondria. Plant Physiology and Biochemistry，59：11-19.

Munoz JP，Ivanova S，Sánchez-Wandelmer J，et al. 2013. Mfn2 modulates the UPR and mitochondrial function via repression of PERK. The EMBO Journal，32（17）：2348-2361.

Nieborowska-Skorska M，Kopinski PK，Ray R，et al. 2012. Rac2-MRC-cIII-generated ROS cause genomic instability in chronic myeloid leukemia stem cells and primitive progenitors. Blood，119：4253-4263.

Ogrunc M，Micco RD，Liontos M，et al. 2014. Oncogene-induced reactive oxygen species fuel hyperproliferation and DNA damage response activation. Cell Death and Differentiation，21：998-1012.

Onishi M，Yamano K，Sato M，et al. 2021. Molecular mechanisms and physiological functions of mitophagy. The EMBO Journal，40：e104705.

Park MT，Kim MJ，Suh Y，et al. 2014. Novel signaling axis for ROS generation during K-Ras-induced cellular transformation. Cell Death and Differentiation，21：1185-1197.

Pastukh V，Roberts JT，Clark DW，et al. 2015. An oxidative DNA "damage" and repair mechanism localized in the VEGF promoter is important for hypoxia-induced VEGF mRNA expression. American Journal of Physiology-Lung Cellular and Molecular Physiology，309：L1367-1375.

Pei J，Pan XY，Wei GH，et al. 2023. Research progress of glutathione peroxidase family （GPX） in redoxidation. Frontiers in Pharmacology，14：1147414.

Poór P. 2020. Effects of salicylic acid on the metabolism of mitochondrial reactive oxygen species in plants. Biomolecules，10：341.

Porporato PE，Payen VL，Pérez-Escuredo J，et al. 2014. A mitochondrial switch promotes tumor metastasis. Cell Reports，8：754-766.

Qi M，Dai D，Liu J，et al. 2020. AIM2 promotes the development of non-small cell lung cancer by modulating mitochondrial dynamics. Oncogene，39：2707-2723.

Quintana-Cabrera R，Scorrano L. 2023. Determinants and outcomes of mitochondrial dynamics. Molecular Cell，83：857-876.

Rahmani S，Roohbakhsh A，Karimi G. 2023. Inhibition of Drp1-dependent mitochondrial fission by natural compounds as a therapeutic strategy for organ injuries.Pharmacological Research，188：106672.

Ray PD，Huang BW，Tsuji Y. 2012. Reactive oxygen species （ROS） homeostasis and redox regulation in cellular signaling. Cellular Signaling，24：981-990.

Razandi M，Pedram A，Jordan VC，et al. 2013. Tamoxifen regulates cell fate through mitochondrial estrogen receptor beta in breast cancer. Oncogene，32：3274-3285.

Redza-Dutordoir M，Averill-Bates DA. 2021. Interactions between reactive oxygen species and autophagy：special issue：death mechanisms in cellular homeostasis. Biochimica et Biophysica Acta，1868：119041.

Reynaert N，Vliet AVD，Guala AS，et al. 2006. Dynamic redox control of NF-kappaB through glutaredoxin-regulated S-glutathionylation of inhibitory kappaB kinase beta. Proceedings of the National Academy of Sciences of the United States of America，103：13086-13091.

Schafer Z，Grassian，AR，Song L，et al. 2009. Antioxidant and oncogene rescue of metabolic defects caused by loss of matrix attachment. Nature，461：109-113.

Scherz-Shouval R，Shvets E，Fass E，et al. 2019. Reactive oxygen species are essential for autophagy and specifically regulate the activity of Atg4. The EMBO Journal，38：e101812.

Sena LA，Li S，Jairaman A，et al. 2013. Mitochondria are required for antigen-specific T cell activation through reactive oxygen species signaling. Immunity，38：225-236.

Slot JW，Geuze HJ，Freeman BA，et al. 1986. Intracellular localization of the copper-zinc and manganese superoxide dismutases in rat liver parenchymal cells. Laboratory Investigation，55：363-371.

Somwar R，Erdjument-Bromage H，Larsson E，et al. 2011. Superoxide dismutase 1 （SOD1） is a target for a small molecule identified in a screen for inhibitors of the growth of lung adenocarcinoma cell lines. Proceedings of the National Academy of Sciences of the United States of America，108：16375-16380.

Su L，Zhang JH，Gomez H，et al. 2023. Mitochondria ROS and mitophagy in acute kidney injury. Autophagy，19：401-414.

Taylor N，Millar AH. 2007. Oxidative stress and plant mitochondria. Methods in Molecular Biology，372：389-403.

Tochhawng L，Deng S，Pervaiz S，et al. 2013. Redox regulation of cancer cell migration and invasion. Mitochondrion，13：246-253.

Trachootham D，Alexandre J，Huang P. 2009. Targeting cancer cells by ROS-mediated mechanisms：a radical therapeutic approach. Nature Reviews，8：579-591.

Tuli H，Kaur J，Vashishth K，et al. 2023. Molecular mechanisms behind ROS regulation in cancer：a balancing act between augmented tumorigenesis and cell apoptosis. Archives of Toxicology，97：103-120.

Wang H，Wang NN，Xu DL，et al. 2020. Oxidation of multiple MiT/TFE transcription factors links oxidative stress to transcriptional control of autophagy and lysosome biogenesis. Autophagy，16：1683-1696.

Wang X，Ji YT，Qi JY，et al. 2023. Mitochondrial carrier 1 （MTCH1） governs ferroptosis by triggering the FoxO1-GPX4 axis-mediated retrograde signaling in cervical cancer cells. Cell Death Disease，14：508.

Wei B，Bartscht T，Kaufmann R，et al. 2017 TGF-β1-induced cell migration in pancreatic carcinoma cells is RAC1 and NOX4-dependent and requires RAC1 and NOX4-dependent activation of p38 MAPK. Oncology Report，38：3693-3701.

Xiao B，Joh JY，Xiao L，et al. 2017. Reactive oxygen species trigger Parkin/PINK1 pathway-dependent mitophagy by inducing mitochondrial recruitment of Parkin. The Journal of Biological Chemistry，292：16697-16708.

Yan Y，He M，Zhao L，et al. 2022. A novel HIF-2α targeted inhibitor suppresses hypoxia-induced breast cancer stemness via SOD2-mtROS-PDI/GPR78-UPRER axis. Cell Death and Differentiation，29：1769-1789.

Yang H，Zhou XY，Fu DL，et al. 2023. Targeting RAS mutants in malignancies：successes，failures，and reasons for hope.Cancer Communications，43：42-74.

You L，Peng H，Liu J，et al. 2021. Catalpol protects ARPE-19 cells against oxidative stress via activation of the Keap1/Nrf2/ARE pathway. Cells，10：2635.

Youle RJ，Narendra DP. 2010. Mechanisms of mitophagy. Nature Reviews Molecular Cell Biology，12：9.

Yu S，Zhang LP，Liu C，et al. 2019. PACS2 is required for ox-LDL-induced endothelial cell apoptosis by regulating mitochondria-associated ER membrane formation and mitochondrial Ca^{2+} elevation. Experimental Cell Research，379：191-202.

Yuan L，Zhou YR，Huang S，et al. 2021. NF-κB/ROS and ERK pathways regulate NLRP3 inflammasome activation in Listeria monocytogenes infected BV2 microglia cells. Journal of Microbiology，59：771-781.

Yun J，Finkel T. 2014. Mitohormesis. Cell Metabolism，19：757-766.

Yun J，Mullarky E，Lu CY，et al. 2015. Vitamin C selectively kills KRAS and BRAF mutant colorectal cancer cells by targeting GAPDH. Science，350：1391-1396.

Zhang H，Bosch-Marce M，Shimoda LA，et al. 2008. Mitochondrial autophagy is an HIF-1-dependent adaptive metabolic response to hypoxia. The Journal of Biological Chemistry，283：10892-10903.

Zhang H，Du YT，Zhang X，et al. 2014. Holmgren，Glutaredoxin 2 reduces both thioredoxin 2 and thioredoxin 1 and protects cells from apoptosis induced by auranofin and 4-hydroxynonenal. Antioxidants & Redox Signaling，21：669-681.

Zhang K，Zhang DD，Wang JQ，et al. 2022. Aloe gel glucomannan induced colon cancer cell death via mitochondrial damage-driven PINK1/Parkin mitophagy pathway. Carbohydrate Polymers，295：119841.

Zhao XD，Hu YY，Chen HL. 2013. Autophagic tumor stroma: mechanisms and roles in tumor growth and progression. International Journal of Cancer，132：1-8.

Zhao Y，Yu H，Zhou JM，et al. 2020. Malate circulation: linking chloroplast metabolism to mitochondrial ROS. Trends in Plant Science，25：446-454.

第 5 章　线粒体代谢与肿瘤

代谢改变被认为是肿瘤发生的主要标志之一。几十年来，癌症代谢研究一直以近 1 个世纪前描述的沃伯格效应为基础，而不断有研究表明线粒体在癌症发生发展中发挥关键作用。由于癌基因和抑癌基因及代谢酶发生突变，肿瘤中的许多线粒体途径，包括氧化磷酸化、脂肪酸氧化、谷氨酰胺代谢和一碳代谢等都发生了改变，这导致了新陈代谢的重编程。代谢重编程对于肿瘤细胞在营养匮乏、低氧水平和免疫监视的不利环境中生存，乃至支持加速细胞增殖和增强肿瘤细胞的其他生物学功能至关重要。目前，有关线粒体在肿瘤代谢中存在重要作用的机制信息正在转化并被应用于临床实践。对肿瘤进行详细的基因组、转录组和代谢组分析是开发精准治疗方法的必要条件。本章中，我们对细胞中线粒体主要代谢途径及其参与不同类型肿瘤发展的相关机制研究进行总结，概述当前所确认的代谢途径靶向抑制剂，并重点介绍具有潜在治疗意义的代谢途径靶点。线粒体在癌症中的作用重要且关键，以线粒体与肿瘤代谢相关性为研究对象可能为肿瘤治疗提供有效新靶点。

5.1　细胞代谢概述

5.1.1　细胞代谢

1. 沃伯格效应

糖酵解途径（glycolytic pathway）是细胞中最基本的代谢途径。细胞代谢主要能量来源是葡萄糖分解代谢，而糖酵解是所有生物体进行葡萄糖分解代谢的第一步，也是核心一步。

糖酵解过程主要发生在细胞质，且不需要氧气参与，因此糖酵解可为机体细胞在无氧或相对缺氧的条件下提供生命活动所必需的能量，同时机体中部分特殊细胞或组织如成熟红细胞、视网膜、肾脏髓质等也可通过糖酵解获得能量。

1924 年，德国生物化学家 Otto Heinrich Warburg 发现在肿瘤细胞中存在着与正常细胞中不同的能量产生方式。在氧气充足的条件下，大多数分化细胞主要将糖酵解途径产生的丙酮酸转运至线粒体，通过三羧酸循环彻底氧化葡萄糖，释放 CO_2 并产生大量能量，只有在缺氧条件下，分化细胞才会以糖酵解为主要获能方式，同时伴随丙酮酸转化而来的大量乳酸的生成。而大部分肿瘤细胞即使在有氧条件下依旧依赖于产能效率极低的糖酵解产生能量，这种代谢方式被称为"有氧糖酵解"，即 Warburg 效应。

Warburg 起初推测是因为肿瘤细胞中线粒体受损，导致有氧呼吸缺陷，使得肿瘤细胞不得不选择糖酵解作为主要的代谢获能方式，但一系列验证实验发现，在肿瘤细胞中线粒体功能并未受损，因此需要从除能量需求之外的其他方向考虑肿瘤细胞代谢改变的原因。

研究发现，有许多单细胞生物在快速增殖时代谢方式与肿瘤细胞相同，即通过糖酵解获得能量。为什么细胞在快速增殖时会选择产能效率更低的糖酵解作为主要获能方式？目前提出的一种猜测是只有在物质能量匮乏的情况下，细胞才会选择充分氧化葡萄糖以维持自身生长增殖能量需求。机体内肿瘤细胞暴露在循环血液中，有持续的营养物质供应，目前对于增殖细胞的代谢途径探究也表明，在有氧糖酵解的细胞内其 ATP/腺苷二磷酸（adenosine diphosphate，ADP）和 NADH/NAD 的值都很高，ATP 并不会成为限制细胞增殖的因素（Xu et al.，2023）。增殖细胞在葡萄糖代谢产生 ATP 的能力受损时，会经历细胞周期停滞并重新激活分解代谢，同时激活信号通路感知能量状态。典型的例子就是腺苷酸激酶，该酶能够在 ATP 供应减少的情况下催化两个分子的 ADP 转化为一个 ATP 和一个腺苷一磷酸（adenosine monophosphate，AMP），而 AMP 的积累可以进一步激活 AMPK，调控细胞内能量代谢。

另一种可能的解释是在细胞快速增殖的过程中，有除 ATP 外更重要的需求。细胞增殖还需要许多分子的参与，如核苷酸、氨基酸和脂质等，而糖酵解中间产物可以进入合成代谢的通路，从而维持细胞增殖所需的核苷酸、脂质和氨基酸从头合成。如果大部分葡萄糖用于完全氧化产生 ATP，那么大分子合成所需的乙酰辅酶 A 及 NADPH 含量等将大大减少，因此相比于彻底的氧化磷酸化，Warburg 效应对于肿瘤细胞的快速增殖具有更大优势。

2. 线粒体代谢

线粒体是重要的生物能量枢纽。几乎所有代谢燃料都可以通过生成乙酰辅酶 A 并进入线粒体中的分解代谢过程而被完全氧化成 CO_2、水并产生大量 ATP。线粒体的主要代谢途径包括 TAC、脂肪酸氧化（FAO）、电子传递链（ETC）和氧化磷酸化（OXPHOS）等，它们都参与生物大分子的分解代谢和能量产生。除能量代谢作用外，线粒体代谢的另一个重要功能是通过 TAC 产生中间代谢物来支持合成代谢，合成氨基酸、脂质、核苷酸、血红素和铁硫簇等大分子物质，以及用于自身抗氧化防御的 NADPH。

随着对线粒体研究的不断深入，线粒体代谢被发现有除分解和合成代谢外的第三个功能，即可以通过释放不同的信号分子控制细胞的命运。线粒体代谢产生的 ATP、乙酰辅酶 A 和活性氧（ROS），可分别作为蛋白质磷酸化、酰基化及氧化还原修饰的底物，参与细胞内信号转导。线粒体外膜也是不同信号复合体的物理平台，如线粒体抗病毒信号蛋白（MAVS）依赖的先天免疫反应和 BCL-2 依赖的细胞凋亡（Tan and Finkel，2020）。线粒体还是游离钙（Ca^{2+}）的主要调节器，控制着各种依赖 Ca^{2+} 的信号级联和转录网络。因此线粒体代谢维持细胞存活、细胞增殖及细胞多种生命活动，并决定着不同的细胞状态。

线粒体的代谢受基因表达的调控。细胞在进行复杂生理功能之前，譬如分化或适应压力，会检查线粒体代谢是否正常，细胞核的基因表达变化会调控线粒体的生物生成和代谢，从而满足细胞的需要。相反，线粒体代谢也可以反向调节细胞核基因表达，通过改变核基因转录来适应不同的代谢条件（Anderson et al.，2018）。线粒体还可以与其他细胞器（包括内质网、溶酶体、过氧化物酶体、内体、质膜和脂滴）相互作用（详见第 3 章），共同调节细胞生命活动及代谢。

5.1.2 线粒体代谢途径

1. 三羧酸循环

三羧酸循环（TAC）又称为克雷布斯循环或柠檬酸循环，是产生能量和生物合成大分子及氧化还原平衡的中心枢纽。TAC 发生在线粒体基质中，多种底物可以进入该循环。在循环中产生的中间代谢物可以被运送到细胞质中，为大分子的合成提供基础原料。例如，柠檬酸可被转运至细胞质并转化为草酰乙酸（oxaloacetic acid，OAA）和乙酰辅酶 A，分别促进核苷酸和脂质的合成。当中间产物被转运出线粒体用于合成大分子后，为了保证 TAC 的正常进行，细胞通过两种无氧代谢机制对其进行补充：一种是丙酮酸脱羧酶将丙酮酸转化为线粒体 OAA，另一种是激活谷氨酰胺分解，将谷氨酰胺转化为谷氨酸，然后再转化为 α-酮戊二酸（α-KG）。

TAC 过程受到严格调控，细胞内有多种因素控制着 TAC 的代谢通量，如在 ETC 功能失常的情况下 NADH 积聚，抑制 TAC 过程中的所有酶，进而抑制 TAC。相反，对 ATP 的大量需求会增加 ADP/ATP 值和 AMP 水平，从而刺激 TAC 的调节酶。TAC 的调节及其与 OXPHOS 之间的持续反馈对于保持细胞的稳定状态至关重要。

在人类癌症探究中发现，TAC 酶如异柠檬酸脱氢酶（isocitrate dehydrogenase，IDH）、琥珀酸脱氢酶（SDH）和富马酸水合酶（fumarate hydratase，FH）等存在突变（Martínez-Reyes and Chandel，2021）。异柠檬酸脱氢酶催化异柠檬酸的氧化羧化，生成 α-KG。多种癌症都存在 IDH1 和 IDH2 突变，包括部分急性髓性白血病、低级别胶质瘤、继发性胶质母细胞瘤、软骨肉瘤和胆管癌。SDH 可催化从琥珀酸到延胡索酸的氧化作用，同时它还是 ETC 复合物 Ⅱ 的一部分，可将泛醌还原成泛醇。SDH 亚基和琥珀酸脱氢酶复合物组装因子 2（succinate dehydrogenase complex assembly factor 2，SDHAF2）的突变与胃肠道间质瘤、肾细胞癌、甲状腺肿瘤等（De Sousa et al.，2020）有关。

2. 电子传递链和氧化磷酸化

电子传递链（ETC）又称为呼吸链，由位于线粒体内膜（IMM）的 4 个复合物（CI、CII、CIII 和 CIV）组成。ETC 复合物将电子从 NADH 和 FADH2 转移到分子氧，同时将质子从基质泵送到膜间隙，从而在线粒体内膜上产生电化学质子梯度（质子动力）。ETC 复合物产生的电化学能量刺激 F_0F_1-ATP 合酶产生 ATP，整个过程被称为氧化磷酸化（OXPHOS），是地球生命最基本的能量转换机制之一。

肿瘤发生离不开能量的产生，呼吸链复合物通过亚基之间相互作用形成的呼吸链超级复合物（supercomplex，SC）可促进电子传递，减少 ROS 的产生，提高 ATP 的合成，然而，SC 在肿瘤发生中的作用仍有待阐明。此外，一些研究证明不同类型的癌症会影响呼吸链超级复合物的组装。SR 相关 CTD 关联因子 1（SR-related CTD associated factor 1，SCAF1）是呼吸链超级复合物形成的关键调控因子，在临床乳腺癌和子宫内膜癌中被发现大量表达，且其过表达与乳腺癌患者的预后差密切相关（Ikeda et al.，2019）。对人类和小鼠乳腺癌细胞系的分析表明，人表皮生长因子受体 2（human epidermal growth factor receptor 2，HER2）高表达的细胞中呼吸链超级复合物含量增加，使用线粒体特异性他莫昔芬（Tamoxifen）治疗可阻止呼吸链超级复合物组装，抑制与 ROS 生成增加的呼吸作用，从而抑制高表达 HER2 的小鼠乳腺癌模型肿瘤生长；呼吸链超级复合物解体会导致线粒体呼吸功能降低和 ROS 生成增加，从而导致乳腺癌细胞对他莫昔芬产生耐药性（Rohlenova et al.，2017）。近一半的急性髓性白血病患者显示神经溶酶高表达，神经溶酶与呼吸链超级复合物调节因子 LETM1（leucine zipper and EF-hand containing transmembrane protein 1）相互作用，这提示抑制呼吸链超级复合物的组装可能作为治疗急性髓性白血病的有效靶点（Mirali et al.，2020）。种种现象提示呼吸链超级复合物在癌变过程中的代谢重编程中可能发挥作用，因此针对呼吸链超级复合物的治疗可能具有抑制癌症发展的潜力，但要确定呼吸链超级复合物在调节癌细胞线粒体代谢途径和能量产生中的确切作用并开发相关治疗靶点还需要进一步的研究。

3. 脂肪酸 β 氧化

脂肪酸以甘油三酯的形式储存在脂肪组织中，相对于其干质量，脂肪酸提供的 ATP 是碳水化合物的 2 倍，而与储存的糖原相比较，脂肪酸提供的 ATP 是碳水化合物的 6 倍，因此在营养丰富的条件下，脂肪酸是营养储存的主要形式。脂肪酸氧化（FAO），也称为脂肪酸 β 氧化，是由位于线粒体基质中的一个三功能酶复合体进行的一系列循环代谢反应。中、短链脂肪酸（4～10C）可以通过扩散直接进入线粒体，并在线粒体内活化生成脂酰辅酶 A，长链脂肪酸先在胞质中生成脂酰辅酶 A，经肉碱转运至线粒体内，这个转运的机制被称为肉碱穿梭。脂酰辅酶 A 进入线粒体后经脱氢、加水、再脱氢、硫解四个过程，最终释放出乙酰辅酶 A，并产生少 2 个碳的脂酰辅酶 A；脱氢过程中产生的 NADH 及 FADH2 可经电子传递链及氧化磷酸化释放 ATP，每次轮回过程产生的乙酰辅酶 A 也可进入三羧酸循环被彻底氧化释放 ATP，因此脂肪酸氧化是细胞高水平 ATP 的来源，在需要能量的组织（如心脏和骨骼肌）及作为营养供应和转化中心器官的肝脏中，FAO 是重要的供能方式。在一些肿瘤中 FAO 也被激活，通过在需要时生成 ATP 和 NADPH、清除有毒脂质、抑制促凋亡途径，以及为细胞生长提供代谢中间体来为肿瘤细胞代谢提供部分可塑性，以维持肿瘤细胞快速增殖和应对外环境压力。

肉碱棕榈酰转移酶 1（carnitine palmitoyl transferase 1，CPT1）将长链脂肪酸与肉碱结合，将其转运至线粒体，进而可在线粒体基质中进行氧化降解，该步骤是 FAO 的限速步骤。CPT1 的肝脏同工酶肉碱棕榈酰转移酶 1A（CPT1A）被报道在高级别浆液性卵巢癌（high grade serous ovarian carcinoma，HGSOC）和急性淋巴细胞白血病中上调，并与总生存率低有关，靶向 CPT1A 已显示出显著的抗白血病活性（Shi et al.，2016）。一种非典型肉碱棕榈酰转移酶 1 亚型，如 CPT1C 也被发现其表达促进 FAO 和 ATP 的产生，进而促进肿瘤生长、抵抗代谢应激，并增强了肿瘤对哺乳动物雷帕霉素靶蛋白复合体 1（mammalian target of rapamycin complex 1，mTORC1）抑制剂的抵抗，是潜在的癌基因。正常干细胞和癌症干细胞需要高表达的 CPT1A，我们研究也发现 CPT1A 通过其赖氨酸琥珀酰化酶的作用促进 MFF 的琥珀酰化修饰，稳定 MFF 蛋白，促进线粒体分裂。干涉这一途径，导致线粒体融合增强，线粒体功能受损，卵巢癌细胞生长受到抑制（Zhu et al.，2023）。

对 FAO 的探究及其与肿瘤发生发展的相关性不仅加深了对癌症代谢通路改变的认识，同时也提示了癌症治疗的新方向，但仍需要进一步了解癌细胞对 FAO 的依赖性，以完善针对脂肪酸分解代谢的治疗方法。

4. 一碳代谢

一碳单位是指氨基酸在分解代谢过程中产生的只含有一个碳原子的有机基团，这些基团在生物体内不能以游离的形式存在，通常由其载体四氢叶酸（tetrahydrofolic acid，THF）携带来参加代谢反应，统称为一碳代谢，反应以甲基的形式为多个代谢途径提供一碳单位，催化包括核苷酸生物合成，氨基酸稳态和抗氧化剂再生等反应。一碳代谢主要包括甲硫氨酸循环、叶酸循环和转硫化途径。其中，甲硫氨酸循环发生在细胞质中，而依赖叶酸的一碳代谢发生在细胞质和线粒体中。大多数细胞中的叶酸循环是从线粒体到细胞质代谢方向，当线粒体中的叶酸代谢途径被抑制时，细胞质途径可以反向起作用以支持核苷酸合成和细胞增殖。甲硫氨酸可在甲硫氨酸腺苷转移酶（methionine adenosyltransferase，MAT）作用下产生 S-腺苷基甲硫氨酸（SAM），SAM 是细胞内普遍存在的甲基供体，其在甲基转移酶的作用下可将甲基基团转移到各种生物分子，包括 DNA、RNA、蛋白质和脂质等。

一碳代谢在生长发育中起着核心作用，对 19 种不同癌症类型中的代谢基因分析发现，参与叶酸循环线粒体分支的酶，丝氨酸羟甲基转移酶 2（serine hydroxymethyltransferase 2，SHMT2）、亚甲基四氢叶酸脱氢酶 2（methylenetetrahydrofolata dehydrogenase 2，MTHFD2）是其中表达量最高的代谢基因（Nilsson et al.，2014），将肿瘤的 DNA 合成需求与线粒体叶酸系统联系起来。MTHFD2 水平的升高与乳腺癌细胞的迁移和侵袭有关，并与结直肠癌不良预后密切相关。这些数据支持线粒体通过叶酸-丝氨酸/甘氨酸途径作为细胞增殖的重要调节因子的作用，有科研人员据此开发出针对线粒体一碳代谢的新型抑制剂。两种抑制 MTHFD2 的化合物，LY345899（Ju et al.，2019）和 DS18561882（Kawai et al.，2019）在体外和体内都显示出抗癌活性；SHMT 抑制剂 SHIN2 也被报道能有效抑制 T 细胞急性淋巴细胞白血病异种移植的生长，并与甲氨蝶呤（诱导缓解白血病的化疗药物）产生协同抗肿瘤效应（García-Cañaveras et al.，2021）。

5. 谷氨酰胺代谢

谷氨酰胺是人体血浆中含量最高的氨基酸，是器官间氮运输的主要形式。细胞内大部分谷氨酰胺被线粒体中的谷氨酰胺酶（glutaminase，GLS）转化为谷氨酸，谷氨酸又可被谷氨酸脱氢酶（glutamate dehydrogenase，GDH）、谷氨酸丙酮酸转氨酶 2（glutamic pyruvate transaminase，GPT2）或谷草转氨酶（glutamic oxaloacetic transaminase，GOT）转化为 α-KG，进入 TAC，产生 ATP 和 4C 单位或 2C 单位用于脂肪合成。除了作为碳源外，谷氨酰胺还是嘌呤、嘧啶、NAD、天冬酰胺和氨基葡萄糖生物合成过程中必需的氮供体。谷氨酰胺还在细胞物质运输和信号转导中发挥重要作用，谷氨酰胺浓度梯度可促进必需氨基酸的吸收，同时参与激活 mTORC1 信号通路。

在改变葡萄糖代谢的同时，癌细胞也会增加对谷氨酰胺的吸收和利用，以满足其合成代谢的需要。许多癌细胞将谷氨酰胺作为 TAC 的底物供应源，基因沉默或使用异位抑制剂抑制 GLS 活性可诱导细胞死亡，减少癌细胞株的增殖及体内肿瘤的生长。CB-839 是一种 GLS 抑制剂，已被应用于治疗多种血液肿瘤、结直肠癌、黑色素瘤、肾透明细胞癌、非小细胞肺癌、三阴性乳腺癌等（Xu et al.，2019）。GDH 表达水平升高会导致富马酸盐的增加，而富马酸盐又会结合并激活谷胱甘肽过氧化物酶，从而增强骨髓瘤、白血病、乳腺癌和肺癌细胞系对 ROS 的解毒能力。

除此之外，GDH 也可以通过影响乳腺癌细胞内氨循环促进细胞氨基酸合成，对其生长增殖有重要作用（Spinelli et al.，2017）。GOT2 促进 ATP 生成和 ROS 平衡，进而支持体内胰腺肿瘤的生长，其高表达也与乳腺癌患者不良生存率相关（Hong et al.，2019）。谷氨酰胺可通过小肠从食物中摄取。然而，人体内的大部分谷氨酰胺是由谷氨酰胺合成酶（glutamine synthetase，GS）合成的，它将谷氨酸和氨缩合成谷氨酰胺。在一些乳腺癌和胶质母细胞瘤细胞系中，外源性谷氨酰胺供应有限的情况下增加 GS 活性和谷氨酰胺的从头合成对于细胞的存活、生长和增殖至关重要（Tardito et al.，2015），在这种情况下，新合成的谷氨酰胺主要用于核苷酸和天冬酰胺的生物合成及必需氨基酸的运输。多项研究表明谷氨酰胺合成代谢及分解代谢对体内肿瘤生长的影响，探究并阐明其中的具体机制对于成功开发谷氨酰胺靶向的癌症疗法至关重要。

6. 生酮饮食和线粒体

生酮饮食（ketogenic diet，KD）是一种高脂肪、低碳水化合物的饮食方式，这种饮食方式模拟了机体饥饿时的代谢状态，在缺乏碳水化合物的情况下，机体转而利用 FAO 作为主要获取能量的方式。脂肪在肝细胞线粒体中被分解为酮体，包括 β-羟丁酸（β-hydroxybutyric acid，BHB）、乙酰乙酸和丙酮。这种饮食方式早期被用于治疗儿童和青少年的癫痫发作，但治疗效果显示 KD 似乎比目前任何抗癫痫药物都具有更广泛的疗效，这表明它具有保护大脑的作用机制。线粒体对于神经元的兴奋性、神经可塑性等方面具有重要作用，癫痫发作也与线粒体氧化应激和功能障碍有关，并且线粒体氧化应激是衰老和与年龄相关的退行性疾病发病的主要机制，提示线粒体是生酮饮食抗癫痫作用的核心。

2004 年的一个研究显示，用 KD 喂养 10～12 天的小鼠海马体中的解偶联蛋白水平升高（Sullivan et al.，2004），随后的研究表明服用 KD 至少 4 周的大鼠海马体中的线粒体数量明显增多，这提示线粒体的生物生成受到了服用 KD 的刺激。研究发现，在食物短缺或饥饿期间，酮体产生的能量增加与线粒体中 ROS 释放增加、NADH 水平降低而 NAD 水平增加及 AMP/ATP 值降低有关（Miller et al.，2018），BHB 或乙酰乙酸也会诱导牛肝细胞产生氧化应激，而氧化应激通常伴随或导致炎症反应的激活及细胞在脂质、蛋白质和 DNA 水平上的损伤，这似乎与观察到的现象并不相符。但随后进一步的研究发现，酮体最初会诱导线粒体产生过量的 ROS，从而导致 Nrf2 的表达升高。Nrf2 是数百个参与细胞保护、修复和再生的基因的主调节因子，这些基因包括 DNA 修复、自噬、内质网应激降低、线粒体功能改善等相关基因（Hartwick and Oliveira，2021），最终激活细胞修复。

一些研究显示，癌细胞的琥珀酰辅酶 A-酮酸辅酶 A 转移酶（succinyl-CoA-ketoacid CoA transferase，SCOT）水平较低，使其无法使用 BHB 作为能量燃料。酮体的增加可在维持健康组织功能的同时，抑制癌细胞的生长。肝细胞癌中也发现 3-羟基-3-甲基戊二酰辅酶 A 合酶 2（3-hydroxy-3-methylglutaryl-CoA synthase 2，HMGCS2）的表达减少与患者预后恶化有关（Ding et al.，2021）。这种饮食首次作为抗癌方法用于两名对放疗和化疗无效的恶性脑癌患者显示出治疗效果得到改善，并非所有应用生酮饮食治疗癌症的研究都显示出明显的效果，这表明癌症的类型、基因组特征及饮食的时间和特点会导致不同的结果（Kolb et al.，2021）。但药物治疗与生酮饮食相结合可以增强治疗反应，这一点已在多项临床试验中得到证实，提示这是一种临床上有潜力的癌症治疗方法。

5.2　线粒体代谢与线粒体动力学

5.2.1　线粒体动力学的代谢调节

线粒体可调节各种重要的细胞过程，包括新陈代谢、ATP 生成和炎症激活等，这些过程与细胞的存活、生长、分化等过程都密切相关。线粒体通过质量控制机制维持线粒体稳态，当细胞受到过度不良刺激时，线粒体稳态失衡，从而导致细胞能量代谢障碍，最终死亡。线粒体随着细胞环境的变化而展现出融合与分裂的动态平衡即线粒体动力学。线粒体动力学也是线粒体质量控制的一个重要环节。

早期对线粒体动力学的研究表明，细胞凋亡与线粒体分裂有关，而改变线粒体动力学使线粒体向融合态转变则会抑制细胞死亡，同时线粒体分裂态也与 2 型糖尿病患者骨骼肌细胞内电子传递链活性降低等相关（Kelley et al.，2002），这些发现导致了最初对线粒体分裂会导致细胞呼吸受损并影响细胞活力的错误认识。随着对线粒体动力学的进一步探究，人们发现通过调节动力相关蛋白 1（Drp1）抑制线粒体分裂同样会损害线粒体功能，Drp1 表达减少的 HeLa 细胞显示复合体 IV 活性下降，最大 ATP 合成速率下降（Benard et al.，2007）。研究人员发现，在缺血性损伤发生早期，线粒体的形态发生了变化，而到了晚期则发生线粒体功能障碍。缺血诱导激活的 Drp1 促进线粒体分裂，并通过诱导线粒体 BAX 易位，增加细胞色素 c 的释放并增强细胞凋亡作用（Duan et al. 2020）。因此，Drp1 介导的线粒体分裂对于线粒体质量控制、电子传递链功能、mtDNA 完整性和细胞活力都非常重要。

在培养细胞过程中，营养物质缺乏导致的代谢压力和饥饿已被证明会引起线粒体网络的快速、短暂的融合，这与线粒体 ATP 产量增加相关，并增强细胞抗应激能力。在葡萄糖摄取不足的情况下，MFN1 的去乙酰化会促进其稳定性和线粒体融合，抑制这一过程的发生不会影响细胞 ATP 的产生，但会使细胞更易遭受氧化损伤（Lee et al.，2014）。

目前对线粒体动力学的研究表明,线粒体融合大多与ATP生成增加呈正相关,而线粒体分裂则与OXPHOS 功能受损、mtDNA 耗竭和 ROS 生成有关。

5.2.2　线粒体动力学对新陈代谢的调控

不同组织的新陈代谢需求不同,线粒体形态也大不相同,在特定组织细胞内,新陈代谢状态会极大地影响线粒体的形态和功能,进而影响器官功能,相反,线粒体融合和分裂相关基因的变化同样会导致代谢变化。

1. 骨骼肌

骨骼肌的结构和功能可塑性是其适应各种生理刺激的基础,肌肉会通过收缩机制、钙处理和能量代谢能力的变化做出反应,而线粒体 ATP 的产生必须与体力活动和运动变化的需求相匹配。骨骼肌线粒体是高度动态的细胞器,在应对各种生理和病理压力时会发生显著的重塑,以满足肌肉的能量和收缩需求。多项研究表明线粒体融合在骨骼肌质量控制中发挥关键作用。骨骼肌细胞 MFN2 敲除的小鼠表现出线粒体呼吸功能减弱、肌肉胰岛素信号转导受损及与年龄相关的肌肉疏松症等特征（Sebastián et al.，2016）。肌肉特异性 OPA1 敲除则会导致严重的有害表型,包括线粒体功能障碍、肌肉损失和小鼠过早死亡等。与 MFN2 和 OPA1 的缺失类似,Drp1 组织特异性的过表达也会扰乱线粒体结构,严重损害骨骼肌新陈代谢和发育。然而,这些影响是否应归因于线粒体动力学失衡还存在争议,因为过量表达 Drp1 并不会使骨骼肌中的线粒体趋于分裂态,反而会导致线粒体长度增加（Touvier et al.，2015）。综上,线粒体动力学的改变对于维持骨骼肌代谢平衡至关重要,而骨骼肌代谢平衡对于维持肌肉功能以应对各种生理压力有重要意义。

2. 肝脏

全身葡萄糖稳态取决于肝脏细胞线粒体的功能。肝线粒体的主要作用是通过氧化氨基酸、丙酮酸和脂肪酸等底物产生能量。在禁食期间,肝线粒体通过脂肪酸氧化产生酮体,酮体通过 TAC 在肝外组织细胞中被氧化以提供能量。空腹时,肝线粒体在葡萄糖合成过程中发挥关键作用,将不同的碳前体（丙氨酸、丙酮酸、乳酸）转化为葡萄糖。进食后,TAC 代谢产物柠檬酸离开线粒体,成为肝脏从头生成脂肪的碳源。肝线粒体还可通过细胞色素 P450 27A1（cytochrome P450 family 27 subfamily A member 1，CYP27A1）在胆固醇合成胆汁酸的过程中发挥作用（Conde de la Rosa et al.，2021）。肝脏中 MFN2 的缺失会导致线粒体分裂并引发内质网应激,从而导致肝脏糖原生成增加并损害胰岛素信号转导,但不会影响体重或小鼠存活率（Sebastián et al.，2012）,但目前仍不清楚所观察到的肝脏和代谢变化是线粒体外膜融合受损或线粒体分裂造成的，还是 MFN2 的其他功能（如影响 MAM）造成的。

3. 神经系统

神经元由于其高度特化的性质和结构，对线粒体有非常高的要求：神经元具有复杂的树突和轴突，在突触这种特化区域需要高 ATP 含量和严格的局部 Ca^{2+} 浓度调节，同时神经元需要不断重塑以保证神经递质的传递。对阿尔茨海默病、帕金森病和亨廷顿病等几种神经退行性疾病的研究表明这些疾病的发生确实与不同的线粒体缺陷有关，包括氧化磷酸化、活性氧、线粒体自噬清除和线粒体动力学（Pekkurnaz and Wang，2022）。此外，线粒体动力学可以控制对神经元功能至关重要的区域中 ATP 和 Ca^{2+} 的浓度，因此其改变可能导致局部缺陷。在原代培养神经元和神经母细胞中，神经发生和突触发生与线粒体伸长有关。此外，线粒体在体内中枢神经系统发育过程中发生形态改变（Mils et al.，2015）。在培养的神经元中过度表达突变型 MFN2 会破坏轴突线粒体的定位并促进轴突退化，然而，MFN2 突变的致病性也可能取决于 MFN2 蛋白的其他功能。MFN2 蛋白无处不在地表达，而症状却局限于神经元，这一现象提示 MFN2 发挥着某些神经元特异性功能。

Drp1 在大脑中高度表达，这提示其突变可能导致人类神经元损伤。除了在大脑发育和神经元成熟中发挥作用外，Drp1 还参与了分裂后神经元的存活。Drp1 敲除的浦肯野（Purkinje）细胞在分裂后表现出氧化损伤、呼吸缺陷等，并在 6 个月内逐渐退化，结果导致小鼠运动协调能力缺陷（Kageyama et al.，2012）。综上研究表明，线粒体融合和分裂机制对神经元的发育、可塑性和功能至关重要。

4. 糖尿病

胰岛素由胰腺 β 细胞产生和分泌，而这些细胞的功能和生存在很大程度上依赖线粒体。OPA1 敲除会导致线粒体破碎和胰腺 β 细胞死亡，从而影响胰岛素分泌和全身葡萄糖平衡（Haythorne et al.，2019）。然而，OPA1 也是这些细胞中嵴的形成和呼吸链正常功能所必需的。因此，OPA1 缺陷的胰腺 β 细胞在葡萄糖刺激下线粒体 ATP 生成的缺陷可能是由 OXPHOS 缺陷造成的，但与胰腺中线粒体形态的生理相关性尚不清楚。

高血糖和 2 型糖尿病与氧化应激直接相关。事实上，在 2 型糖尿病中已经发现 ROS 的大量产生及随后氧化还原状态和细胞稳态的改变。线粒体是细胞 ROS 的主要来源，也是产生 ATP 的主要场所。当葡萄糖水平较高时，线粒体会增强 ROS 的产生，诱发氧化应激和组织损伤。高血糖条件下电子传递链产生的 ROS 增加被认为会加剧病理途径，导致糖尿病微血管（肾病、视网膜病变和神经病变）和大血管（中风、心肌缺血）并发症（Szendroedi et al.，2011）。在高浓度葡萄糖存在的情况下,线粒体形态的改变是 ROS 产生的上游因素,但线粒体形态在高血糖状态下影响 ROS 的机制尚不清楚。

研究发现 2 型糖尿病患者的白细胞中线粒体融合减少,分裂增强,而这一现象与白细胞-内皮细胞相互作用的诱导有关,因此推测 2 型糖尿病患者血糖控制不佳会改变线粒体动力学,并最终促进白细胞-内皮细胞相互作用和心血管疾病的发生(Diaz-Morales et al., 2016)。针对胰岛素抵抗患者的研究表明,运动能促进脂肪氧化和胰岛素敏感性的改善,并能减少 Drp1 的表达,增加 MFN1 和 MFN2 的表达(Fealy et al., 2014)。

线粒体动力学和线粒体生物生成过程在胰岛素生成、胰岛素抵抗,特别是 2 型糖尿病发展中至关重要。因此,探究这些过程的内在机制对开发治疗这类相关疾病的药物靶点有重要意义。

5.2.3 代谢调控线粒体动力学

1. 代谢调控线粒体融合

细胞的能量状态通常与线粒体形态有关。在酵母菌中,非发酵培养条件使 OXPHOS 活性增加,线粒体随之趋于融合。对人类细胞进行的一项类似研究表明,线粒体在半乳糖培养基中生长时会融合伸长,这促使细胞更加依赖 OXPHOS 产生 ATP。在其他与 ATP 产生有关的条件下,也观察到线粒体融合的现象。这些观察结果表明,高 OXPHOS 活性与线粒体融合有关,这也与线粒体融合能更有效地产生能量并能远距离分配能量的说法一致。利用果蝇模型研究发现,果蝇"脑瘤"发生过程中线粒体融合增强,细胞代谢会从糖酵解转变为 OXPHOS 并促进 NAD 代谢。OXPHOS 对于肿瘤细胞增殖是必需的,而 NAD 的过度合成也是诱导肿瘤发生的关键(Bonnay et al. 2020)。

这些调节模式似乎在正常生理和疾病中都起作用。在骨骼肌中,氧化性较强的纤维类型可增强线粒体融合(Mishra et al.,2015),而在 mtDNA 疾病中,OXPHOS 的缺陷会导致线粒体内膜融合的继发性缺陷(Mishra et al.,2014)。

2. 代谢调控线粒体分裂

棕色脂肪组织在寒冷环境中会促进线粒体中的脂肪酸氧化,从而增加热量产生,而非 ATP 合成。而研究表明,低温引发的去甲肾上腺素信号会导致蛋白激酶 A(protein kinase A,PKA)激活和 Drp1 在 S616 处磷酸化,从而激活线粒体分裂(Wikstrom et al., 2014),提示线粒体分裂促进了解偶联并增强了细胞对脂肪酸的敏感性,从而有助于产热。因此,增强线粒体分裂的机制可能会降低 OXPHOS 的效率,并在营养过剩时发挥作用。

Drp1 在 S616 位点的磷酸化也与致癌 Ras 的肿瘤发生有关。Ras 对丝裂原活化蛋白激酶（MAPK）通路的上调会诱导胞外信号调节激酶 1（extracellular signal-regulated kinase 1，ERK1）介导的 Drp1 在 S616 位点的磷酸化，从而导致线粒体分裂增强（Kashatus et al.，2015）。在肿瘤细胞和异种移植瘤模型中，抑制 Drp1 的功能可减轻 Ras 的致癌活性。另有研究表明，线粒体分裂因子（MFF）也是 AMPK 的磷酸化底物之一（Toyama et al.，2016），AMPK 对 MFF 的磷酸化可激活 MFF 并促进线粒体分裂，这一研究将能量缺乏与线粒体分裂联系起来。受体蛋白 51 kDa 的线粒体动力学蛋白（MiD51）的晶体结构也表明其在新陈代谢调控中可能有潜在作用，该蛋白质可能是细胞 ADP 水平的感受器（Richter et al.，2014），因此，MiD51 有可能将代谢水平与线粒体分裂的增强联系起来，具体还需要深入研究。

3. 代谢调控线粒体转运

在许多哺乳动物细胞中，线粒体的运输主要是通过沿着微管网络工作的马达蛋白的活动来完成的，其他细胞骨架有时也参与其中。现有的研究表明，哺乳动物细胞中介导线粒体运输的主要受体蛋白是 Miro1 和 Miro2，它们是线粒体外膜上的跨膜 GTP 酶。Miro 蛋白通过 Milton 蛋白与驱动蛋白（kinesin）相互作用形成 Miro-Milton-kinesin 复合体，共同介导线粒体沿微管的运输。

线粒体转运的调控在神经元中尤为重要。研究发现，轴突中蛋白质 syntaphilin 将轴突线粒体固定在微管上，当局部钙含量较高时，驱动蛋白会被 Miro-Milton-kinesin 复合体释放并与 syntaphilin 结合，从而大大降低其运动活性（Chen and Sheng，2013）。

还有一些机制被认为能将线粒体转运与能量状态直接联系起来。ATP 消耗或缺氧会通过激活 AMPK 或低氧诱导因子 1α（hypoxia inducible factor-1α，HIF-1α）通路促进线粒体向轴突的前向移动（Tao et al.，2014）。另外，营养状况也与细胞器运输的直接控制有关。Milton 蛋白可与 O-乙酰氨基葡萄糖转移酶相互作用并成为其底物，后者会在多个残基上对 Milton 蛋白进行糖基化。在高浓度葡萄糖存在的情况下，Milton 蛋白的糖基化会导致线粒体的固定，但其确切机制仍不清楚，但这种翻译后修饰的作用可促使线粒体富集在细胞营养丰富的位置，从而提高 ATP 的生产效率（Pekkurnaz et al.，2014）。

4. 线粒体自噬的代谢控制

细胞内线粒体的总体质量受生物合成和降解之间的平衡调节。当线粒体过多、老化或有缺陷时，线粒体通过自噬选择性地降解受损的线粒体，从而保持线粒体的整体健康。在能量压力下，AMPK 的激活会导致自噬相关蛋白 1（autophagy-related protein 1，ATG1）的哺乳动物同源基因 UNC-51 样激酶 1（unc-51-like kinase 1，ULK1）和 ULK2 的磷酸化，ULK1 和 ULK2 可促进自噬，包括线粒体的降解。

AMPK 还能抑制促进生长的 mTOR 通路，而该通路通常会抑制 ULK 的功能（Raimondi et al.，2019）。这些相互关联的机制将线粒体自噬与细胞的营养状况联系在一起。

促进线粒体功能增强的代谢条件也与线粒体自噬增多有关（Melser et al.，2013）。在葡萄糖缺乏的条件下，线粒体 OXPHOS 上调，大量线粒体自噬也会增强。小 GTPase Rheb 被认为参与其中，因为它在氧化条件下部分定位到线粒体外膜，并与线粒体自噬受体 NIP3 样蛋白 X（NIP3-like protein X，Nix）相互作用。Rheb 的重新定位会促进 LC3 分子的招募，从而加强线粒体自噬。目前尚不清楚招募 Rheb 的分子信号，但在线粒体功能增强的氧化条件下，线粒体自噬的增强似乎与之前清除功能障碍细胞器的模型不同。呼吸链活动的增强可能会通过增加 ROS 的生成导致线粒体的损伤，Rheb 有可能专门对这些受损的线粒体做出反应。无论哪种情况，线粒体自噬增加都会提高线粒体的整体能量效率。

5.3　线粒体代谢与表观遗传调控

5.3.1　表观遗传

表观遗传学是指 DNA 序列不发生变化，而基因表达发生改变的现象，主要包括 DNA 甲基化、组蛋白修饰、非编码 RNA 调控、染色体重塑及核小体定位等。对多种生物表观遗传的分子学基础研究发现了一系列表观遗传生物标志物。表观遗传的修饰在不改变 DNA 序列的同时能调控基因的表达和转录从而影响胚胎发育、干细胞的分化、衰老和肿瘤发生等多个细胞过程。

对特定类型癌症或癌症基因组图谱项目进行的全基因组关联研究发现，编码表观遗传成分的基因经常发生突变。这些突变基因包括 DNA 甲基化酶和去甲基化酶、组蛋白和组蛋白修饰相关基因、参与染色质重塑和染色体结构的基因，以及影响组蛋白和 DNA 甲基化并可能扰乱三维基因组结构的 IDH1 和 IDH2 等代谢相关基因。越来越多研究也表明，癌基因和抑癌基因的突变可以驱动代谢和表观遗传修饰的重塑，同时它们也受到表观遗传修饰及代谢物水平改变的调节。这些发现表明，在某些情况下，DNA 和染色质的表观遗传变化可能是致癌过程的主要驱动因素，是有潜力的癌症治疗方向。

表观遗传控制对细胞重编程也至关重要。通过阻断 H3K9me3 的赖氨酸甲基转移酶（lysine methyltransferases，KMT）或用维生素 C 刺激包含 Jumonji C（JmjC）结构域的组蛋白赖氨酸去甲基化酶（Jumonji domain-containing protein，JMJD）和十-十一易位（ten-eleven translocation，TET）家族蛋白，可提高重编程效率（Toh and Wilson，2020）。除此之外，表观遗传修饰还在神经系统疾病、心血管疾病、自身免疫性疾病、发育及衰老等多个方面发挥作用。

5.3.2 代谢产物与染色质修饰

细胞代谢产物,尤其是线粒体 TAC 和脂肪酸氧化降解等的代谢中间产物已被证明可以参与控制转录因子和染色质修饰(图 5-1),尽管 TAC 代谢物的丰度变化如何影响特定基因表达的分子细节仍有待阐明,但其能通过表观遗传修饰进而改变细胞的功能和命运已经被大量研究证实。

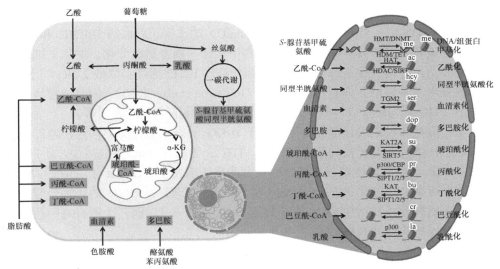

图 5-1 线粒体代谢与表观遗传修饰示意图(彩图请扫封底二维码)

细胞内代谢及线粒体 TAC 等可以产生许多代谢中间产物,这些代谢中间产物可以进入细胞核参与组蛋白修饰,进而调控基因表达,参与多种疾病进程

1. DNA 甲基化

在人类 DNA 中,DNA 碱基,尤其是在 CpG 岛中,可被 DNA 甲基转移酶(DNA methyltransferase,DNMT)甲基化胞嘧啶的第五个碳(^{5m}C),这种情况通常会导致转录抑制,SAM 是组蛋白或 DNA 甲基化的主要甲基供体。丝氨酸和甘氨酸参与核苷酸合成、甲基化反应及谷胱甘肽(GSH)和 NADPH 的生成,是与叶酸循环相结合的另外一种重要的单碳供体。丝氨酸可通过维持核苷酸水平来促进 DNA/RNA 甲基化。另外一种丝氨酸生物合酶 SHMT2 活化诱导 SAM 合成,促进 DNA 和组蛋白甲基化,导致肿瘤抑制基因启动子沉默,并启动淋巴瘤发生(Parsa et al.,2020)。

TAC 作为生物合成前体和化学中间体的来源在甲基化中发挥重要作用。α-KG

是含有 Jumonji C 结构域的组蛋白去甲基化酶 JHDM 和 DNA 去甲基化酶 TET 所必需的底物,除了异柠檬酸外,其他氨基酸也能介导 α-KG 的合成。来源于葡萄糖或谷氨酰胺的细胞内 α-KG 可促进 H3K27 去甲基化和 TET 依赖性 DNA 去甲基化,有助于维持胚胎干细胞(ESC)的多能性(Carey et al.,2015)。磷酸丝氨酸氨基转移酶 1(phosphoserine aminotransferase 1,PSAT1)是一种丝氨酸生物合成转氨酶,介导 α-KG 的产生。PSAT1 敲除减少细胞内的 α-KG,并通过调节核 DNA 5′-羟甲基胞嘧啶(5′-hmC)和组蛋白甲基化水平加速小鼠 ESC 的分化(Hwang et al.,2016)。突变的 IDH1 和 IDH2 以 NADPH 依赖性方式催化 α-KG 向 2-羟基戊二酸(2-hydroxyglutarate,2-HG)转化。2-HG 被报道显著抑制 TET 活性,从而大大降低核 DNA 上 5′-羟甲基胞嘧啶(5′-hmC)的水平。白血病中 IDH1 和 IDH2 突变体会破坏 TET2 功能,诱导 DNA 高甲基化,损害造血分化,增加干细胞标志物的表达,并最终促进恶性转化,而药物抑制 IDH2 活性会降低 2-HG 的水平,从而改变表观基因组并抑制白血病进展(Figueroa et al.,2010)。因此线粒体代谢产生的 2-HG 是与癌症表型相关的 DNA 甲基化变化的重要影响因素。

富马酸盐和琥珀酸盐都能抑制依赖于 α-KG 的去甲基化酶的活性,通过敲除 FH 或 SDH 或外源补充富马酸或琥珀酸,TET 介导的 5′-hmC 生成减少,且 FH 或 SDH 缺失所诱导的这些表观遗传学改变有助于肿瘤发生(Xiao et al.,2012)。NAD 水平同样可调节甲基化状态。Lozoya 等(2018)发现,mtDNA 的耗竭会通过重编程甲硫氨酸循环和增加 SAM 水平导致 DNA 高甲基化,而几乎所有的甲基化都可以通过维持线粒体 NADH 氧化来挽救。

2. 组蛋白甲基化

组蛋白甲基化(从单甲基化到三甲基化)发生在 H3 和 H4 的赖氨酸或精氨酸残基上。只有 8 个残基(H3K4/9/18/23/27/36/79 和 H4K20)会发生显著的甲基化修饰,但每个赖氨酸都可以支持单甲基化、双甲基化或三甲基化。这些组蛋白甲基化标记可激活或抑制基因表达,具体取决于残基类型、添加的甲基数量及在 H3 或 H4 N 端区域内的位置。例如,H3K4 和 H3K79 的甲基化通常与转录激活有关,而 H3K9 和 H3K27 的甲基化则会抑制基因转录(Jambhekar et al.,2019)。

细胞内 SAM 的生物合成取决于甲硫氨酸和 ATP 的缩合,这一过程由限速酶甲硫氨酸腺苷转移酶 1α(methionine adenosyltransferase 1α,MAT1α)或 MAT2α 催化。MAT2α 自身也可与组蛋白 H3K9 甲基转移酶 SET 结构域分叉组蛋白赖氨酸甲基转移酶 1(SET domain bifurcated histone lysine methyltransferase 1,SETDB1)相互作用,导致 H3K9me3 在环氧合酶 2(cyclooxygenase-2,COX-2)基因位点积累,并抑制 COX-2 基因的表达(Kera et al.,2013)。在源自患者的 BRAF(V600E)黑色素瘤细胞中,降低谷氨酰胺水平会显著降低 α-KG 水平,从而导致组蛋白 H3

的高甲基化介导的肿瘤去分化及对 BRAF 抑制剂治疗的耐药性（Pan et al.，2016）。与 2-HG 对 DNA 甲基化影响一致，在非转化细胞、脂肪细胞和永生化星形胶质细胞中，转入突变型 IDH 或外源添加 2-HG 会诱导整体和启动子特异性 H3K9 和 H3K27 甲基化，从而阻碍细胞分化（Lu et al.，2012），富马酸盐和琥珀酸盐也同样能增加培养细胞中的整体组蛋白甲基化水平。研究还发现，α-酮戊二酸脱氢酶复合体（α-ketoglutarate dehydrogenase complex，α-KGDH）受到光刺激后，在全基因组水平调控组蛋白的甲基化修饰进而调控一系列环境响应基因表达（Huang et al.，2023）。

3. 组蛋白乙酰化

除甲基化外，另外一种典型的染色质修饰是组蛋白的乙酰化，它是指在乙酰转移酶的催化下，将来自高能代谢产物乙酰辅酶 A 的乙酰基转移到组蛋白赖氨酸的 ε-氨基上。哺乳动物细胞中的乙酰辅酶 A 主要来自细胞外葡萄糖提供的碳单位，由线粒体中的丙酮酸脱氢酶复合物（pyruvate dehydrogenase complex，PDC）从葡萄糖衍生的丙酮酸中生成。脂肪酸 β 氧化、支链氨基酸（branched-chain amino acid，BCAA）的分解和游离乙酸都有助于线粒体乙酰辅酶 A 的生成。

丙酮酸脱氢酶复合物也称为丙酮酸去氢酶复合物，是一个由丙酮酸脱氢酶（pyruvate dehydrogenase，PDH）、二氢硫辛酰胺-*S*-乙酰转移酶（dihydrolipoamide-*S*-acetyltransferase，DLAT）、二氢硫辛酰胺脱氢酶（dihydrolipoamide dehydrogenase，DLD）、PDK、丙酮酸脱氢酶磷酸酶（pyruvate dehydrogenase phosphatase，PDP）和丙酮酸脱氢酶复合物 X 组分组成的大型多组分复合物。在血清刺激、表皮生长因子刺激或 S 期线粒体应激时，PDC 蛋白会从线粒体中转运出来而进入细胞核。抑制细胞核 PDC 会降低对细胞周期进展和进入 S 期至关重要的特定组蛋白赖氨酸残基的乙酰化水平（Sutendra et al.，2014）。细胞核 PDC 对 H3K9 的乙酰化及甾醇调节元件结合转录因子（sterol regulatory element binding transcription factor，SREBF）靶基因的表达至关重要。因此，位于不同细胞器中的 PDC 分别通过在表观遗传修饰水平上提供底物和上调脂质代谢酶来促进脂肪生成和前列腺癌的进展（Chen et al.，2018）。

田烨研究组研究发现，线虫发育过程中线粒体 ETC 功能下降，导致 TAC 中重要的代谢物柠檬酸（citric acid）的含量下降，使得线粒体来源的乙酰辅酶 A 的合成减少。核小体重塑和组蛋白去乙酰化酶（nucleosome remodeling and deacetylase，NuRD）复合体响应乙酰辅酶 A 水平的变化，在细胞核内累积，调控组蛋白乙酰化水平，重塑染色质结构，从而影响代谢等相关基因的表达，并促进线虫寿命的延长（Zhu et al.，2020）。

另外，线粒体活性被 BCL2L1 过表达抑制时，柠檬酸盐和乙酰辅酶 A 的水平就会下降，但组蛋白 H3 或 H4 乙酰化没有明显降低。通过分离核成分和共聚焦显微镜，Sutendra 团队发现在不同类型的细胞核中存在 PDH、DLAT 和 DLD。这些成分是生成乙酰辅酶 A 和对核心组蛋白 H2B、H3 和 H4 进行乙酰化所必需的（Sutendra et al.，2014）。

三磷酸腺苷柠檬酸裂解酶（adenosine triphosphate citrate lyase，ACLY）催化柠檬酸转化为乙酰辅酶 A 和草酰乙酸，在许多癌症中高表达，并将能量代谢、生物合成和表观遗传修饰联系在一起。通过亚细胞分离，发现 ACLY 不仅存在于细胞质中，也存在于细胞核中。核定位的 ACLY 是组蛋白乙酰化和同源重组介导的 DNA 修复所需的乙酰辅酶 A 积累的主要来源（Sivanand et al.，2017）。

乙酸合成乙酰辅酶 A 是由乙酰辅酶 A 合成酶（acetyl-CoA synthetase，ACSS）家族成员介导，乙酰辅酶 A 合成酶 1（ACSS1）、乙酰辅酶 A 合成酶 3（ACSS3）定位于线粒体，而 ACSS2 定位于细胞质和细胞核。在缺氧和脂质缺乏等代谢应激条件下，诱导 ACSS2 表达会促进乙酸的摄取和利用，产生乙酰辅酶 A，进一步生成脂肪酸，支持膜磷脂的生物合成。核定位的 ACSS2 可维持组蛋白乙酰化水平。外源乙酸盐的添加可挽救缺氧诱导的组蛋白乙酰化水平的降低，并从表观遗传学上激活脂肪酸合酶（fatty acid synthase，FASN）和乙酰辅酶 A 羧化酶 1（acetyl-CoA carboxylase 1，ACC1）等生脂基因（Bulusu and Mantel，2017）。在细胞核中，ACSS2 可与溶酶体和自噬相关基因启动子区的转录因子 EB（TFEB）结合，通过在局部由乙酸产生乙酰辅酶 A，进一步促进 H3 乙酰化和这些基因的表达（Li et al.，2017）。丁酸衍生的乙酰辅酶 A 也可诱导组蛋白乙酰化，并分别以依赖 ACLY 和不依赖 ACLY 的方式通过刺激组蛋白乙酰转移酶（histone acetyltransferase，HAT）和抑制组蛋白脱乙酰酶（histone deacetylase，HDAC）来调节基因表达。乳酸作为一种内源性 HDAC 抑制剂，可促进细胞培养中的组蛋白乙酰化和基因表达，但乳酸介导的组蛋白乙酰化在肿瘤发生中的作用和贡献仍需进一步研究。

脂肪酸氧化副产物 BHB 除了作为能量代谢产物外，也作为一种信号代谢产物促进蛋白质乙酰化。一方面，BHB 可分解为乙酰辅酶 A 增加细胞内乙酰辅酶 A 的浓度，从而促进组蛋白和非组蛋白的乙酰化。另一方面，在禁食条件下，内源性 BHB 会结合并抑制 I 类组蛋白去乙酰化酶，促进组蛋白 H3 的 Lys9 和 Lys14 的乙酰化，并激活由转录因子叉头盒 O3a（forkhead box O3a，FOXO3a）控制的基因转录，这与多种生物的长寿有关（Shimazu et al.，2013）。

NAD 在赖氨酸残基的去乙酰化过程中充当 sirtuin（SIRT，一种去乙酰化酶）的辅助因子，NAD/NADH 值与乙酰化状态和能量状态密切相关。高糖酵解细胞通常具有较低的 NAD/NADH 值，从而导致 sirtuin 的活性受到抑制，尤其是 SIRT6，它在没有乙酰化底物的情况下能以相对较高的亲和力结合 NAD。添加 NAD 的前体烟酰胺单核苷酸（nicotinamide mononucleotide，NMN）可通过促进蛋白质超乙酰化，延长 NADH：泛醌氧化还原酶亚基 S4（NADH：ubiquinone oxidoreductase subunit S4，Ndufs4）敲除小鼠的寿命（Lee et al.，2019）。

4. 组蛋白同型半胱氨酸化

组蛋白同型半胱氨酸化是一种新出现的修饰，已被观察到与妊娠期人类胎儿大脑中细胞同型半胱氨酸（homocysteine，Hcy）水平升高有关。一项研究发现，在 4 种主要组蛋白中有 39 个组蛋白赖氨酸同型半胱氨酸化位点，其中 H3K79-Hcy 与神经管闭合相关基因的表达呈负相关，因此有可能导致神经管缺陷的发生（Zhang et al.，2018）。尽管甲硫氨酸和一碳代谢的紊乱是否会参与组蛋白同型半胱氨酸化还尚不明确，但这一发现，加上母体叶酸缺乏与婴儿神经管缺陷之间的联系，提示叶酸缺乏对神经发育的影响可能与组蛋白同型半胱氨酸化失调有一定的联系。

5. 组蛋白单胺化

另外一种新出现的组蛋白修饰是组蛋白单胺化，组蛋白可通过与单胺神经递质（包括血清素和多巴胺）发生反应而对谷氨酰胺残基进行修饰，从而对染色质生物学、基因表达、神经功能和行为产生连续影响。

血清素参与神经元回路的维持，在产生大量血清素的人体组织中，已发现血清素可在谷氨酰胺残基上对 H3K4me3 修饰的组蛋白进行血清素化，形成 H3K4me3Q5ser。这种修饰由转谷氨酰胺酶 2（transglutaminase 2，TGM2）催化，与转录启动和外染色质有关，有助于神经元分化和信号转导（Meiser et al.，2013）。

多巴胺是一种神经递质，在大脑奖赏回路中发挥作用。在神经元中，多巴胺是由酪氨酸和苯丙氨酸合成的，饮食中缺乏这两种氨基酸会减少多巴胺在人脑中的释放。在多巴胺能神经元丰富的脑区，多巴胺与一种新出现的表观遗传修饰有关，即 H3 谷氨酰胺 5 多巴胺化（H3Q5dop）。研究发现，可卡因可导致大鼠神经元 H3Q5dop 水平降低，但在可卡因戒断后 H3Q5dop 会升高，降低其水平可逆转可卡因介导的基因表达并减少大鼠求可卡因的行为，这表明 H3Q5dop 与成瘾行为之间存在因果关系（Lepack et al.，2020）。

6. 组蛋白琥珀酰化

赖氨酸残基的琥珀酰化将阳离子赖氨酸侧链转化为阴离子链，对蛋白质结构、电荷和功能具有很大的潜在影响，这种修饰在原核生物和真核生物中都是可逆的、动态的和进化保守的。在大多数情况下，细胞内的琥珀酰辅酶 A 来源于 TAC 中的 α-KG、琥珀酰肉碱和琥珀酸盐。此外，FAO 过程中的肉碱穿梭也会增加琥珀酰辅酶 A 的含量，琥珀酰辅酶 A 还可由氨基酸代谢产生，然后由琥珀酰辅酶 A

合酶合成。SDH 缺失导致 TAC 缺陷，可导致琥珀酰辅酶 A 增加，使组蛋白过度琥珀酰化并增强基因表达（Smestad et al., 2018）。细胞核中的 α-酮戊二酸脱氢酶复合体（α-KGDH）可与基因启动子区域的赖氨酸乙酰转移酶 2A（lysine acetyltransferase 2A，KAT2A）结合，KAT2A 与琥珀酰辅酶 A 结合并作为琥珀酰转移酶在赖氨酸上琥珀酰化组蛋白 H3，阻止 α-KGDH 进入细胞核或抑制 KAT2A 蛋白的表达，会降低下游靶基因的表达，从而抑制肿瘤生长（Xu et al., 2021）。在胃癌中发现 CPT1A 在 S100A10 发生琥珀酰化后具有赖氨酸琥珀酰基转移酶活性（Wang et al., 2019a）。

7. 组蛋白丙酰化和丁酰化

2007 年，Yue 研究小组首次报道了两种新型赖氨酸修饰即丙酰化（Kpr）和丁酰化（Kbu）。Kbu 和 Kpr 底物分别来源于丁酸酯和丙酸酯，它们在 ACSS2 催化下形成类似乙酰辅酶 A 的小活性分子，从而介导组蛋白酰化过程。Kpr 和 Kbu 具有高度动态性，并优先富集于活性基因的启动子中。在酵母细胞、小鼠肝脏和白血病细胞系 U937 等真核细胞中都能检测到它们，这反映了它们同样具有高度保守性。在高脂饮食诱发肥胖的糖尿病前期小鼠肝脏组蛋白研究过程中，对已知和未知组蛋白标记提取的组蛋白样本进行的综合蛋白质组学分析表明，在新发现的 45 个组蛋白赖氨酸酰化标记中，有 15 个 Kpr 标记和 12 个 Kbu 标记，此外，抗体亲和富集显示，Kpr 和 Kbu 标记在组蛋白上的出现率很高（Nie et al., 2017）。利用稳定同位素标记细胞生长必需营养物质联合亚细胞组分分离（SILEC-SF）技术，通过液相色谱-质谱联用技术对亚细胞区室中的脂酰辅酶 A（acyl-CoA）硫酯进行定量分析发现，细胞核中酰基辅酶 A 的分布与细胞质中的不同，丙酰辅酶 A 主要富集在细胞核。通过同位素追踪，研究发现细胞核丙酰辅酶 A 和组蛋白丙酰化主要来源于支链氨基酸异亮氨酸的代谢（Trefely et al., 2022）。鉴于丙酰辅酶 A 是支链氨基酸异亮氨酸和缬氨酸分解代谢的最终产物，该研究为代谢与表观基因组之间相互影响提供了新证据。另有研究显示，腹腔注射丁酸钠可上调糖尿病小鼠肾脏组蛋白 Pan-丁酰化（Pan-Kbu）和 H3K9 丁酰化（H3K9bu），并显著下调促炎因子单核细胞趋化蛋白-1（monocyte chemoattractant protein-1，MCP-1）和白细胞介素-6（IL-6）及纤维化指标 COV-IV 和 TGF-β。此外，用组蛋白修饰酶 p300 抑制剂 A485 抑制 Kbu 后，丁酸钠的抗炎和抗纤维化作用被逆转（Zhou et al., 2022）。

8. 组蛋白巴豆酰化

组蛋白赖氨酸残基的巴豆酰化取决于细胞内巴豆酰辅酶 A 的浓度。通常，在细胞内乙酰辅酶 A 的浓度约是巴豆酰辅酶 A 浓度的 3 倍，这意味着组蛋白巴豆酰化的含量比乙酰化低得多。这种修饰也由 p300 调控，广泛存在于核心组蛋白中，可激活体内基因转录（Wei et al., 2017）。巴豆酰化修饰的去除在体外由三种 sirtuin 蛋白（Sirt1、Sirt2 和 Sirt3）介导，其中 Sirt3 在体内具有显著的脱巴豆酰酶活性。Sirt3 可以调节活性氧的产生，因此在 1 型和 2 型糖尿病的胰岛素信号转导中发挥着重要作用，进而调节骨骼肌的胰岛素抵抗。此外，Sirt3 的水平可受进食和禁食的调节（Gertz and Steegborn, 2016）。迄今为止，人们对组蛋白的巴豆酰化或去巴豆酰化如何改变胰岛素信号转导知之甚少，但不可否认，组蛋白赖氨酸的巴豆酰化是一种重要的表观遗传调节方式。

9. 组蛋白乳酰化

长期以来，乳酸一直被认为是糖酵解代谢的废物，然而最新研究发现在正常组织和肿瘤中，随着细胞外乳酸盐的积累，它也可以作为线粒体 TAC 的主要碳源被重新利用，并刺激线粒体电子传递链的活性（Cai et al., 2023）。此外，乳酸还可通过诱导内质网-线粒体 Mg^{2+} 的动态变化融入细胞代谢。受细胞内代谢物对组蛋白广泛酰化的启发，赵英明课题组发现，乳酸还能在一种新的表观遗传修饰中改变组蛋白的赖氨酸残基，即乳酰化作用（Zhang et al., 2019）。在人类 HeLa 细胞和小鼠骨髓来源巨噬细胞（bone marrow-derived macrophage，BMDM）中发现核心组蛋白（包括 H3、H4、H2A 和 H2B）上的 28 个组蛋白赖氨酸乳酰化（lysine lactylation，Kla）位点。H3 和 H4 的乳酰化是由 p53 依赖性和 p300 介导的。缺氧和巨噬细胞极化与活化的糖酵解产生的乳酸增加有关，可促进细胞内组蛋白乳酰化。在 M1 巨噬细胞极化的晚期，组蛋白乳酰化的增加会直接促进基因转录并诱导平衡基因，包括 M2 巨噬细胞的标记 Arg1。研究人员还在从小鼠黑色素瘤和肺部肿瘤中分离出的巨噬细胞中检测到组蛋白乳酰化，并观察到组蛋白乳酰化与修复性 M2 巨噬细胞产生的致癌物质之间存在正相关。这些研究结果表明，巨噬细胞中的高乳酸和组蛋白乳酰化水平可能有助于肿瘤的形成和发展。

10. 组蛋白酰基化的书写者、阅读者和擦除者

调节表观遗传修饰的酶可类比文字的书写、阅读和擦除过程，因此根据功能的不同，组蛋白酰基转移酶、组蛋白识别蛋白和组蛋白去酰基化酶分别叫作组蛋白修饰的"书写者"（writer）、"阅读者"（reader）和"擦除者"（eraser）。writer 负责添加修饰，eraser 去除翻译后修饰，reader 则能识别特异性表观修饰并与其结合。

目前已发现三大赖氨酸乙酰转移酶（lysine acetyltransferase，KAT）家族作为酰基转移酶参与组蛋白酰基化修饰，即 GCN5 相关的 N-乙酰转移酶（general control non-repressible 5-related N-acetyltransferase，GNAT）家族、MYST 家族（Moz、Ybf2/Sas3、Sas2 和 Tip60）及腺病毒 E1A 相关的 300 kDa 蛋白和 CREB 结合蛋白（E1A binding protein P300 and CREB-binding protein，p300/CBP）。溴结构域蛋白

（如 BRD4 和 BRDT）、YEATS 结构域蛋白（如 MLLT3 和 Taf14）及 DPF 结构域蛋白（如 MOZ 和 DPF2）是真核细胞中与酰基化赖氨酸残基相互作用并识别赖氨酸酰基化的"阅读者"，可招募转录因子和/或超长复合体以支持转录激活。"擦除者"的典型代表是赖氨酸去乙酰化酶，这是去除乙酰基的关键酶，主要有锌依赖性 HDAC 和 NAD 依赖性 sirtuin 两个主要家族。依据亚细胞定位、作用对象及辅酶依赖性不同分为四大类：其中，Ⅰ类（HDAC1、2、3 和 8）在细胞核组织中广泛表达；Ⅱ类（HDAC4、5、6、7、9 和 10）有组织特异性表达，并可在细胞核和细胞质之间穿梭；Ⅲ类 HDAC（也称为 sirtuin）依赖于 NAD 浓度，与其他类HDAC 相比，具有独特的去乙酰化催化机制；Ⅳ类目前只有 HDAC11，是锌依赖性酶，能够催化不同的组蛋白位点使之去乙酰化，底物特异性低，在某些情况下功能冗余。

组蛋白修饰在基因调控中发挥重要作用，离不开 writer、reader 和 eraser 的参与。需要注意的是，这些 writer、reader 和 eraser 所参与的酰基化修饰调控，不一定只针对一种酰基化修饰发挥作用。例如，p300/CBP 除了能催化组蛋白乙酰化外，还被发现能催化组蛋白的丙酰化、丁酰化、巴豆酰化、羟基丁酰化、琥珀酰化和戊二酰化修饰等。

鉴于组蛋白修饰与多种疾病发展的相关性，继续深入探索这些组蛋白修饰相关酶的作用机制，将有助于肿瘤药物开发。目前，一系列组蛋白酰基化酶相关抑制剂正在开发，并取得了良好效果，为后续疾病治疗提供了潜在备选药物。

11. 非酶促染色质修饰

在某些情况下，染色质修饰的添加不需要酶的参与。这些非酶促染色质修饰既包括典型的染色质标记，如乙酰化和甲基化，又包括通过与亲电化合物加成产生的修饰。赖氨酸残基对非酶乙酰化反应的差异很大，这主要取决于其生物物理特性，如表面暴露和局部静电相互作用等。

在糖酵解、脂质过氧化或暴露于环境毒物过程中产生的亲电代谢物能与组蛋白和 DNA 上的亲核官能团形成共价加合物，发生组蛋白修饰。其中一个例子是甲基乙二醛（methylglyoxal，MGO），它是糖酵解、氨基酸代谢和脂质代谢的副产物（Kold-Christensen and Johannsen，2020）。MGO 加合物被称为高级糖化终产物（advanced glycation end product，AGE），它的形成与衰老及糖尿病和癌症等慢性疾病密切相关。组蛋白的 MGO 糖化在糖酵解通量增强时会上调，并通过与乙酰化和甲基化竞争相同的残基，破坏核小体结构的稳定性和染色质修饰分布。

目前人们对非酶促染色质修饰的功能仍然知之甚少。非酶促添加的组蛋白乙酰化及其他酰基化修饰由 sirtuin 清除。当 sirtuin 的活性受到破坏时，组蛋白酰基化修饰会被特异性阅读器识别，最终导致疾病，这表明这些非酶促添加的组蛋白酰基化修饰在基因组中的分布可以通过酶来调节，并在转录控制中发挥重要作用。相反，细胞内的几个解毒系统，包括 DJ-1 和 GLO-Ⅰ/Ⅱ酶的活性及酮体乙酰乙酸的非酶促缓冲作用，都是解毒 MGO 和抑制 MGO 加合物形成所必需的。这些发现表明，细胞非酶促组蛋白修饰与细胞应激事件有关，可能需要适当的调控，以确保细胞功能正常。

12. RNA 的甲基化和乙酰化

与 DNA 和组蛋白一样，RNA 也会发生各种共价修饰，其中以 mRNA 的甲基化和乙酰化最为常见。这两种修饰都是通过"阅读器"识别并结合修饰后的 RNA 分子来调节 mRNA 降解、剪接和翻译，以及调节其他功能。这些化学基团在 mRNA 分子上的分布也可由依赖于代谢物底物或辅助因子的酶来编辑。m^6A 是 mRNA 甲基化的最常见形式，由甲基转移酶样蛋白（methyltransferase-like protein，METTL）3/METTL14 复合物和 METTL16 催化形成，它们都是依赖于 SAM 的 RNA 甲基转移酶。研究表明，SAM 缺失会降低 MAT2A mRNA 的 METTL16 依赖性 m^6A，从而促进其稳定性并提高 MAT2A 的表达（Shima et al.，2017）。

m^6A 的去除由 RNA 去甲基化酶脂肪量及肥胖相关蛋白（fat mass and obesity-associated protein，FTO）和 alkB 同系物 5（alkB homolog 5，ALKBH5）催化，这两种酶都是依赖于 α-KG 的二氧酶，会受到琥珀酸、富马酸、柠檬酸和 2-HG 的抑制。研究表明，副代谢物 2-HG 和突变 IDH1 的表达可抑制白血病细胞中的 FTO，从而表现出抑制肿瘤的活性，导致整体 m^6A 增加，MYC 致癌基因和 CCAAT 增强子结合蛋白 α（CCAAT enhancer binding protein α，C/EBPα）基因转录本的稳定性降低，而 C/EBPα 基因对 FTO 的表达有正向调节作用（Su et al.，2018）。2-HG 对 FTO 的抑制还增加了核内小 RNA（small nuclear RNA，snRNA）的甲基化，并调节 mRNA 的剪接（Mauer et al.，2019）。在现阶段，大量证据表明了 RNA 甲基化对基因调控的重要性。

mRNA 的乙酰化由 N-乙酰转移酶 10（N-acetyltransferase 10，NAT10）催化，其活性取决于乙酰辅酶 A 的丰度和 ATP 水平，生成的 N_4-乙酰胞苷（ac4C）可提高 mRNA 的翻译效率。RNA 去乙酰化是否受酶调控及其发生的分子机制目前尚不清楚，与 m^6A 的作用相比，它在基因调控中的作用还需深入研究。

5.3.3　线粒体分裂促进细胞组蛋白酰基化修饰

线粒体形态与其功能息息相关，线粒体形态的改变意味着线粒体的代谢功能也随之发生变化，而线粒体代谢产物不仅是细胞组蛋白发生酰基化修饰的底

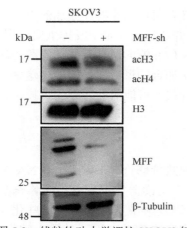

图 5-2 线粒体动力学调控 SKOV3 细胞组蛋白乙酰化修饰

对线粒体分裂相关蛋白 MFF 进行敲减改变线粒体动力学，线粒体更趋于融合态，检测组蛋白整体未发生明显变化，但组蛋白 H3 及 H4 乙酰化修饰降低探究。

物，更可从多个角度调控细胞蛋白酰基化修饰。我们对线粒体融合、分裂中起关键调控作用的线粒体动力学相关蛋白，如 MFF、MFN2 等，进行敲减或过表达，以此改变线粒体形态及代谢，检测其是否会对蛋白质修饰产生影响。利用人源卵巢癌细胞 SKOV3 为模型，在其中敲减 MFF 阻止线粒体分裂，使线粒体更趋于融合态，随后检测细胞组蛋白乙酰化修饰，免疫印迹结果显示，敲减 MFF 后，细胞组蛋白 H3、H4 的乙酰化修饰发生明显的下调（图 5-2）。通过过表达 MFN2 得到了类似的结果。而过表达 MFF 及敲减 MFN2 使线粒体趋于分裂态同时增强了组蛋白中的酰基化修饰。以上实验提示线粒体形态改变可影响组蛋白乙酰化修饰，且线粒体趋于分裂态会促进组蛋白的乙酰化修饰，但其中具体机制仍需进一步

5.4 线粒体代谢与癌症治疗

5.4.1 代谢物在癌症的表观遗传重塑过程中发挥关键作用

长期以来，肿瘤被认为是一种由癌基因和抑癌基因突变驱动的遗传性疾病。然而随着高通量测序等新兴技术的快速发展，表观遗传变化被越来越多地认为是其中一个主要的致癌因素。癌症中的表观遗传失调通常包括表观遗传修饰酶的突变或异常表达及相关辅因子水平的改变，它们通过改变染色质的结构和动力学从而导致基因表达的改变，最终促进肿瘤的发生和进化。与此同时，越来越多的研究表明代谢重编程通过产生额外的能量、提供更多的生物大分子用于细胞生物合成的同时，还可通过平衡肿瘤细胞中的氧化还原状态促进肿瘤的发生发展。

几乎所有的表观遗传修饰过程均需要代谢物的参与，如乙酰辅酶 A、NAD、SAM、α-KG、黄素腺嘌呤二核苷酸（flavin adenine dinucleotide，FAD）、ATP 和琥珀酸等作为底物或辅因子等参与乙酰化、甲基化、磷酸化、琥珀酰化等翻译后修饰过程。因此，代谢产物在肿瘤表观遗传修饰中发挥着非常广泛而重要的作用。

5.4.2　靶向线粒体代谢的酶精准治疗癌症

1. ETC 抑制剂

长期以来，人们一直针对 ETC 的每种复合体开发抑制剂进行疾病治疗，其中一些已被批准作为某些疾病的临床治疗药物。他莫昔芬用于抑制 ETC 复合物 Ⅰ，从而增加过氧化氢的产生，这种化合物被用于治疗绝经前激素阳性乳腺癌。二甲双胍也可抑制 ETC 复合物 Ⅰ，用于治疗 2 型糖尿病，是全球处方量最大的药物。二甲双胍也用于大肠癌、乳腺癌和前列腺癌的临床治疗。IACS-010759 是一种抑制 ETC 复合物 Ⅰ 的新型抑制剂，目前正处于临床试验阶段，用于治疗急性髓性白血病和某些肿瘤（De and Kuppusamy，2020）。目前几种 ETC 复合物 Ⅱ 的抑制剂，如丙二酸、硝基丙酸、三氟乙酰丙酮、曲妥珠单抗等仅用于基础实验研究。ETC 复合物 Ⅲ 抑制剂白藜芦醇已进入临床试验阶段，被用于治疗不同类型的癌症（Sassi et al.，2014）。ETC 复合物 Ⅳ 抑制剂阿霉素和卟啉光敏剂作为临床化疗药物联合治疗非小细胞肺癌（Baskaran et al.，2018）。迄今为止还没有针对 ETC 复合物 Ⅴ 的有效临床抑制剂，寡霉素能有效抑制复合物 Ⅴ，但仅适用于基础实验用途。

2. FAO 抑制剂

脂肪酸氧化（FAO）是由位于线粒体基质中的酶复合物进行的一系列循环催化代谢反应。CPT1 是长链脂肪酸进入线粒体进行 FAO 的关键限速酶。目前，针对 CPT1 开发了多种抑制剂，Etomoxir 是其中之一。研究表明，Etomoxir 在多种体内外肿瘤类型中发挥作用，如在高级别浆液性卵巢癌中可抑制肿瘤发生发展（Sawyer et al.，2020）。Etomoxir 还被报道可阻断乳腺癌患者衍生异种移植的肿瘤生长和转移特征（Park et al.，2016），以及在体外诱导胶质母细胞瘤细胞死亡，并且在胶质母细胞瘤小鼠模型中抑制肿瘤的生长（Lin et al.，2017）。然而，Etomoxir 对 ETC 复合物 Ⅰ 的脱靶效应及所需的高剂量使其并未得到广泛的临床应用。因此，人们开发出了选择性更强的 CPT1 抑制剂 Teglicar（ST1326）和 CPT1-CPT2 双重抑制剂 Perhexilline。3-酮脂酰辅酶 A 硫解酶（3-ketoacyl CoA thiolase，3-KAT）是一类在脂肪酸 β 氧化裂解反应中扮演重要角色的酶，可被曲美他嗪和雷诺拉嗪抑制，这两种药物都被批准用于治疗心绞痛（Balla et al.，2018）。目前，还需要更特异、毒性更低的 FAO 抑制剂来利用脂质氧化作为癌症精确治疗的药物靶点。

3. TAC 抑制剂

TAC 发生在线粒体基质中，为细胞的生命活动提供能量和生物大分子，并且参与 TAC 的关键酶 IDH、SDH 和 FH 在多种癌症中发生突变，与肿瘤进展密切相关。Fumarate hydratase-IN-1 作为一种富马酸水合酶（FH）抑制剂，对细胞增殖起抑制作用（Diskin et al.，2023），但仅用于实验室研究。FH 或 SDH 酶的功能缺失突变使药物靶向治疗具有一定的难度，而目前能成功抑制功能异常的酶的化合物种类较少，其他一些化合物还需要进一步研究。AGI-5198 是第一个高效的、选择性的 IDH1 R132H/R132C 突变型抑制剂。AGI-5198 抑制突变体 IDH 可减少 2-HG 的形成，并诱导胶质瘤细胞的分化。AG-221 是 IDH2 的选择性小分子抑制剂，在 2013 年年底首次进入临床试验。AG-881 是突变型 IDH1 和 IDH2 的抑制剂，AG-881 能够完全穿透血脑屏障，因此，该药物在胶质瘤患者中的临床疗效令人期待。AG-221 和 AG-881 正在临床试验中（Yen et al.，2017；Medeiros et al.，2017），分别用于治疗携带 IDH2 或 IDH1/2 突变的急性粒细胞性白血病和胶质母细胞瘤。CPI-613 是靶向癌细胞线粒体中参与细胞能量代谢相关酶的首个临床化合物，用于治疗转移性胰腺癌。CPI-613 同时针对 α-KG 脱氢酶复合物和丙酮酸脱氢酶，目前正在进行白血病、淋巴瘤和小细胞肺癌的 I / II 期临床试验（Lycan et al.，2016）。

4. ROS 清除剂

活性氧（ROS）在细胞内主要以 $O_2 \bullet^-$、H_2O_2 和 •OH 等形式存在。它们的水平在细胞中受到严格的调控。ROS 水平升高是癌症的一个共同特征，可以通过提高生存、增殖、迁移、侵袭和遗传不稳定性来致瘤，但当其水平超过高氧化应激导致细胞死亡的阈值时，也具有抗瘤作用。一些药物，包括 ETC 的抑制剂，通过不同的机制诱导 ROS。因此，评估肿瘤的 ROS 阈值可能有助于确定肿瘤对 ROS 激活剂或抑制剂的反应能力。具有 ROS 调节能力的药物可以有效抑制肿瘤细胞的增殖，如芦荟提取物芦荟素通过下调 ROS 的水平，进而激活 NF-κB 等信号通路，最终抑制胃癌细胞的增殖（Wang et al.，2020）。姜黄素衍生物 WZ35 能提高细胞 ROS 水平，进而介导 YAC 和 JNK 的激活，导致线粒体功能障碍，抑制乳腺癌细胞增殖（Wang et al.，2019b）。目前，对于具有 ROS 调节作用的药物，在抑制肿瘤细胞增殖、侵袭和转移等方面进行了许多研究，并且针对正常细胞和肿瘤细胞具有不同 ROS 调节能力的新型抗肿瘤药物将成为抗肿瘤药物开发的重要方向。

5.4.3 靶向乙酰化治疗癌症

以组蛋白或 DNA 的表观遗传调控为靶点实现癌症治疗，已引起越来越多的关注。研究最广泛的表观遗传抑制剂是 HDAC 抑制剂。HDAC 抑制剂会导致组蛋白和非组蛋白上赖氨酸残基的乙酰化增加，使肿瘤细胞发生细胞死亡、周期停滞、衰老、分化、自噬等生理现象。伏立诺他（Vorinostat，SAHA）是首个获得 FDA 批准的组蛋白去乙酰化酶抑制剂，其与另一种 HDAC 抑制剂罗米地辛（Romidepsin，FK 228）已被批准用于治疗皮肤 T 细胞淋巴瘤。罗米地辛还被批准用于治疗外周 T 细胞淋巴瘤。西尔替诺、卡比诺和 EX-527 是特异性作用于 SIRT1

和 SIRT2 的 HDAC 抑制剂（Eckschlager et al.，2017），它们可以在不同类型的神经退行性疾病和癌症中发挥作用。

ACLY、ACSS2 和 PDC 通过局部产生乙酰辅酶 A 来调节组蛋白乙酰化和基因转录。因此，开发的 ACLY、ACSS2 和 PDC 抑制剂被认为是靶向代谢-表观基因组的新药。ACLY 抑制剂 ETC-1002（Ⅱ期临床试验）和羟基柠檬酸（Ⅳ期临床试验）已投入临床试验。VY-3-135 是 2021 年开发的一种潜在的 ACSS2 抑制剂。在临床前研究中发现，靶向作用 ACSS2 不仅能阻碍侵袭性癌症的生长，还会诱发宿主机体的免疫系统识别功能并攻击癌症（Miller et al.，2023）。二氯乙酸酯是一种经典的 PDK 抑制剂，被认为是一种抑制 PDK 活性的 PDC 激活剂。二氯乙酸酯治疗使 PDC 重新激活，使氧气供需之间恢复平衡，导致癌细胞死亡（Zhang et al.，2015）。关于靶向乙酰化治疗癌症的抑制剂还很多，无论是实验室水平还是临床水平都能表现出较好的抑制癌症的作用。

5.4.4 靶向甲基化进行癌症治疗

肿瘤抑制基因的频繁高甲基化进一步促进了癌症的发展，因此，使 DNA 去甲基化变得不可逆成为一种新型的治疗策略。核苷类似物和非核苷抑制剂是 DNMT 抑制剂的两种主要类型，氮扎胞苷和癸他滨是较早使用的 DNMT 抑制剂，属于核苷类似物。氮扎胞苷和癸他滨在细胞周期的 S 期结合 DNA 与 DNMT 形成不可逆的复合物，导致 DNMT 的降解。目前，氮扎胞苷和癸他滨作为 DNA 去甲基化药物已被 FDA 批准用于治疗骨髓增生异常综合征、慢性骨髓单核细胞白血病和一系列其他恶性肿瘤。瓜地他滨是一种第二代 DNMT 抑制剂，作为替他滨的前药，与替他滨相比，对肿瘤移植的裸鼠具有更好的抑癌作用和更低的毒性，并已用于治疗骨髓增生异常综合征和急性髓系白血病的 Ⅱ 期临床试验。

组蛋白甲基转移酶 zeste 同源物增强子 2（enhancer of zeste homolog 2，EZH2）在癌症治疗方面发挥潜在作用。一些研究表明，EZH2 通常与淋巴瘤、前列腺癌、乳腺癌、肾癌和肺癌的发生发展、转移和患者不良临床预后有关（Völkel et al.，2015）。GSK126 作为 EZH2 抑制剂，可有效抑制野生型和突变型 EZH2 甲基转移酶活性，抑制 EZH2 突变的弥漫性大 B 细胞淋巴瘤细胞的增殖。其他 EZH2 抑制剂，包括 EPZ-6438 和 CPI-1205 已经开发出来，目前处于 Ⅰ 或 Ⅱ 期临床试验阶段。

IDH 突变间接抑制广泛的组蛋白去甲基化酶，并导致整个基因组的组蛋白高甲基化。靶向 IDH 突变治疗胶质瘤和急性髓系白血病是一种很有价值的治疗方法。AGI-5198 是 IDH1 R132H 抑制剂，通过诱导组蛋白 H3K9me3 去甲基化和胶质细胞分化基因的表达，使 IDH1 R132H 突变细胞的生长受到抑制并促进胶质瘤细胞的分化。AGI-6780 是肿瘤相关突变体 IDH2 R140Q 的选择性抑制剂，用于治疗

TF-1 细胞类型的人红白血病，并且可诱导急性髓系白血病细胞的分化。

5.4.5 膳食干预调控细胞表观遗传

限制热量摄入和禁食已被证明可以延长寿命，并促进身体健康。近年来，越来越多的研究发现，甲硫氨酸、丝氨酸和甘氨酸、酮体、胆碱、精氨酸、谷氨酰胺、果糖或半胱氨酸介导了多种癌症的进展。在这里，我们列举了一些通过饮食控制进而调控癌症细胞表观遗传相关的进展。

生酮饮食是一种可抑制癌症进展的高脂肪低碳水化合物饮食，而高脂肪、高碳水化合物饮食则可诱导肥胖和促进癌症进展（Branco et al.，2016）。生酮饮食促进肝脏中脂肪酸 β 氧化和酮体的生成，并且通过降低循环胰岛素和 IGF-1 的水平，发挥"胰岛素抑制饮食"的作用，从而限制致癌基因的异常激活（Klement，2019）。另外，PI3K 抑制剂治疗会使胰岛素反馈重新激活肿瘤中的 PI3K-mTOR 信号轴，这可能会抵消抑制剂的治疗作用。生酮饮食与 PI3K 抑制剂一同喂养小鼠以降低高血糖，从而提高 PI3K 驱动肿瘤小鼠的生存率（Hopkins et al.，2018）。

谷氨酰胺是培养基中最丰富的氨基酸，对免疫细胞功能发挥和肿瘤发展至关重要。体内膳食谷氨酰胺衍生的 α-KG 水平导致 H3K4me3 的低甲基化，从而抑制黑色素瘤中表观遗传激活的致癌通路（Gabra et al.，2020）。这项研究表明，谷氨酰胺饮食干预通过表观遗传重编程阻碍黑色素瘤的生长。

饮食限制甲硫氨酸作为一种治疗方法早在 60 多年前就被提出了。甲硫氨酸限制饮食抑制肿瘤侵袭和转移（Jeon et al.，2016），其与一碳代谢抑制剂，如 5-氟尿嘧啶（5-fluorouracil，5-FU）的结合，对肿瘤抑制有协同作用。此外，研究发现肿瘤细胞破坏了 $CD8^+$ T 细胞的甲硫氨酸代谢，从而降低了细胞内甲基供体 S-腺苷基甲硫氨酸（SAM）的水平，导致组蛋白 H3 赖氨酸 79 的二甲基化（H3K79me2）缺失。H3K79me2 的缺失导致 STAT5 的低表达和 T 细胞免疫受损。补充甲硫氨酸能改善 T 细胞中 H3K79me2 和 STAT5 的表达，同时提高肿瘤小鼠和结肠癌患者的 T 细胞免疫力，抑制肿瘤生长（Bian et al.，2020）。饮食限制丝氨酸和甘氨酸可减缓肿瘤生长，增加小鼠存活率。然而，目前尚不清楚丝氨酸和甘氨酸饥饿的抗肿瘤作用是否取决于组蛋白或 DNA 甲基化状态的改变。

【本章小结】

线粒体是高度动态的细胞器，通过线粒体生物发生、自噬及融合分裂等过程，线粒体维持着自身的完整性，同时控制着与新陈代谢、细胞凋亡、细胞氧化还原平衡、钙信号转导和铁代谢等有关的细胞过程。线粒体代谢及线粒体代谢产物被报道与许多疾病发生及恶性肿瘤的进程密切相关，因此对线粒体代谢通路及其产物作用的详细探究，对于了解它们在不同疾病中的功能并为开发新的治疗方法或策略提供启示。

除遗传驱动因素（如体细胞突变）外，表观遗传驱动因素的重要性在细胞重编程、发育及衰老、神经系统疾病、心血管疾病、自身免疫性疾病等方面不断得到研究证实，小鼠在无明显 DNA 驱动基因突变的情况下诱发癌症的例子更是证实了表观遗传在癌症发生发展中的关键作用。线粒体作为产生表观遗传修饰底物的主要代谢细胞器，与表观遗传修饰的发生密不可分。部分线粒体基因的突变与表观遗传的改变之间存在相关性，线粒体代谢产生的中间产物也可以调节与表观遗传修饰相关的酶。肿瘤发展过程中会发生代谢重编程，以满足肿瘤的增殖存活需求，因此在肿瘤发展过程中，代谢重编程可能影响线粒体代谢进而影响表观遗传修饰，促进肿瘤发展，同时表观遗传修饰也可能参与对线粒体代谢及促进肿瘤进程的其他通路的调节，进一步影响癌症进程。目前已有多种靶向线粒体代谢通路及表观遗传修饰的抑制剂在癌症治疗中起到良好效果，提示将线粒体动力学、表观遗传修饰及癌症治疗联系起来具有巨大潜力及意义。当然，我们对肿瘤中癌基因或抑癌基因的紊乱、代谢重编程及表观遗传修饰之间的紧密联系以及它们之间的异常交互作用如何影响肿瘤还缺乏全面的理解。进一步阐明它们之间的联系对于更有效地治疗肿瘤是非常有必要的，对其中机制的进一步详细探究可以为后续研究提供潜在治疗靶点。

【参考文献】

Anderson RG，Ghiraldeli LP，Pardee TS. 2018. Mitochondria in cancer metabolism，an organelle whose time has come? Biochimica et biophysica acta. Reviews on Cancer，1870：96-102.

Balla C，Pavasini R，Ferrari R. 2018. Treatment of angina：where are we? Cardiology，140：52-67.

Baskaran R，Lee JH，Yang SG. 2018. Clinical development of photodynamic agents and therapeutic applications. Biomaterials Research，22：25.

Benard G，Bellance N，James D，et al. 2007. Mitochondrial bioenergetics and structural network organization. Journal of Cell Science，120：838-848.

Bian Y，Li W，Kremer DM，et al. 2020. Cancer SLC43A2 alters T cell methionine metabolism and histone methylation. Nature，585：277-282.

Bonnay F，Veloso A，Steinmann S，et al. 2020. Oxidative metabolism drives immortalization of neural stem cells during tumorigenesis. Cell，182：1490-1507.

Branco AF，Ferreira A，Simões RF，et al. 2016. Ketogenic diets：from cancer to mitochondrial diseases and beyond. European Journal of Clinical Investigation，46：285-298.

Broxmeyer HE，Mantel C. 2012. A ROSy future for metabolic regulation of HSC division. Nature Medicine，18：1334-1336.

Bulusu V，Mantel C. 2017. Acetate recapturing by nuclear acetyl-CoA synthetase 2 prevents loss of histone acetylation during oxygen and serum limitation. Cell Reports，18：647-658.

Cai X，Ng CP，Jones O，et al. 2023. Lactate activates the mitochondrial electron transport chain independently of its metabolism. Molecular Cell，83：3904-3920.

Carey BW，Finley LWS，Cross JR，et al. 2015. Intracellular α-ketoglutarate maintains the pluripotency of embryonic stem cells. Nature，518：413-416.

Chen J，Guccini I，Mitri DD，et al. 2018. Compartmentalized activities of the pyruvate dehydrogenase complex sustain lipogenesis in prostate cancer. Nature Genetics，50：219-228.

Chen Y，Sheng ZH. 2013. Kinesin-1-syntaphilin coupling mediates activity-dependent regulation of axonal mitochondrial transport. Journal of Cell Biology，202：351-364.

Conde de la Rosa L，Carmen GR，Carmen V，et al. 2021. STARD1 promotes NASH-driven HCC by sustaining the generation of bile acids through the alternative mitochondrial pathway. Journal of Hepatology，74：1429-1441.

De A，Kuppusamy G. 2020. Metformin in breast cancer：preclinical and clinical evidence. Current Problems in Cancer，44：100488.

De Sousa SMC，Toubia J，Hardy TSE，et al. 2020. Aberrant splicing of SDHC in families with unexplained succinate dehydrogenase-deficient paragangliomas. Journal of the Endocrine Society，4：bvaa071.

Dhar SK，St. Clair DK. 2012. Manganese superoxide dismutase regulation and cancer. Free Radical Biology and Medicine，52（11-12）：2209-2222.

Diaz-Morales N，Rovira-Llopis S，Bañuls C，et al. 2016. Are mitochondrial fusion and fission impaired in leukocytes of type 2 diabetic patients? Antioxidants & Redox Signaling，25：108-115.

Ding R，Chen TY，Zhang Y，et al. 2021. HMGCS2 in metabolic pathways was associated with overall survival in hepatocellular carcinoma：a LASSO-derived study. Science Progress，104：368504211031749.

Diskin C，Day EA，Órlaith CH，et al. 2023. 4-octyl itaconate and dimethyl fumarate induce secretion of the anti-inflammatory protein annexin A1 via NRF2. Journal of Immunology，211：1032-1041.

Duan C，Kuang L，Xiang XM，et al. 2020. Drp1 regulates mitochondrial dysfunction and dysregulated metabolism in ischemic injury via Clec16a-，BAX- and GSH-pathways. Cell Death Disease，11：251.

Eckschlager T，Plch J，Stiborova M，et al. 2017. Histone deacetylase inhibitors as anticancer drugs. International Journal of Molecular Sciences，18：1414.

Fealy CE，Mulya A，Lai M，et al. 2014. Exercise training decreases activation of the mitochondrial fission protein dynamin-related protein-1 in insulin-resistant human skeletal muscle. Journal of Applied Physiology，117：239245.

Figueroa ME，Abdel-Wahab O，Lu C，et al. 2010. Leukemic IDH1 and IDH2 mutations result in a hypermethylation phenotype，disrupt TET2 function，and impair hematopoietic differentiation. Cancer Cell，18：553-567.

Gabra MB，Yang Y，Li H，et al. 2020. Dietary glutamine supplementation suppresses epigenetically-activated oncogenic pathways to inhibit melanoma tumour growth. Nature Communications，11：3326.

García-Cañaveras JC，Lancho O，Ducker GS，et al. 2021. SHMT inhibition is effective and synergizes with methotrexate in T-cell acute lymphoblastic leukemia. Leukemia，35：377-388.

Gertz M，Steegborn C. 2016. Using mitochondrial sirtuins as drug targets：disease implications and available compounds. Cellular and Molecular Life Sciences：CMLS，73：2871-2896.

Hartwick BS，Oliveira PR. 2021. The interplay between mitochondrial reactive oxygen species， endoplasmic reticulum stress，and Nrf2 signaling in cardiometabolic health. Antioxidants & Redox Signaling，35：252-269.

Haythorne E，Rohm M，Bunt MVD，et al. 2019. Diabetes causes marked inhibition of mitochondrial metabolism in pancreatic β-cells. Nature Communications，10：2474.

Hong R，Zhang WM，Xia X，et al. 2019. Preventing BRCA1/ZBRK1 repressor complex binding to the GOT2 promoter results in accelerated aspartate biosynthesis and promotion of cell proliferation. Molecular Oncology，13：959-977.

Hopkins BD，Pauli C，Du X，et al. 2018. Suppression of insulin feedback enhances the efficacy of PI3K inhibitors. Nature，560：499-503.

Huang F，Luo X，Ou Y，et al. 2023. Control of histone demethylation by nuclear-localized α-ketoglutarate dehydrogenase. Science，381：eadf8822.

Hwang IY，Kwak SJ，Lee SH，et al. 2016. Psat1-dependent fluctuations in α-ketoglutarate affect the timing of ESC differentiation. Cell Metabolism，24：494-501.

Ikeda K，Horie-Inoue K，Suzuki T，et al. 2019. Mitochondrial supercomplex assembly promotes breast and endometrial tumorigenesis by metabolic alterations and enhanced hypoxia tolerance. Nature Communications，10：4108.

Jambhekar A，Dhall A，Shi Y，et al. 2019. Roles and regulation of histone methylation in animal development. Nature Reviews Molecular Cell Biology，20：625-641.

Jeon H，Kim JH，Lee EJ，et al. 2016. Methionine deprivation suppresses triple-negative breast cancer metastasis in vitro and in vivo. Oncotarget，7：67223-67234.

Ju H，Lu Y，Chen D，et al. 2019. Modulation of redox homeostasis by inhibition of MTHFD2 in colorectal cancer：mechanisms and therapeutic implications. Journal of the National Cancer Institute，111：584-596.

Kageyama Y，Zhang ZY，Roda R，et al. 2012. Mitochondrial division ensures the survival of postmitotic neurons by suppressing oxidative damage. Journal of Cell Biology，197：535-551.

Kashatus JA，Nascimento A，Myers LJ，et al. 2015. Erk2 phosphorylation of Drp1 promotes mitochondrial fission and MAPK-driven tumor growth. Molecular Cell，57：537-551.

Kawai J，Toki T，Ota M，et al. 2019. Discovery of a potent，selective，and orally available MTHFD2 inhibitor （DS18561882） with in vivo antitumor activity. Journal of Medicinal Chemistry，62：10204-10220.

Kelley DE，He J，Menshikova EV，et al. 2002. Dysfunction of mitochondria in human skeletal muscle in type 2 diabetes. Diabetes，51：2944-2950.

Kera Y，Katoh Y，Ohta M，et al. 2013. Methionine adenosyltransferase Ⅱ-dependent histone H3K9 methylation at the COX-2 gene locus. Journal of Biological Chemistry，288：13592-13601.

Klement RJ. 2019. The emerging role of ketogenic diets in cancer treatment. Current Opinion in Clinical Nutrition and Metabolic Care，22：129-134.

Kolb H，Kempf K，Röhling M，et al. 2021. Ketone bodies：from enemy to friend and guardian angel. BMC Medicine，19：313.

Kold-Christensen R，Johannsen M. 2020. Methylglyoxal metabolism and aging-related disease：moving from correlation toward causation. Trends in Endocrinology and Metabolism，31：81-92.

Lee CF，Caudal A，Abell L，et al. 2019. Targeting NAD^+ metabolism as interventions for mitochondrial disease. Scientific Reports，9：3073.

Lee JY，Kapur M，Li M，et al. 2014.，MFN1 deacetylation activates adaptive mitochondrial fusion and protects metabolically challenged mitochondria. Journal of Cell Science，127：4954-4963.

Lepack AE，Werner CT，Stewart AF，et al. 2020. Dopaminylation of histone H3 in ventral tegmental area regulates cocaine seeking. Science，368：197-201.

Li X，Yu W，Qian X，et al. 2017. Nucleus-translocated ACSS2 promotes gene transcription for lysosomal biogenesis and autophagy. Molecular Cell，66：684-697.

Lin H，Patel S，Affleck VS，et al. 2017. Fatty acid oxidation is required for the respiration and proliferation of malignant glioma cells. Neuro-Oncology，19：43-54.

Lozoya OA，Martinez-Reyes I，Wang TY，et al. 2018. Mitochondrial nicotinamide adenine dinucleotide reduced （NADH） oxidation links the tricarboxylic acid （TCA） cycle with methionine metabolism and nuclear DNA methylation. PLoS Biology，16：e2005707.

Lu C，Ward PS，Kapoor GS，et al. 2012. IDH mutation impairs histone demethylation and results in a block to cell differentiation. Nature，483：474-478.

Lycan TW，Pardee TS，Petty WJ，et al. 2016. A phase II clinical trial of CPI-613 in patients with relapsed or refractory small cell lung carcinoma. PLoS One，11：e0164244.

Martínez-Reyes I，Chandel N. 2021. Cancer metabolism：looking forward. Nature Review Cancer，21：669-680.

Mauer J，Sindelar M，Despic V，et al. 2019. FTO controls reversible m^6Am RNA methylation during snRNA biogenesis. Nature Chemical Biology，15：340-347.

Medeiros BC，Fathi AT，DiNardo CD，et al. 2017. Isocitrate dehydrogenase mutations in myeloid malignancies. Leukemia，31：272-281.

Meiser J，Weindl D，Hiller K，et al. 2013. Complexity of dopamine metabolism. Cell Communication and Signaling，11：34.

Melser S，Chatelain EH，Lavie J，et al. 2013. Rheb regulates mitophagy induced by mitochondrial energetic status. Cell Metabolism，17：719-730.

Miller KD，O'Connor S，Pniewski KA，et al. 2023. Acetate acts as a metabolic immunomodulator by bolstering T-cell effector function and potentiating antitumor immunity in breast cancer. Nature Cancer，4：1491-1507.

Miller VJ，Villamena FA，Volek JS. 2018. Nutritional ketosis and mitohormesis：potential implications for mitochondrial function and human health. Journal of Nutrition and Metabolism，2018：5157645.

Mils V，Bosch S，Roy J，et al. 2015. Mitochondrial reshaping accompanies neural differentiation in the developing spinal cord. PLoS One，10：e0128130.

Mirali S，Botham A，Voisin V，et al. 2020. The mitochondrial peptidase，neurolysin，regulates respiratory chain supercomplex formation and is necessary for AML viability. Science Translational Medicine，12：eaaz8264.

Mishra P，Carelli V，Manfredi G，et al. 2014. Proteolytic cleavage of Opa1 stimulates mitochondrial inner membrane fusion and couples fusion to oxidative phosphorylation. Cell Metabolism，19：630-641.

Mishra P，Varuzhanyan G，Pham AH，et al. 2015. Mitochondrial dynamics is a distinguishing feature of skeletal muscle fiber types and regulates organellar compartmentalization. Cell Metabolism，22：1033-1044.

Ni Y，Seballos S，Ganapathi S，et al. 2015. Germline and somatic SDHx alterations in apparently sporadic differentiated thyroid cancer. Endocrine-Related Cancer，22：121-130.

Nie L，Shuai L，Zhu MR，et al. 2017. The landscape of histone modifications in a high-fat diet-induced obese （DIO） mouse model. Molecular & Cellular Proteomics，16：1324-1334.

Nilsson R，Jain M，Madhusudhan N，et al. 2014. Metabolic enzyme expression highlights a key role for MTHFD2 and the mitochondrial folate pathway in cancer. Nature Communications，5：3128.

Pan M，Reid MA，Lowman XH，et al. 2016. Regional glutamine deficiency in tumours promotes dedifferentiation through inhibition of histone demethylation. Nature Cell Biology，18：1090-1101.

Pant K，Gupta P，Damania P，et al. 2016. Mineral pitch induces apoptosis and inhibits proliferation via modulating reactive oxygen species in hepatic cancer cells. BMC Complementary and Alternative Medicine，16：148.

Park JH，Vithayathil S，Kumar S，et al. 2016. Fatty acid oxidation-driven Src links mitochondrial energy reprogramming and oncogenic properties in triple-negative breast cancer. Cell Reports，14：2154-2165.

Parsa S，Ortega-Molina A，Ying HY，et al. 2020. The serine hydroxymethyltransferase-2 （SHMT2） initiates lymphoma development through epigenetic tumor suppressor silencing. Nature Cancer，1：653-664.

Pekkurnaz G，Trinidad JC，Wang XN，et al. 2014. Glucose regulates mitochondrial motility via Milton modification by O-GlcNAc transferase. Cell，158：54-68.

Pekkurnaz G，Wang XN. 2022. Mitochondrial heterogeneity and homeostasis through the lens of a neuron. Nature Metabolism，4：802-812.

Raimondi M，Cesselli D，Loreto CD，et al. 2019. USP1 （ubiquitin specific peptidase 1） targets ULK1 and regulates its cellular compartmentalization and autophagy. Autophagy，15：613-630.

Richter V，Palmer CS，Osellame LD，et al. 2014. Structural and functional analysis of MiD51，a dynamin receptor required for mitochondrial fission. Journal of Cell Biology，204：477-486.

Rohlenova K，Sachaphibulkij K，Stursa J，et al. 2017. Selective disruption of respiratory supercomplexes as a new strategy to suppress Her2high breast cancer. Antioxidants & Redox Signaling，26：84-103.

Sassi N，Mattarei A，Azzolini M，et al. 2014. Cytotoxicity of mitochondria-targeted resveratrol derivatives：interactions with respiratory chain complexes and ATP synthase. Biochimica et Biophysica Acta，1837：1781-1789.

Sawyer BT，Qamar L，Yamamoto TM，et al. 2020. Targeting fatty acid oxidation to promote anoikis and inhibit ovarian cancer progression. Molecular Cancer Research，18：1088-1098.

Sebastián D，Hernández-Alvarez MI，Segalés J，et al. 2012. Mitofusin 2 （Mfn2） links mitochondrial and endoplasmic reticulum function with insulin signaling and is essential for normal glucose homeostasis. Proceedings of the National Academy of Sciences of the United States of America，109：5523-5528.

Sebastián D，Sorianello E，Segalés J，et al. 2016. Mfn2 deficiency links age-related sarcopenia and impaired autophagy to activation of an adaptive mitophagy pathway. The EMBO Journal，35：1677-1693.

Shi J，Fu HP，Jia ZL，et al. 2016. High expression of CPT1A predicts adverse outcomes：a potential therapeutic target for acute myeloid leukemia. eBioMedicine，14：55-64.

Shi X，Li WX，Li DL，et al. 2014. β-hydroxybutyrate activates the NF-κB signaling pathway to promote the expression of pro-inflammatory factors in calf hepatocytes. Cellular Physiology and Biochemistry，33：920-932.

Shima H，Matsumoto M，Ishigami Y，et al. 2017. S-adenosylmethionine synthesis is regulated by selective N6-adenosine methylation and mRNA degradation involving METTL16 and YTHDC1. Cell Reports，21：3354-3363.

Shimazu T，Hirschey MD，Newman J，et al. 2013. Suppression of oxidative stress by β-hydroxybutyrate，an endogenous histone deacetylase inhibitor. Science，339：211-214.

Sivanand S，Rhoades S，Jiang QQ，et al. 2017. Nuclear acetyl-CoA production by ACLY promotes homologous recombination. Molecular Cell，67：252-265.

Smestad J，Erber L，Chen Y，et al. 2018. Chromatin succinylation correlates with active gene expression and is perturbed by defective TCA cycle metabolism. iScience，2：63-75.

Spinelli JB，Yoon H，Ringel AE，et al. 2017. Metabolic recycling of ammonia via glutamate dehydrogenase supports breast cancer biomass. Science，358：941-946.

Su R，Dong L，Li CY，et al. 2018. R-2HG Exhibits anti-tumor activity by targeting FTO/m6A/ MYC/CEBPA signaling. Cell，172：90-105.

Sullivan PG，Rippy NA，Dorenbos K，et al. 2004. The ketogenic diet increases mitochondrial uncoupling protein levels and activity. Annals of Neurology，55：576-580.

Sutendra G，Kinnaird A，Dromparis P，et al. 2014. A nuclear pyruvate dehydrogenase complex is important for the generation of acetyl-CoA and histone acetylation. Cell，158：84-97.

Szendroedi J，Phielix E，Roden M. 2011. The role of mitochondria in insulin resistance and type 2 diabetes mellitus. Nature Reviews Endocrinology，8：92-103.

Tan JX，Finkel T. 2020. Mitochondria as intracellular signaling platforms in health and disease. Journal of Cell Biology，219：e202002179.

Tao K，Matsuki N，Koyama R. 2014. AMP-activated protein kinase mediates activity-dependent axon branching by recruiting mitochondria to axon. Developmental Neurobiology，74：557-573.

Tardito S，Oudin A，Ahmed SU，et al. 2015. Glutamine synthetase activity fuels nucleotide biosynthesis and supports growth of glutamine-restricted glioblastoma. Nature Cell Biology，17：1556-1568.

Toh JT，Wilson RB. 2020. Pathways of gastric carcinogenesis，*Helicobacter pylori* virulence and interactions with antioxidant systems，vitamin C and phytochemicals. International Journal of Molecular Sciences，21：6451.

Touvier T，Palma CD，Rigamonti E，et al. 2015. Muscle-specific Drp1 overexpression impairs skeletal muscle growth via translational attenuation. Cell Death & Disease，6：e1663.

Toyama EQ，Herzig S，Courchet J，et al. 2016. Metabolism. AMP-activated protein kinase mediates mitochondrial fission in response to energy stress. Science，351：275-281.

Trefely S，Huber K，Liu J，et al. 2022. Quantitative subcellular acyl-CoA analysis reveals distinct nuclear metabolism and isoleucine-dependent histone propionylation. Molecular Cell，82：447-462.

Vander Heiden MG，Cantley LC，Thompson CB. 2009. Understanding the Warburg effect：the metabolic requirements of cell proliferation. Science，324：1029-1033.

Völkel P，Dupret B，Bourhis XL，et al. 2015. Diverse involvement of EZH2 in cancer epigenetics. American Journal of Translational Research，7：175-193.

Wang C，Zhang C，Li X，et al. 2019a. CPT1A-mediated succinylation of S100A10 increases human gastric cancer invasion. Journal of Cellular and Molecular Medicine，23：293-305.

Wang L，Wang CW，Tao ZY，et al. 2019b. Curcumin derivative WZ35 inhibits tumor cell growth via ROS-YAP-JNK signaling pathway in breast cancer. Journal of Experimental & Clinical Cancer Research，38：460.

Wang Z，Tang T，Wang SN，et al. 2020. Aloin inhibits the proliferation and migration of gastric cancer cells by regulating NOX2-ROS-mediated pro-survival signal pathways. Drug Design，Development and Therapy，14：145-155.

Wei W，Liu XG，Chen JW，et al. 2017. Class I histone deacetylases are major histone decrotonylases: evidence for critical and broad function of histone crotonylation in transcription. Cell Research，27：898-915.

Wikstrom JD，Mahdaviani K，Liesa M，et al. 2014. Hormone-induced mitochondrial fission is utilized by brown adipocytes as an amplification pathway for energy expenditure. The EMBO Journal，33：418-436.

Xiao M，Yang H，Xu W，et al. 2012. Inhibition of α-KG-dependent histone and DNA demethylases by fumarate and succinate that are accumulated in mutations of FH and SDH tumor suppressors. Genes & Development，26：1326-1338.

Xu D，Shao F，Bian XL，et al. 2021. The evolving landscape of noncanonical functions of metabolic enzymes in cancer and other pathologies. Cell Metabolism，33：33-50.

Xu X，Meng Y，Li L，et al. 2019. Overview of the development of glutaminase inhibitors: achievements and future directions. Journal of Medicinal Chemistry，62：1096-1115.

Xu X，Peng Q，Jiang XJ，et al. 2023. Metabolic reprogramming and epigenetic modifications in cancer: from the impacts and mechanisms to the treatment potential. Experimental & Molecular Medicine，55：1357-1370.

Yen K，Travins J，Wang F，et al. 2017. AG-221，a first-in-class therapy targeting acute myeloid leukemia harboring oncogenic IDH2 mutations. Cancer Discovery，7：478-493.

Zhang D，Tang ZY，Huang H，et al. 2019. Metabolic regulation of gene expression by histone lactylation. Nature，574：575-580.

Zhang Q，Bai BL，Mei XY，et al. 2018. Elevated H3K79 homocysteinylation causes abnormal gene expression during neural development and subsequent neural tube defects. Nature Communications，9：3436.

Zhang W，Zhang SL，Hu XH，et al. 2015. Targeting tumor metabolism for cancer treatment: is pyruvate dehydrogenase kinases （PDKs） a viable anticancer target? International Journal of Biological Sciences，11：1390-1400.

Zhou T，Xu HW，Cheng X，et al. 2022. Sodium butyrate attenuates diabetic kidney disease partially via histone butyrylation modification. Mediators of Inflammation，2022：7643322.

Zhu D，Wei XY，Zhou J，et al. 2020. NuRD mediates mitochondrial stress-induced longevity via chromatin remodeling in response to acetyl-CoA level. Science Advances，6：eabb2529.

Zhu Y，Wang Y，Li Y，et al. 2023. Carnitine palmitoyltransferase 1A promotes mitochondrial fission by enhancing MFF succinylation in ovarian cancer. Communications Biology，6（1）：618.

第 6 章 线粒体与细胞信号转导

线粒体是细胞的能量代谢工厂，通过 TAC 为细胞提供中间代谢物，电子传递链及通过氧化磷酸化（OXPHOS）系统为细胞提供能量 ATP，在细胞的生物合成与能量代谢中发挥重要作用。线粒体产生的代谢中间产物和 ATP 分子等是细胞信号和表观基因组的重要调节因子，因此，线粒体同时也被认为是信号转导的调节者。研究发现，线粒体通过其感知细胞内外的信号并与其他细胞器相互交流，从而成为细胞信息加工处理的中心枢纽。在过去的十几年中，与线粒体相关的信号通路机制的研究越来越多，并且这些线粒体相关的信号转导通路与包括癌症在内的多种疾病的发生息息相关，所以阐明线粒体在信号转导通路中的作用非常有必要。本章我们首先对线粒体如何作为信号中枢来发挥信号转导作用进行阐述，接着重点对线粒体与 WNT 信号通路、线粒体与 Ca^{2+} 信号通路的关系，以及它们在癌症中的作用机制进行探讨。

6.1 线粒体是细胞信号转导中枢

线粒体不仅是生物合成与能量合成的细胞器，同时也是细胞信号转导的重要枢纽。在信号转导过程中，线粒体并不是孤军作战，它与细胞核和其他细胞器相互作用（详见 3.1 细胞器间的协同作用），共同构成一个信息加工处理系统（Picard and Shirihai，2022）。线粒体首先感知细胞内及细胞外信号，接着，通过自身的动力学及代谢特性等对信息进行处理整合，产生并输出信息，调整其他细胞器的功能，从而系统地调节细胞的生理机能。这种从输入到输出的转变使线粒体能够传递代谢、生化、神经内分泌和其他信号，从而增强细胞和机体对内外环境的适应性。

6.1.1 线粒体感知细胞信号

线粒体能够感知并结合胞内信号，包括一些中间代谢物和激素等信号分子，并将这些信号转化为线粒体形态、代谢和功能上的变化。线粒体接收信号并进行加工处理，主要包括以下 4 个过程：①信号分子直接与线粒体上受体蛋白结合，激活受体，引发下游反应；②信号分子与转运体结合并被转运进入线粒体内；③线粒体内膜和外膜上的氧化磷酸化系统发生改变；④调控线粒体基因组。这些能被线粒体感知的信号主要有细胞代谢产物、激活 G 蛋白偶联受体（G protein-coupled receptor，GPCR）的配体、Ca^{2+} 信号、细胞内的激素、多肽乃至 mtDNA 等。

1. 代谢物信号

线粒体能够通过镶嵌在内膜上特定的载体和转运体感知细胞质内的代谢物信号，并对其做出反应。线粒体可以接收并感知的代谢物信号主要有两种：①细胞质中 ATP/ADP 水平；②代谢物水平。

（1）细胞质中 ATP/ADP 水平：细胞质中 ADP 浓度增加，或者更准确地说是 ATP/ADP 值的降低，会通过线粒体内膜上的 ATP/ADP 载体迅速传导至线粒体基质（Ruprecht et al., 2019）。接收到这一信号后，ATP 合酶开始运转，进而合成 ATP，消除内膜两侧的质子梯度差（Nelson et al., 2021）。ATP/ADP 水平的变化会导致热力学变化，加速了电子传递链中的反应：呼吸链复合物 I、III 和 IV 的质子泵将质子泵出内膜，加速电子流的传递；细胞色素 c 氧化酶（复合体 IV）将 O_2 还原成 H_2O；还原型 NADH 和 $FADH_2$ 分别在复合体 I 和 II 中氧化，从而推动 TAC 代谢中间产物的氧化，增加二氧化碳的产生。

（2）代谢物水平：线粒体对细胞质中代谢物的感知和摄取是通过人溶质载体蛋白 25（solute carrier protein 25，SLC25）转运体家族中的 50 多种蛋白质实现的，这些蛋白质组成了线粒体载体系统（Taylor, 2017）。这些跨膜蛋白对线粒体信号的转导和线粒体的生物合成是必不可少的，并且它们还可以输出线粒体信号。感知代谢物水平的载体包括线粒体丙酮酸载体（mitochondrial pyruvate carrier，MPC）、二羧酸盐载体（苹果酸盐-磷酸酯）和三羧酸盐（柠檬酸盐-丙二酸盐）载体、天冬氨酸-谷氨酸载体（aspartate-glutamate carrier，AGC）、磷酸盐载体和 NAD 载体及许多其他载体，这些载体通常都是小分子代谢物载体。在癌细胞中，多种多样的线粒体载体使线粒体能够通过 TAC 感知细胞质中关键氨基酸的水平。因此，代谢物载体和转运体使线粒体能够感知并响应来自众多代谢途径的信号输入。

2. 受体信号转导

GPCR 是真核生物细胞膜上最丰富的受体类型。G 蛋白偶联受体均是膜内在蛋白，包含 7 个 α 螺旋组成的跨膜结构域，胞内部分有 G 蛋白结合区。G 蛋白是由 α、β、γ 三种亚单位组成的三聚体，通过 GDP 与 GTP 的交换改变其状态。它通过结合激素、神经递质或外部刺激等激动剂介导细胞功能。GPCR 的激活导致结合在细胞质膜上的 G 蛋白激活，活化的 G 蛋白与细胞膜上的效应酶结合，产生第二信使，触发下游细胞反应。

线粒体内膜和外膜上也有许多 GPCR。线粒体通过这些 GPCR 来感知细胞质中的信号分子。线粒体定位的 GPCR 影响线粒体的核心功能，包括离子摄取、氧化磷酸化、一氧化氮合成、凋亡信号转导和活性氧（ROS）的产生等（Jong et al., 2018）。线粒体 GPCR 主要包括有对血管紧张素、褪黑素等激素敏感的一些受体。血管紧张素 II 的 1 型受体（angiotensin II type 1 receptor，AT1R）和 2 型受体（AT2R）存在于核膜和 IMM 上（Abadir et al.，2012）。在线粒体上激活 AT2R，会导致一氧化氮的产生增加，同时复合体 I 驱动的氧气消耗能力下降。线粒体中还含有褪黑素受体 MT1（melatonin receptor 1）。在小鼠脑神经元线粒体中，MT1 位于 OMM 上。在线粒体中，MT1 可部分抑制线粒体外膜通透孔的打开和随后的细胞色素 c 的释放，并有望在缺血损伤、通透性转换孔的开放及随后的细胞死亡过程中提供保护（Suofu et al.，2017）。另外一种定位于线粒体的功能性 GPCR 是 I 型大麻素受体 mtCB1，在神经元、星形胶质细胞和骨骼肌肌纤维中表达（Mendizabal-Zubiaga et al.，2016）。定位于 OMM 上的 mtCB1 受体通过线粒体内 Gαi 蛋白激活并抑制可溶性腺苷酸环化酶（solute adenylyl cyclase，sAC），从而抑制 PKA 依赖的 OXPHOS 亚基的磷酸化。在小鼠中，mtCB1 信号转导影响神经元功能和记忆形成（Hebert-Chatelain et al.，2016），这表明线粒体内大麻素传导也会对生物体的行为产生重要影响。

糖皮质激素受体（glucocorticoid receptor，GR）是皮质醇和其他糖皮质激素结合的受体。GR 在体内广泛表达，其主要作用机制是调控机体发育、新陈代谢和免疫反应相关基因的表达。糖皮质激素（glucocorticoid，GC）调节线粒体编码的氧化磷酸化基因表达和线粒体能量代谢（Kokkinopoulou and Moutsatsou，2021）。科研人员在不同细胞类型线粒体中检测到糖皮质激素受体的存在。数据显示，GR 分子伴侣（HSP70/90、Bag-1、FKBP51）、HDAC6 介导的去乙酰化和线粒体 TOM 复合物等可协调 GR 线粒体运输。研究发现，线粒体基因组序列中也存在糖皮质激素反应元件（glucocorticoid response element，GRE），表明糖皮质激素直接影响线粒体基因组基因的表达。进一步的证据显示，线粒体 GR 也可以通过相互作用或改变 BCL-2 家族成员的分布（Prenek et al.，2017），参与线粒体功能和细胞凋亡介导的过程。

3. 离子信号转导

在线粒体氧化呼吸过程中，将所产生的能量以电化学势能储存于线粒体内膜，在内膜两侧造成质子及其他离子浓度的不对称分布而形成线粒体膜电位，为线粒体感知离子并对其做出反应提供了扩散电势差。目前研究最多的离子信号转导是 Ca^{2+} 信号。线粒体钙单向转运蛋白（MCU）位于线粒体内膜上，可从细胞质和内质网吸收 Ca^{2+}，并通过翻译后修饰引发线粒体生理机能的快速变化，并提高 TAC 活性（Glancy and Balaban，2012），导致膜电位变化。虽然在大多数小鼠品系中，MCU 遗传缺陷并不致死，但它的缺失会抑制线粒体感知周围 Ca^{2+} 水平的能力，并阻止细胞周期分裂过程中的线粒体融合（Koval et al.，2019）。

线粒体能感知周围各种原子和离子的浓度，包括镁、无机磷酸盐、氯、铁、锂等（de Sousa et al.，2015），但其潜在的机制和生理意义并不完全清楚。线粒体对气体分子如一氧化氮（NO）也很敏感。一氧化氮（NO）通过化学修饰直接作用于复合物 I 和 IV，从而调节线粒体呼吸能力（Lundberg and Weitzberg，2022）。总体而言，通过离子通道、转运体和基于化学修饰的机制等，线粒体能够感知细胞内离子环境并迅速做出反应。

4. 其他信号

除了通过典型受体和载体感知细胞质信号外，线粒体还根据自身基因组产生的信号来动态地调整其结构和生化过程。mtDNA 编码 37 个基因，包括 13 个编码蛋白质的 mRNA 序列与线粒体衍生肽（mitochondrial-derived peptide，MDP）等（Merry et al.，2020）。因为 mtDNA 可受外部因素的影响，可以产生输出信号（RNA、蛋白质）影响 OXPHOS 系统并调控线粒体的功能，所以 mtDNA 是线粒体传感系统的一个重要组成部分。不管是先天性还是获得性的 mtDNA 序列的缺陷，都会改变 OXPHOS 亚基的合成，从而损害线粒体呼吸能力、OXPHOS 活性和线粒体膜电位（mitochondrial membrane potential，MMP），最终导致疾病的产生（Gorman et al.，2016）。

线粒体具有多种多样的受体和分子结构，使它们能够感知激素、代谢、离子和其他输入信号，并对这些信号及时做出反应。它既能感知每个细胞器周围的局部生化状况，也能感知其他器官中的其他细胞产生的全身神经内分泌信号。线粒体的行为不仅受到核基因表达变化的驱动，更受到生化和内分泌输入信号的影响。

6.1.2　线粒体整合信号

线粒体信息整合不是仅聚焦于一个线粒体的个体内部，而是通过调控不同线粒体之间，以及线粒体与其他细胞器之间的相互作用，形成一个庞大网络，在网络之间发生信息交换。线粒体介导的网络连接性越强，整个网络的信息处理与转导能力也越强。

线粒体整合信号的第一种方式是通过代谢载体和转运体、GPCR、离子通道等将线粒体感知到的信息转化为第二信使，第二信使可以与线粒体内的某些结构相互作用，引发一系列下游调控反应。线粒体整合信号的第二种方式是通过线粒体膜电位的改变来进行。例如，在神经元中，多种神经递质和调节剂可以与线粒体内膜上的离子通道和代谢载体相结合，根据它们结合时间的长短来决定是否产生动作电位。

1. 线粒体物质和信息交流

前面我们提到线粒体并不是孤军作战，线粒体之间也需要互相交流并共享物质和信息才能维持机体的正常运转。细胞内线粒体进行交流的方式主要有以下几种。

（1）线粒体之间可以通过物理相互作用进行瞬时信息交流。细胞中线粒体之间可以不断发生融合，这些相互作用发生在几秒到几分钟的时间内，需要 OMM 上的融合蛋白（MFN1/2）和 IMM 上的视神经萎缩蛋白 1（OPA1）参与介导。线粒体的融合，可实现不同线粒体间蛋白质的交换和膜电位的转换，甚至实现 mtDNA 的交换，但 mtDNA 的交换可能只在某些细胞类型中发生，并不具有普适性（Yang et al.，2015）。

（2）线粒体间连接（intermitochondrial junction，IMJ）是指线粒体与线粒体之间的紧密接触，在解剖学上类似于细胞间隙连接。在从软体动物到哺乳动物的进化中，IMJ 是相对保守的。嵴在两个相互连接的线粒体之间表现出显著的协调性，体现了两个相连线粒体之间的信息交流。在功能上，即使没有蛋白质交换和线粒体完全融合，IMJ 也可能为膜电位和其他理化信号的传播提供物理基础。

（3）纳米隧道是一种 100 nm 宽的双膜突起，由供体线粒体产生，延伸距离可达几微米，可与受体线粒体相互作用并融合（Vincent et al.，2017）。纳米隧道可以运输线粒体基质蛋白，因此它代表了一种蛋白质共享和交流机制，即使在毗邻线粒体之间也是如此。在体外培养细胞中，由动力蛋白 KIF5b 主导的牵引作用可诱发纳米隧道的生成（Wang et al.，2015）。在体内，纳米隧道的存在仅限于线粒体运动受限的组织，如人体骨骼肌和大鼠心肌细胞的细胞质中（Lavorato et al.，2017），这表明线粒体受到物理约束时，会通过纳米隧道与其他功能线粒体产生接触并进行物质和信息交流。

（4）线粒体还通过可扩散的信号进行交流。基于此原理进行交流的一个典型的例子就是在邻近的线粒体之间 ROS 的释放。在体外培养的细胞中，线粒体可以通过以 5 μm/min 的速度将产生的 ROS 传递给邻近的线粒体。这种可扩散信号的转导形式主要依赖于线粒体的物理邻近性。

2. 通过线粒体动力学整合信息

线粒体动力学是一个被广泛而深入研究的动态过程，包括线粒体融合和分裂。运动的线粒体通过 MFN1/2 和 OPA1 介导线粒体的 OMM 和 IMM 相继融合。融合后，两个原始线粒体形成具有连续基质和膜系统的细胞器。线粒体融合允许所有的线粒体基质、内膜、膜间隙、外膜成分进行交换，包括 mtDNA、蛋白质、脂质、代谢物、离子和膜电位。

线粒体网络会对代谢信号做出反应。线粒体融合和分裂受细胞代谢状态的调节，进而调节 mtDNA 的稳定性。例如，在体外培养的细胞或体内骨骼肌细胞中，当线粒体感知到代谢底物缺乏时，会进行 MFN 依赖性融合。而营养过剩时则会抑制线粒体融合，导致更多的 Drp1 依赖性分裂（Cogliati et al.，2013）。形态变化是线粒体内功能变化的基础，这些变化可优化氧化磷酸化耦合 ATP 生成的效率（Picard et al.，2015）。

　　细胞中线粒体经过融合与分裂，呈现大小不一的形态。较大的线粒体中基质体积较大，线粒体的表面积与体积比较低，因此与较小的线粒体相比，会对传入的信号做出不同的反应。例如，用组胺诱导细胞质 Ca^{2+} 浓度升高的能力在大线粒体与小线粒体中并不相同。相对于小的粒状线粒体，同一细胞中较大的线网状线粒体吸收 Ca^{2+} 的速度较强（Shenouda et al.，2011）。线粒体对环境输入和信号刺激的功能反应并非单纯由基因编码的状态决定，线粒体形状的动态变化本身也在线粒体感知信息并进行加工整合中发挥作用。

3. 线粒体胞内分布及运动

　　线粒体运动是指线粒体往返于细胞不同部位的能力。线粒体在胞内的运动及分布影响线粒体处理信息的能力，因为线粒体通过黏附于微管或肌动蛋白丝等细胞骨架成分而伸展成共同的管网状结构。当线粒体脱离细胞骨架时，管网状结构就会遭到破坏。研究发现，细胞骨架在线粒体的分布改变过程中起了重要的支持和介导作用。其中，微丝调控线粒体的短距离运输并辅助其定位，而微管则负责线粒体的长距离运输。有文献报道，线粒体动力学相关蛋白能够与骨架蛋白发生相互作用共同调节线粒体的分布过程（Basu et al.，2021）。我们研究还发现微丝相关分子 FLII 的表达存在调节了线粒体在肺癌细胞内的分布。

　　细胞骨架成分促进了线粒体的定向运动，动力蛋白和驱动蛋白使线粒体在微管上行走，因此任何线粒体的运动都会受到微管的影响。连接线粒体与这些运动蛋白的分子复合体包括 Miro 和 Milton。当线粒体进入钙离子浓度较高的区域时，Miro 会与马达蛋白分离，导致线粒体脱离细胞骨架并静止不动。同样，当葡萄糖浓度增加时，Milton 也会被 N-乙酰葡糖胺（N-acetylglucosamine，GlucNAC）失活，从而导致神经元线粒体运动的停滞（Pekkurnaz et al.，2014）。总之，线粒体运动是一种动态重新分配线粒体的机制，它与融合和分裂共同决定了细胞内线粒体的网络结构，并调控线粒体对感知的信息进行整合。

4. 与其他细胞器互作

　　线粒体与内质网、溶酶体、过氧化物酶体、脂滴及其他细胞器发生相互作用。这些细胞器不仅为线粒体提供各种底物、脂质中间体和离子信号用于支持线粒体代谢，还可以传递关于细胞整体状态的信息。特别是来自细胞核的输入，提供了数以千计的蛋白质用于维持线粒体分子传感机制和线粒体融合与分裂及运动机制，这些机制影响着线粒体的网络结构。

　　线粒体皮质醇的合成是这种细胞器间相互交流的典型例子，它需要将胆固醇从脂滴转移到线粒体，通过线粒体上的转运蛋白将其输入线粒体，然后，生成类固醇中间体从线粒体穿梭到内质网，再从内质网穿梭回线粒体基质，最后在线粒体基质中合成皮质醇（Selvaraj et al.，2018）。线粒体 IMM 心磷脂的合成同样涉及线粒体相关内质网膜（MAM）中的脂质中间体穿梭系统。这些研究说明线粒体与其他细胞器的相互作用在功能上存在相互依赖。

当线粒体与其他细胞器在物理和功能上相互作用时，它会产生细胞和生物体的生化和能量条件的转变，输出许多线粒体信号，引发下游一系列反应。反过来，这些感知和整合信息的能力具有适应性，允许线粒体调整和优化并形态与功能，以适应细胞内的环境条件改变。

6.1.3 线粒体输出信号

在线粒体感知细胞内信号并对信息整合后，会输出多种不同类型的线粒体信号，以此来调整指导细胞各项生理生化功能和活动。

1. TAC 中间体

TAC 是线粒体代谢的一个基本途径，它与氧化磷酸化紧密联系。TAC 的功能主要是作为呼吸链提供电子供体 NADH，同时它也是许多代谢中间体的来源，这些中间体在信号通路中发挥重要的作用，并作为其他细胞成分合成的原料。例如，乙酰辅酶 A 是柠檬酸和其他 TAC 代谢物的基础，也是脂肪酸、氨基酸和酮体合成的基础。同时，乙酰辅酶 A 也是其他大分子乙酰化修饰过程中必不可少的底物。

其他 TAC 中间体，如琥珀酸、富马酸和 α-酮戊二酸也具有信号转导功能。α-酮戊二酸（α-KG）是去甲基酶（如 JMJD）的底物，它可以激活组织间线粒体应激信号，并调节脯氨酸羟化酶的活性，这些酶控制低氧诱导因子（HIF）的激活（Merkwirth et al.，2016）。琥珀酸盐可以在某些应激条件下从线粒体中释放出来，琥珀酸一旦离开线粒体进入血液，就会被 GPCR 受体 GPR91 识别来调节机体内环境的平衡（Ariza et al.，2012）。富马酸的积累可抑制 DNA 去甲基化酶，导致高甲基化和表观遗传抑制，包括与转移相关的上皮-间质转化相关的 microRNA miR-200 的抑制（Sciacovelli et al.，2016）。富马酸水平的升高也会导致半胱氨酸残基的翻译后修饰，如富马酸修饰了 E3 泛素连接酶复合物组成部分 Keap1（Kelch-like ECH-associated protein 1）的半胱氨酸残基，削弱了 Nrf2 介导的抗氧化反应途径的能力，导致机体氧化应激反应的异常激活（Adam et al.，2011）。因此，线粒体的 TAC 在能量生产和向其他细胞途径传递线粒体状态信号等过程中起着多方面的作用。

2. ATP

作为细胞的发电站,线粒体对细胞内 ATP 水平很敏感。细胞 ATP 水平的主要传感器之一是一种高度保守的丝氨酸/苏氨酸能量感应激酶 AMPK。它在细胞能量状态下降时被激活。在能量或 ATP 耗尽的情况下,细胞中的 AMP 水平较高,并结合 AMPK 使其激活。激活的 AMPK 随后磷酸化其下游靶点,上调能量产生途径,如促进葡萄糖运输、脂肪酸氧化和自噬,并下调能量消耗途径(mTOR 及脂质和固醇合成途径)(Herzig and Shaw,2018)。

线粒体与 AMPK 具有双向调控关系。AMPK 靶向的许多下游途径与线粒体动力学和生物发生的调控有关。AMPK 的激活导致线粒体酶含量和生物发生的增加。过氧化物酶体增殖物激活受体 γ 共激活因子-1α(peroxisome proliferator activated receptor γ coactivator-1α,PGC-1α)是线粒体生物发生的重要调节因子,是 AMPK 的下游靶标之一。当机体内 AMP 水平高、ATP 缺乏时,AMPK 通过 PGC-1α 诱导线粒体生物生成,从而增加 OXPHOS 水平,满足能量需求。AMPK 的活化也会导致乙酰辅酶 A-羧化酶 ACC2 的磷酸化,从而抑制线粒体内脂质的重新合成,并激活脂肪酸 β 氧化。线粒体活性的抑制或 mtDNA 的突变也可导致 AMPK 激活(Herzig and Shaw,2018),这也显示了它们之间的双向调控关系。

AMPK 特异性调控线粒体生物过程来维持稳态,包括控制线粒体的生物合成来调控线粒体数量,调控细胞内线粒体网的形状和控制线粒体自噬来调控线粒体的质量。AMPK 通过促进 MFF 的磷酸化诱导线粒体分裂;AMPK 还通过直接磷酸化线粒体自噬因子(如 ULK1)来促进自噬的发生,从而消除机体内受损的线粒体,使线粒体处于相对健康状态。AMPK 激活的 ULK1 通路是否也通过 PINK1/Parkin 通路特异性激活线粒体自噬尚不清楚。

总体而言,这些证据表明 AMPK 可以促进新的线粒体生物发生,并促进受损线粒体的清除。这将确保线粒体的高功能及高质量,以促进机体内 ATP 的生成与脂肪酸 β 氧化的正常运行,为机体提供更多的能量以满足需求。

3. NAD 代谢

在维持氧化还原稳态和线粒体电子传递过程中,烟酰胺腺嘌呤二核苷酸 NAD/NADH 代谢产物发挥着重要作用。研究表明,NADH 可以被直接运输到线粒体(Davila et al.,2018)。NAD/NADH 穿梭于线粒体和细胞质之间,为线粒体代谢与细胞沟通提供了直接途径。NAD/NADH 穿梭过程在线粒体稳态和生命周期调控中发挥重要作用。

NAD 作为辅助因子参与许多细胞代谢途径。NAD 的重要辅助对象是 sirtuin 家族的酶。在线粒体中,SIRT3 调控细胞氧化应激和细胞代谢途径的线粒体蛋白的乙酰化。SIRT1 主要在细胞核中发挥作用,它可以去乙酰化,从而激活 PGC-1α,

促进线粒体的生物生成。SIRT1 可以在 NAD 水平升高时被激活，从而将 NAD 的细胞代谢与线粒体生物发生直接联系起来。

NAD 水平随代谢活动、衰老和压力等改变而变化，充足的 NAD 对细胞和线粒体健康是必要的。许多线粒体疾病，如弗里德赖希型共济失调（Friedreich ataxia）与 NAD 水平降低和线粒体 SIRT3 活性降低有关（Wagner et al.，2012）。细胞中 NAD 水平降低，如多腺苷二磷酸核糖聚合酶[poly(ADP-ribose) polymerase，PARP]过度激活导致 SIRT1 活性降低、线粒体功能障碍和线粒体自噬减少（Fang et al.，2014）。此外，核 NAD 水平降低导致核 SIRT1 活性降低和线粒体转录因子 A（mitochondrial transcription factor A，TFAM）下调，导致糖酵解增强（Gomes et al.，2013）。相反，通过 PARP 抑制剂或补充 NAD 前体烟酰胺核苷（NR）来增加 NAD 水平，通过线虫的 UPR^{mt} 反应延长寿命，增强抗逆性及促进其他模式生物维持健康水平（Katsyuba and Auwerx，2017）。因此，调节 NAD 水平是调节机体健康和衰老过程中线粒体活性的重要方法。

4. 活性氧信号（ROS）

作为线粒体 OXPHOS 的主要副产物，ROS 在驱动信号转导维持细胞正常生理活动中扮演了重要角色。此内容已经在第 4 章进行了详述，具体请参考 4.1 细胞氧化还原调控部分。

5. 脂质

脂质对保持线粒体健康很重要，如脂质维持线粒体膜的完整性。心磷脂是线粒体膜的一种重要脂质，尤其在 IMM 中，它保证了线粒体呼吸链等蛋白质复合物的稳定性。心磷脂也是 ROS 的感受器和清道夫。当 ROS 存在时心磷脂被氧化并主要通过磷脂酶 A2γ（phospholipase A2γ，PLA2γ）的水解，并进一步被 17β 羟基类固醇脱氢酶 10 型（17β-hydroxysteroid dehydrogenase type 10，17β-HSD10）氧化和分解。如果机体中心磷脂氧化后未被及时降解，氧化的心磷脂对线粒体产生巨大毒性作用。

线粒体的脂质重组是细胞重要的应激信号。在线粒体应激过程中，氧化的心磷脂从 IMM 运输到 OMM，在 OMM 中，心磷脂作为线粒体的信号天线，将线粒体的压力状态向细胞其他组分传达。例如，OMM 的心磷脂招募了许多促凋亡蛋白，如 caspase-8 蛋白酶、Bid 和 BAX，通过线粒体膜渗透和细胞色素 c 释放诱导细胞凋亡（Lai et al.，2019）。神经酰胺是以神经酰胺骨架为基础的一类磷脂。神经酰胺在线粒体中积累后会诱导细胞凋亡和线粒体自噬。脂质含量水平和线粒体膜定位是线粒体与其他细胞组分通信的主要方式，促进损伤细胞或细胞器的及时降解。

磷脂酰乙醇胺（PE）也是一种对线粒体信号转导至关重要的脂质，IMM 中含有非常高浓度的 PE。PE 直接由内质网衍生的磷脂酰丝氨酸（PS）合成。IMM 的 PE 水平通过调节 YME1 样 1 ATP 酶（YME1 like 1 ATPase，YME1L）的活性来进一步调节细胞应激反应。YME1L 是 IMM 中的一种 i-AAA 蛋白酶，会切割 GTPase OPA1，调节线粒体的分裂和融合（Anand et al.，2014）。通常，IMM 上的 PE 限制 YME1L 活性，在应激条件下，如营养剥夺或缺氧，mTORC1 失活通过 LIPIN1 磷酸酶引发信号级联，降低 IMM 的 PE 合成水平，激活 YME1L，促进介导线粒体分裂相关蛋白质的水解，调节细胞内线粒体稳态（MacVicar et al.，2019）。

6. 氨基酸

氨基酸代谢是为细胞提供能量的重要代谢过程之一。除了组氨酸、丙氨酸和半胱氨酸外，构成蛋白质的 20 种氨基酸几乎都是在线粒体中产生或降解的。氨基酸天门冬氨酸和精氨酸的合成取决于呼吸链的活动，而呼吸链对于细胞增殖至关重要。支链氨基酸的降解主要发生在线粒体基质中，有助于细胞能量代谢、线粒体生物生成及线粒体和细胞质中的蛋白质质量控制。在蠕虫、果蝇和小鼠膳食中补充或限制氨基酸可调节其寿命和健康状况，这与线粒体生物生成、抗氧化反应及三羧酸循环和呼吸链活性的变化有关。因此，氨基酸代谢受损既与原发性线粒体疾病有关，也与癌症等线粒体功能障碍疾病有关。

细胞内氨基酸含量升高会导致细胞中毒，并与多种代谢紊乱有关。为了应对氨基酸含量的升高，线粒体会生成线粒体衍生囊泡（mitochondrial-derived vesicle，MDV），MDV 会选择性地从线粒体中隔离封存 SLC25A 营养载体及线粒体输入受体 TOM70。MDV 的形成与通过多囊体（multivesicular body，MVB）途径在质膜上清除转运体同时发生，MDV 的形成也促进了氨基酸的降解（Schuler et al.，2021）。

7. 凋亡信号

凋亡是线粒体信号调节细胞应激的一个典型例子，是机体发育和组织稳态过程中的必要过程。在哺乳动物的凋亡通路中，促凋亡信号激活促凋亡的 BH3 蛋白，促进促凋亡的 BCL-2 同源物 BAX 和 BAK 的激活和寡聚结合。寡聚的 BAX 和 BAK 在外 OMM 中形成脂质孔，细胞色素 c 通过脂质孔从线粒体膜间空间释放到胞质中，细胞色素 c 激活凋亡蛋白酶激活因子-1（apoptotic protease activating factor-1，Apaf-1）和 pro-caspase 9 形成凋亡小体，凋亡小体切割并激活下游效应蛋白 caspase。效应 caspase 驱动与细胞凋亡相关的生化和形态变化过程。此外，线粒体还被认为参与调控非凋亡的程序性细胞死亡，包括坏死、铁死亡和细胞焦亡等（Bock and Tait，2020），这表明线粒体在调控细胞死亡中具有更广泛的功能。

8. 线粒体因子

线粒体受到压力时会分泌一种被称为线粒体因子（mitokine）的信号分子到胞

外，这种信号分子在细胞组织间传递信息，并可在远端细胞中诱导线粒体相关的应激反应。生物体拥有一个复杂的线粒体因子网络，这个网络中不同节点之间的相互作用机制仍待探索。重要的是，细胞器的细胞间通信的概念不是线粒体独有，而是其他细胞器的共同特征。除了已经被发现的线粒体因子外，许多其他分子和信号通路也被鉴定为线粒体因子信号转导机制所必需的，如促卵泡激素受体（follicle stimulating hormone receptor，FSHR）、鞘氨醇激酶 1（sphingosine kinase 1，SPHK-1）及 β-（联蛋白）等。

在哺乳动物模型中探究组织间线粒体应激信号时，研究发现有些线粒体因子具有全身作用。哺乳动物组织间线粒体信号传递的重点集中在肌肉线粒体功能障碍。成纤维细胞生长因子 21（fibroblast growth factor 21，FGF21）是主要的肌肉分泌因子或肌因子，与哺乳动物线粒体应激信号转导密切相关。虽然 FGF21 通常在肝脏中表达，但在应激条件下，它可以由其他组织表达和分泌，如自噬基因 ATG7 的骨骼肌特异性缺失可诱导线粒体功能障碍和 FGF21 的分泌（Salminen et al.，2017）。FGF21 的分泌促进了全身代谢，提高了对高脂肪饮食诱导的肥胖的抵抗力，增强机体对葡萄糖的耐受性，并提高了胰岛素的敏感性。

另外一种哺乳动物线粒体因子是生长分化因子 15（growth differentiation factor 15，GDF15）。在骨骼肌细胞中敲低线粒体核糖体亚基 Crif1（CR6-interacting factor 1）可以一种 CHOP 依赖的方式促进 GDF15 的分泌，从而提高胰岛素敏感性和肥胖抵抗能力（Chung et al.，2017）。对高脂饮食喂养的小鼠，外源性给药 GDF15 可降低小鼠体重，改善外周胰岛素敏感性和糖耐量水平。

6.2 WNT 信号通路与线粒体

线粒体在整合细胞信号方面发挥着关键作用，在肿瘤发生的各个阶段线粒体都发生显著改变，靶向线粒体相关的信号通路已成为一种治疗癌症的重要策略。WNT 信号通路调节细胞许多基本功能，如增殖、存活、迁移、干细胞维持和线粒体的代谢和动力学等。大量证据表明线粒体诱导的 WNT 信号通路是决定细胞命运的重要机制。线粒体和 WNT 信号通路之间的相互影响形成一个反馈循环，WNT 信号通路激活线粒体功能，而线粒体功能反过来又驱动 WNT 信号通路。

6.2.1 WNT 信号通路

Wnt 基因最初来源于小鼠乳腺癌中的 *Int1* 基因和果蝇的无翼（wingless）基因。1982 年，Wnt 基因首次在小鼠乳腺癌中被发现，由于此基因的激活依赖小鼠乳腺癌相关病毒基因的插入，因此当时被命名为 *Int1* 基因。之后的研究表明，*Int1* 基因在小鼠正常胚胎发育中发挥重要作用，与果蝇的无翼（wingless）基因功能相似，均可控制胚胎的轴向发育，研究人员将其合称为 Wnt 基因。WNT 信号通路包括非经典 WNT 通路和经典信号通路。经典的 WNT 通路被称为 WNT/β 联蛋白信号通路，依赖 β 联蛋白核转位并通过 T 细胞因子/淋巴细胞增强子结合因子（TCF/LEF）激活靶基因（图 6-1）。非经典 WNT 信号通路不依赖 β 联蛋白-TCF/LEF，如 WNT/Ca^{2+}信号通路和平面细胞极性通路。经典的 WNT 通路主要调控细胞增殖，而非经典 WNT 通路则调控细胞极性和迁移，这两种主要通路形成了相互调控的网络。WNT 信号通路在哺乳动物组织细胞的自我更新中起着重要作用。例如，WNT 信号通路与小肠上皮组织的发育和更新有关，促进隐窝基底 Paneth 细胞的分化。此外，WNT 信号通路与肝脏代谢与再生、肺组织修复与代谢、毛囊更新、造血系统发育、成骨细胞成熟等过程密切相关。

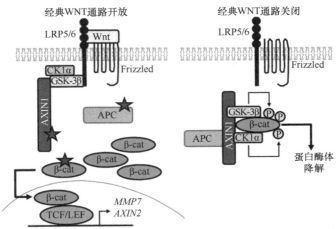

图 6-1　WNT/β 联蛋白信号通路（Delgado-Deida et al.，2020）（彩图请扫封底二维码）

在 WNT 信号存在时，或 APC、CNNTB1（编码 β 联蛋白）和 AXIN1 基因存在突变（用五角星表示）的细胞中，β 联蛋白在细胞质中积累，易位到细胞核，并激活 WNT 转录程序。在没有 WNT 配体的情况下，β 联蛋白被 GSK-3β 和 CK1α 磷酸化，并被 APC 和 AXIN 1 相互作用形成的降解复合物结合，最终被降解

6.2.2　WNT 信号通路调控线粒体结构与功能

在非转化细胞和癌细胞中，WNT 信号通路调节线粒体的结构与功能，包括线粒体生物生成、代谢和线粒体动力学及线粒体在细胞中的分布等过程。

在小鼠胚胎成纤维细胞和未转化的 C2C12 细胞中增加 WNT/β 联蛋白信号会激活线粒体的生物生成，增加线粒体来源的 ROS 和氧化损伤；乳腺癌细胞中的 β 联蛋白敲除会导致线粒体生物生成减少。研究表明，磷酸甘油酸变位酶 5（phosphoglycerate mutase 5，PGAM5）是一种线粒体磷酸酶，它通过激活 WNT/β 联蛋白通路，在线粒体应激过程中补充线粒体，参与线粒体的生物生成。线粒体损伤通过 PGAM5 激活 WNT/β 联蛋白信号而不依赖于 WNT 配体对上游信号的刺激，从而在线粒体稳态维持中发挥着关键作用（Bernkopf and Behrens，2018）。

WNT 信号通路还参与线粒体代谢和通透性的调节。结直肠癌细胞中的致癌 WNT 信号会调节线粒体代谢过程，产生促进癌细胞快速生长所需的代谢前体物（Pate et al.，2014）。WNT 信号的中断与多种神经退行性疾病有关，这些疾病通常与线粒体功能障碍密切相关，如阿尔茨海默病。阿尔茨海默病的特征是 Aβ 寡聚体在细胞外沉积，通过 mPTP 诱导线粒体膜的通透性。WNT 信号通路可阻止 Aβ 寡聚体诱导的 mPTP 开放，使海马神经元免于死亡（Arrazola et al.，2017）。

经典和非经典 WNT 信号都能调节线粒体的分布和动力学。据报道，在干细胞中，WNT 信号转导在调节线粒体动力学、细胞多能性和细胞凋亡方面发挥重要作用。在 *Cisd2* 基因缺失小鼠模型中，诱导多能干细胞表现出 Ca^{2+} 水平升高，进而负调控 WNT/β 联蛋白通路，线粒体超微结构异常，并减少线粒体的生物合成（Rasmussen et al.，2018）。敲除 WNT 靶基因 *CCND1*（Cyclin D1）会导致线粒体在人 SW480 细胞中均匀分布在细胞质中，而对照组细胞中线粒体则集中分布在核周。线粒体的分布还受到 APC 的调控，APC 定位于线粒体，将线粒体转运到细胞内需要更多能量的区域，这对细胞迁移至关重要（Mills et al.，2016）；黑色素瘤细胞中线粒体对 WNT 的敏感性取决于 PTEN 的突变状态。PTEN 野生型黑色素瘤细胞显示出正常的核周线粒体分布，敲低 β 联蛋白会破坏线粒体分布（Brown et al.，2017），表明 β 联蛋白在这些细胞的线粒体分布中起着关键作用。

6.2.3 线粒体调控 WNT 信号通路

除了 WNT 信号对线粒体的作用外，另有证据表明线粒体逆行信号直接调节 WNT 通路。Zhang 等（2018）以秀丽隐杆线虫为模型，研究发现神经元中的 UPR^mt 可诱导 WNT 配体 EGL20 的分泌，而这种分泌依赖于 MIG-14（monokine induced by IFN-γ）。神经元分泌的 EGL20 与受体细胞上的 Frizzled 受体结合，并引发经典的 WNT 信号转导，导致 β 联蛋白激活。

线粒体已被证实是 WNT 通路的一个重要调节器，而 WNT 信号通路又参与干细胞干性维持，所以正常运作的线粒体是维持干细胞平衡的关键。导致线粒体功能障碍的主要原因之一是存在未折叠蛋白，线粒体功能会因氧化应激的增加而受到损害。热激蛋白 60（Hsp60）是一种线粒体伴侣蛋白，在蛋白质折叠过程和降低氧化应激水平方面起着重要作用。Berger 等（2016）证明，在肠上皮细胞特异性缺失 Hsp60 的小鼠体内，线粒体功能、线粒体嵴结构和隐窝上皮细胞的干性都发生了改变。促进细胞吸收 Hsp60 野生型隐窝上皮细胞分泌的 WNT 信号，可诱导细胞过度增殖，以维持健康的上皮细胞群。

6.2.4 线粒体通过 WNT 信号通路调控肿瘤发生

1. WNT/β 联蛋白信号通路与肿瘤发生

WNT/β 联蛋白信号的失调通常与该信号相关的肿瘤抑制因子的突变或沉默有关，如 APC 突变、AXIN1/2 突变、GSK-3β 缺失、E3 泛素连接酶 RNF43 和 Znrf3 的失活突变等。APC 等位基因缺失可通过抑制结肠直肠癌中的降解复合物的形成，从而激活 WNT/β 联蛋白信号，赋予癌细胞自我更新的生长特性，并与肿瘤治疗耐药性有关。AXIN 是降解复合物的支架蛋白，AXIN1/2 基因突变会严重影响 WNT 信号转导活性。AXIN 基因突变主要发生在肝细胞癌（hepatocellular carcinoma，HCC）和髓母细胞瘤中，并伴有 WNT 通路功能障碍。GSK-3β 通过促进 β 联蛋白磷酸化，诱导 E3 连接酶介导的 β 联蛋白降解来抑制 WNT 信号转导。研究发现，GSK-3β 基因缺失会使造血干细胞处于癌前病变状态，并在癌前病变后促进其发展为急性髓性白血病。

定位于线粒体内膜的磷酸酶 PGAM5 在应激条件下会被 PARL 剪切，并从内膜上释放进入细胞质与 WNT 下游靶标 Axin1 结合，然后促进 β 联蛋白的去磷酸化，激活 WNT/β 联蛋白信号通路，刺激线粒体生物发生。这种 PGAM5 诱导的线粒体生物发生可能与结肠直肠癌的发生有关，可以满足癌细胞快速生长对能量的需求，并通过增加线粒体数量和 ROS 产生，促进肿瘤的发生发展（Bernkopf et al.，2018）。该通路中线粒体不依赖于 WNT 配体而激活 β 联蛋白信号通路进而调节肿瘤发展进程的。

2. WNT/β 联蛋白通路与肿瘤治疗

WNT/β 联蛋白信号通路的失调与癌症的发生密切相关。因此，针对该通路开发癌症治疗药物是非常有潜力的。目前针对 WNT/β 联蛋白信号通路的抑制剂主要是针对信号通路中的各个组分。

CPG049090、PKF115-584 和 PKF222-815 是天然化合物，被证实能破坏 β 联蛋白/TCF 复合物的相互作用，并在体外实验中抑制结肠癌细胞的增殖。在黑色素瘤小鼠模型中，PKF115-584 通过抑制 β 联蛋白活性恢复了小鼠受 β 联蛋白/TCF 复合物抑制的免疫系统功能（Yaguchi et al.，2012）。此外，β 联蛋白响应性转录（CRT）是抑制各种癌症的另外一个重要治疗靶点。CRT 抑制药物（iCRT3、iCRT5 和 iCRT14）对人类结肠癌细胞具有特异性细胞毒性，在结肠癌小鼠模型中通过阻断 β 联蛋白和 TCF 的相互作用增强 T 细胞和 NK 细胞的识别与杀伤癌细胞。

除了直接影响肿瘤细胞本身的功能外，WNT 信号通路抑制剂还能促进肿瘤微环境中免疫细胞的活化和浸润，并有助于改善肿瘤微环境。WNT/β 联蛋白信号通路在多种肿瘤中显示出强大的免疫抑制功能，针对 WNT 通路抑制剂的开发也显示 WNT 通路在肿瘤治疗方面具有成为治疗靶点的巨大潜力。

6.3 线粒体与 Ca^{2+} 信号通路调控

6.3.1 Ca^{2+} 信号通路

Ca^{2+}（calcium）是一种普遍存在于所有真核生物细胞内的信号分子，能够调节许多细胞生理功能（Cao et al.，2021）。它通过专用泵和离子通道在细胞内部或跨细胞质膜流入与流出，作为第二信使在细胞信号转导中起重要作用，参与调节许多生物过程，如有氧代谢、基因转录、细胞增殖及肌肉细胞收缩、突触可塑性和细胞凋亡等（Oh，2023）。

细胞内 Ca^{2+} 升高会激活 Ca^{2+} 依赖蛋白激酶，如 Ca^{2+}/钙调蛋白依赖性激酶（Ca^{2+}/calmodulin-dependent protein kinase，CaMK）、钙调素和蛋白激酶 C（protein kinase C，PKC）。Ca^{2+} 与 CaM 结合后，CaM 会发生构象变化，进而激活 CaMK。活化的 CaMK 直接磷酸化并激活转录因子，包括 FOXO、CREB、p38、NF-κB 和 JNK 等，这些因子对新陈代谢、炎症和其他细胞过程非常重要。细胞内 Ca^{2+} 水平的升高还会导致丝氨酸/苏氨酸蛋白磷酸酶钙调蛋白的激活，从而使 CREB 调节的 CRTC2、MEF-2、NFATc 和 TFEB 等去磷酸化。激活的 CRTC2、MEF-2、NFATc 和 TFEB 会从细胞质转位到细胞核，并在细胞核中激活与代谢、心血管、免疫、溶酶体生物生成和自噬相关的靶基因的表达。当细胞质中的 Ca^{2+} 和 DAG 水平升高时，这些蛋白质会分别与 PKC 的 C2 和 C1 结构域结合；PKC 随后被转运到质膜上，从而被激活。活化的 PKC 再去磷酸化激活 MAPK、转录因子抑制因子 IκB、维生素 D 受体（vitamin D receptor，VDR）和钙蛋白酶等底物。

由于 Ca^{2+} 具有重要而多样的功能，所以细胞内 Ca^{2+} 浓度受到严格调控。与细胞外 Ca^{2+} 水平（1～2 mmol/L）相比，细胞内 Ca^{2+} 水平通常维持在较低的水平（50～100 nmol/L）。细胞内 Ca^{2+} 水平受到质膜及胞内膜器上的通道控制。质膜上的通道，如非选择性的瞬时受体电位（transient receptor potential，TRP）离子通道、P2X 嘌呤能离子受体（P2RXs）和电压激活的 Ca^{2+}（CaV）通道等将 Ca^{2+} 从细胞质与细胞外空间之间进行转运；而 ER 和线粒体是 Ca^{2+} 在细胞内部的主要储存地和来源地，通过肌醇-1, 4, 5-三磷酸受体（IP3R）或其他 Ca^{2+} 转运体和泵，如质膜钙 ATP 酶（plasma membrane calcium-ATPase，PMCA）、肌质网/内质网钙 ATP 酶（sarcoendoplasmic reticulum calcium ATPase，SERCA）和 线粒体钠/钙交换器（mitochondrial sodium/calcium exchanger，NCLX）等控制 Ca^{2+} 在胞质中进出细胞器，对细胞内 Ca^{2+} 水平进行调控。

6.3.2　Ca^{2+}信号通路影响线粒体动力学

1. 线粒体的 Ca^{2+}摄取

内质网（ER）或横纹肌细胞中的肌质网（SR）是细胞中主要的 Ca^{2+}储存库。在生理刺激下，Ca^{2+}可通过 IP3R 等储存驻留通道快速释放到细胞质中。在这种情况下，线粒体会通过吸收胞质 Ca^{2+}，从而在调节细胞 Ca^{2+}平衡中发挥着关键作用。线粒体基质 Ca^{2+}浓度的增加会刺激 TAC 中三个关键脱氢酶的活性，从而促进氧化磷酸化（OXPHOS），进而产生 ATP。当然，线粒体中 Ca^{2+}的过度积累造成 Ca^{2+}过载，也会对线粒体造成损害。过载的 Ca^{2+}会触发 mPTP 的打开，诱导细胞凋亡。

线粒体通过线粒体钙单向转运蛋白复合物（mitochondrial calcium uniporter complex，MCUc）吸收 Ca^{2+}（Fan et al.，2020）。在哺乳动物体内，MCUc 位于线粒体内膜，包含 4 个核心成分（图 6-2）：形成孔隙的 MCU 蛋白、"守门员"线粒体钙摄取 1（mitochondrial calcium uptake 1，MICU1）和 MICU2，以及 Ca^{2+}传输辅助亚基必要的 MCU 调节器（essential MCU regulator，EMRE）。为防止 Ca^{2+}过载对线粒体造成损害，MCUc 的活性受到线粒体钙摄取（mitochondrial calcium uptake，MICU）的严格调节，MICU 感知胞质中 Ca^{2+}浓度的变化，从而控制 MCU 的开关（D'Angelo and Rizzuto.，2023）。

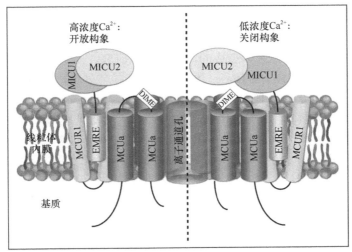

图 6-2　线粒体钙单向转运蛋白复合物（MCUc）结构和调控（Bertero and Maack，2018）

（彩图请扫封底二维码）

MCUc 是一个由一个成孔亚基（MCUa）和几个调节亚基组成的大分子复合物。在膜间隙（图右半部分）存在低水平 Ca^{2+}的情况下，两种同源 EF-hand 蛋白 MICU1 和 MICU2 抑制 Ca^{2+}的摄取。反之，Ca^{2+}浓度升高会导致结构重排，使 Ca^{2+}能够流入线粒体基质（图的左半部分）。MCUc 调节因子 1（MCUR1）可与 MCUa 和 EMRE 同时相互作用，但与 MICU1/MICU2 不相互作用，并作为单通道复合体组装的支架蛋白

线粒体对 Ca^{2+} 的吸收是通过 MCUc 并由高线粒体膜电位（约–180 mV）驱动，而线粒体 Ca^{2+} 的排出主要是由位于线粒体嵴上的 H^+/Ca^{2+} 交换器或 NCLX 实现（Takeuchi et al.，2013）。NCLX 在大多数组织细胞中普遍存在，尤其是在兴奋细胞中非常活跃，而 H^+/Ca^{2+} 交换器主要存在于非兴奋细胞中。另有研究发现了一种线粒体 H^+/Ca^{2+} 交换子，称为 LETM1，但它在 Ca^{2+} 排出线粒体中的作用尚不明确。NCLX 介导的 Ca^{2+} 自线粒体外排，对于线粒体和 ER 之间的 Ca^{2+} 循环调节有重要作用，研究表明，在 B 淋巴细胞中，NCLX 是维持细胞 Ca^{2+} 对抗原反应的关键。Na^+ 耗竭或 NCLX 缺乏会影响 T 细胞线粒体 Ca^{2+} 外排，导致线粒体 Ca^{2+} 过载并增加 mtROS（Nissim et al.，2017）。而 MCU 和 NCLX 在细胞 Ca^{2+} 信号通路中的作用还需深入研究。

2. 调控线粒体动力学

Ca^{2+} 在线粒体中的富集也影响线粒体的形态结构和运动。研究发现，在培养的海马神经元中，*N*-甲基-D-天冬氨酸（*N*-methyl-D-aspartic acid，NMDA）受体激活诱导 Ca^{2+} 持续流入，造成线粒体运动受阻，同时线粒体的形状从融合态的线网状变为分裂态的短棒状或粒状。需要注意的是，Ca^{2+} 内流导致的线粒体运动与线粒体分裂这两个过程似乎是相互独立的：同时使用解偶联剂 FCCP 和寡霉素处理细胞，线粒体的运动受到抑制，但并未导致线粒体分裂；相反，单独使用解偶联剂 FCCP 可导致线粒体分裂。另外一个研究发现，对 HeLa 细胞施用高剂量（100 μmol/L）的 Ca^{2+} 来抑制组胺也会造成线粒体分裂，在此基础上利用寡霉素阻断线粒体 ATP 合成也能逆转这种效应。当然，这种线粒体分裂是胞质或线粒体中 Ca^{2+} 浓度变化的直接结果，还是由其他因素造成的，有待深入研究。

Miro1 和 Miro2 是 Rho GTPases 蛋白，位于线粒体外膜，负责介导线粒体沿微管运动，并在损伤的线粒体静止（mitochondrial quiescence）和线粒体自噬（mitophagy）中发挥作用（Hsieh et al.，2019）。研究发现，Miro1/2 在胞质面具有两个 Ca^{2+} 结合结构域，即 EF-手结构域。Shaw 等将 Miro 的这两个 Ca^{2+} 结合位点突变后再导入酵母，表达这些突变体的酵母细胞线粒体形态发生了改变（Frederick et al.，2004）。该研究证实了 EF-手结构域具有重要作用，但也不能证明 Ca^{2+} 对线粒体形态的调节是否与 Ca^{2+} 存在直接联系。尽管线粒体 Ca^{2+} 摄取与线粒体能量代谢的相关性已被证实，线粒体动力学也与线粒体能量代谢改变密切相关，但线粒体对 Ca^{2+} 的摄取，以及 Ca^{2+} 如何调控线粒体动力学的具体机制还有待进一步探究。

6.3.3 线粒体动力学调控 Ca^{2+} 信号通路

不仅 Ca^{2+} 信号可以调节线粒体形态与分布，线粒体动力学的改变也会调控 Ca^{2+} 信号通路。对线粒体中 Ca^{2+} 空间位置进行表征发现，Ca^{2+} 被吸收后沿着线粒体网络横向扩散，并在 MAM 处形成高浓度的 Ca^{2+} 微域，而不是 Ca^{2+} 吸收机制的聚集。利用荧光染料 X-rhod-1 对线粒体中 Ca^{2+} 的扩散进行检测显示，即使在正常状态下，在明显连续的线粒体管道中，Ca^{2+} 的扩散也受限制，扩散的距离仅有 3～6 μm。从线粒体结构来看，线粒体的分裂阻断了 Ca^{2+} 信号的转导，使部分分裂产生的单个线粒体没有接受完整的 Ca^{2+} 信号，线粒体没有在整体上升高 Ca^{2+} 水平。

线粒体结构的变化会改变线粒体对 Ca^{2+} 信号的处理，从而诱导线粒体的生物生成。过表达 PGC-1α，在应激条件下细胞会改变基因表达，促进线粒体合成，增大线粒体体积，线粒体体积的增大也增强了线粒体积聚和缓冲 Ca^{2+} 的能力。

线粒体分布也对 Ca^{2+} 信号转导进行调节。过表达 Fis1 不仅会促进线粒体分裂，还导致线粒体从胞质分散分布变为核周聚集分布。从核膜延伸出来的 ER 网络，在核周围的密度要高得多。核周围空间的线粒体几乎完全被 ER 释放的 Ca^{2+} 包围，这样使得几乎所有线粒体颗粒，即使是分裂的线粒体也能吸收 ER 释放出的 Ca^{2+}，导致分裂的或者核周聚集的线粒体，有更高的 Ca^{2+} 浓度。

6.3.4　Ca^{2+} 信号通路促进癌症发展

癌症细胞通过重编程修改自身的基因表达和代谢，调控信号通路促进自身生长增殖、分化、迁移、规避免疫等。作为一种无处不在的离子及第二信使，Ca^{2+} 在许多细胞通路中发挥着关键作用。钙信号的失调会增强癌细胞的存活、增殖、迁移、侵袭性和耐药性等，越来越多的 Ca^{2+} 调节蛋白被鉴定为癌基因和肿瘤抑制因子。因此，针对钙信号通路开发靶向治疗恶性肿瘤的新型药物也是一种有潜力的策略。

Ca^{2+}/钙调蛋白依赖性蛋白激酶 I 通过钙调蛋白（CaM）参与调节成纤维细胞中的 Cyclin D1-CDK4 复合物，而 Cyclin D1-CDK4 复合物又参与调节 DNA 合成的主要抑制因子——视网膜母细胞瘤蛋白（retinoblastoma protein，RB）的活性（Yuan et al.，2021）。在 CDK4/6-RB 通路失调的多种人类癌症中，Cyclin D-CDK4/6 复合物往往存在被过度激活的现象。

细胞内 Ca^{2+} 浓度的改变具有双重效应，一方面，细胞内 Ca^{2+} 水平的升高会促进细胞迁移；另一方面，通过 MAM 的 Ca^{2+} 转移减少会调节细胞生长增殖和细胞周期。例如，STIM1-ORAI1-Ca^{2+} 通路，它在生理条件下促进细胞从 G1 期到 S 期的转变并抑制 S 期到 G2 期的转变（Marchi and Pinton，2016）。低电压激活的 T 型通道是电压门控钙通道（voltage-gated calcium channel，VGCC）家族的成员，在膜电位去极化时打开钙选择性通道孔，允许 Ca^{2+} 流入细胞。研究表明，T 型钙通道过表达也会导致线粒体钙含量升高，从而导致细胞 Ca^{2+} 含量升高（Gouriou et al.，2013）。低电压激活的 T 型通道抑制剂会引起细胞周期停滞，使人类黑色素瘤细胞 G1 期细胞数量显著增加，S 期细胞数量减少。

瞬时受体电位（transient receptor potential，TRP）通道是一个多功能离子通道家族，其中大部分具有 Ca^{2+}渗透性，在细胞周期中发挥着重要作用。TRP 通道通过调节基因转录和影响其他细胞过程（如增殖、细胞运动和凋亡）来发挥其作用。研究发现，TRPC1 以阶段特异性的方式参与各种肿瘤病变，抑制 TRPC1 的表达或活性可降低 HCT116 结肠癌细胞的迁移和 MDA-MB-468 乳腺癌细胞系的增殖，并导致胶质瘤和肺癌细胞系的 G0/G1 细胞周期阻滞（Elzamzamy et al.，2020）。

线粒体钙单向转运蛋白（MCU）在肿瘤中也同样有多方面的作用。2013 年，Marchi 等发现，在结直肠癌中 MCU 靶向的 miR-25 表达升高，削弱了线粒体对 Ca^{2+}的摄取能力，由此增强了细胞增殖能力并促进癌细胞存活，提示线粒体摄取 Ca^{2+}对于维持肿瘤细胞存活具有重要作用（Marchi et al.，2013）。随后有体外研究表明，在 HeLa 细胞、三阴性乳腺癌和肝细胞癌细胞中沉默 MCU 可显著抑制细胞迁移、运动和侵袭，但不影响细胞增殖或凋亡。在 MCU 缺失的细胞中，细胞周期被阻滞在 G0/G1 期，说明 MCU 在癌症发生发展中具有极其重要的作用。

近年来，钙信号转导，尤其是其中涉及的线粒体蛋白质和途径，被认为是有开发潜力的抗肿瘤靶标。尽管靶向抑制 MCU 在体内外肿瘤模型中被证实是减缓肿瘤进展的一种有效策略，但迄今为止该疗法还没有获得批准。钌红（ruthenium red，RuR）和钌 360（Ru360）是知名的 MCU 抑制剂。RuR 是一种非特异性 MCU 抑制剂，可阻止线粒体 Ca^{2+}摄取而不干扰线粒体呼吸和 Ca^{2+}外流（Woods and Wilson，2020）；而 Ru360 则是一种特异性 MCU 抑制剂。然而，由于这些化合物具有细胞渗透性，它们在体外的适用性仍然有限（Chiu et al.，2020）。Kempferol 是一种天然类黄酮，是 MCU 的细胞渗透特异性增强剂，在抗癌方面表现出一定的应用前景（Tu et al.，2016）。

另外，MAM 也是针对 Ca^{2+}信号通路治疗癌症的作用靶标。多肽 BIRD-2 能够阻断 BCL-2 和 IP3R 之间的相互作用，从而触发癌细胞中的促凋亡 Ca^{2+}信号（Bittremieux et al.，2019）。抑制 SERCA 是引发细胞死亡的另一种方法。Thapsigargin 可选择性地结合并阻断 SERCA 泵，导致细胞内 Ca^{2+}水平失调，进而诱导细胞凋亡，这不仅适用于癌细胞，也适用于正常细胞。天然多酚类化合物白藜芦醇及其衍生物皮萨单酚可在 MAM 上抑制 SERCA，并且在增加癌细胞对线粒体 Ca^{2+}的吸收方面表现出很高的特异性，而不会影响健康细胞（Madreiter-Sokolowski et al.，2016）。然而，由于白藜芦醇的生物利用率较低，其在小肠和肝脏内代谢产物的生物利用度仅为 1%左右，而单次大剂量摄入又可能会导致不良反应，这限制了其在临床上的应用。

【本章小结】

作为细胞重要的细胞器，线粒体不仅只是细胞的"能量工厂"、代谢中心，线粒体更是细胞信号调控的中心。线粒体通过生产的中间代谢产物和 ATP 来调控细胞信号转导，线粒体也能感知并接受来自细胞质或者线粒体自身的信号，通过线粒体自身形态变化或者改变其在细胞中的分布将这些信息进行加工整合，然后再输出，进而引发一系列的下游反应，调控细胞对内外环境的适应。

　　本章对近年来关于线粒体作为信号中枢参与信号调节的研究进展进行总结，并就癌症发生发展密切相关的 WNT 信号通路和 Ca^{2+} 信号通路进行介绍，揭示其与线粒体间的关系。研究表明线粒体与 WNT 信号通路和 Ca^{2+} 信号通路间都存在双向调节的关系，它们共同作用促进肿瘤细胞的生长增殖及耐药，因此，在肿瘤药物开发过程中，针对线粒体蛋白质或线粒体相关信号通路进行干涉，不仅可以从信号通路的角度直接靶向干涉肿瘤细胞生长，更能从线粒体代谢的角度纠正肿瘤细胞异常的能量代谢，或可达到意想不到的效果。目前对线粒体相关信号分子及线粒体在信号转导中的作用研究才刚起步。进一步明确线粒体在信号通路中的作用机制，对于抗肿瘤药物开发，乃至其他线粒体相关疾病的治疗都有积极意义。

【参考文献】

Abadir PM，Walston JD，Carey RM. 2012. Subcellular characteristics of functional intracellular renin-angiotensin systems. Peptides，38：437-445.

Abdullah MO，Zeng RX，Margerum CL，et al. 2022. Mitochondrial hyperfusion via metabolic sensing of regulatory amino acids. Cell Reports，40：111198.

Adam J，Hatipoglu E，O'Flaherty L，et al. 2011. Renal cyst formation in Fh1-deficient mice is independent of the Hif/Phd pathway：roles for fumarate in KEAP1 succination and Nrf2 signaling. Cancer Cell，20：524-537.

Anand R，Wai T，Baker MJ，et al. 2014. The i-AAA protease YME1L and OMA1 cleave OPA1 to balance mitochondrial fusion and fission. Journal of Cell Biology，204：919-929.

Ariza AC，Deen PM，Robben JH. 2012. The succinate receptor as a novel therapeutic target for oxidative and metabolic stress-related conditions. Frontiers in Endocrinology，3：22.

Arrazola MS，Ramos-Fernandez E，Cisternas P，et al. 2017. Wnt signaling prevents the abeta oligomer-induced mitochondrial permeability transition pore opening preserving mitochondrial structure in hippocampal neurons. PLoS One，12：e0168840.

Basu H，Pekkurnaz G，Falk J，et al. 2021. FHL 2anchors mitochondria to actin and adapts mitochondrial dynamics to glucose supply. Journal of Cell Biology，220：e201912077.

Berger E，Rath E，Yuan D，et al. 2016. Mitochondrial function controls intestinal epithelial stemness and proliferation. Nature Communications，7：13171.

Bernkopf DB，Behrens J. 2018. Feedback regulation of mitochondrial homeostasis via Wnt/beta-catenin signaling. Molecular & Cellular Oncology，5：1458015.

Bernkopf DB，Jalal K，Bruckner M，et al. 2018. Pgam5 released from damaged mitochondria induces mitochondrial biogenesis via Wnt signaling. Journal of Cell Biology，217：1383-1394.

Bertero E，Maack C. 2018. Calcium signaling and reactive oxygen species in mitochondria. Circ Res，

122: 1460-1478.

Bittremieux M, La Rovere RM, Akl H, et al. 2019. Constitutive IP3 signaling underlies the sensitivity of B-cell cancers to the Bcl-2/IP3 receptor disruptor BIRD-2. Cell Death & Differentiation, 26: 531-547.

Bock FJ, Tait SG. 2020. Mitochondria as multifaceted regulators of cell death. Nature Reviews Molecular Cell Biology, 21: 85-100.

Brown K, Yang P, Salvador D, et al. 2017. WNT/beta-catenin signaling regulates mitochondrial activity to alter the oncogenic potential of melanoma in a PTEN-dependent manner. Oncogene, 36: 3119-3136.

Cao M, Luo X, Wu K, et al. 2021. Targeting lysosomes in human disease: from basic research to clinical applications. Signal Transduction and Targeted Therapy, 6: 379

Chandel NS. 2014. Mitochondria as signaling organelles. BMC Biology, 12: 34.

Chiu HY, Tay EXY, Ong DST, et al. 2020. Mitochondrial dysfunction at the center of cancer therapy. Antioxidants & Redox Signaling, 32: 309-330.

Chung HK, Ryu D, Kim KS, et al. 2017. Growth differentiation factor 15 is a myomitokine governing systemic energy homeostasis. Journal of Cell Biology, 216: 149-165.

Cogliati S, Frezza C, Soriano ME, et al. 2013. Mitochondrial cristae shape determines respiratory chain supercomplexes assembly and respiratory efficiency. Cell, 155: 160-171.

D'Angelo D, Rizzuto R. 2023. The mitochondrial calcium uniporter (MCU): molecular identity and role in human diseases. Biomolecules, 13: 1304.

Davila A, Liu L, Chellappa K, et al. 2018. Nicotinamide adenine dinucleotide is transported into mammalian mitochondria. ELife, 7: e33246.

de Sousa RT, Streck EL, Zanetti MV, et al. 2015. Lithium increases leukocyte mitochondrial complex I activity in bipolar disorder during depressive episodes. Psychopharmacology (Berl), 232: 245-250.

Delgado-Deida Y, Alula KM, Theiss AL. 2020. The influence of mitochondrial-directed regulation of Wnt signaling on tumorigenesis. Gastroenterol Rep (Oxf), 8: 215-223.

Elzamzamy OM, Penner R, Hazlehurst LA. 2020. The role of TRPC1 in modulating cancer progression. Cells, 9: 388.

Fan M, Zhang J, Tsai CW, et al. 2020. Structure and mechanism of the mitochondrial Ca^{2+} uniporter holocomplex. Nature, 582: 129-133.

Fang EF, Scheibye-Knudsen M, Brace LE, et al. 2014. Defective mitophagy in XPA via PARP-1 hyperactivation and NAD+/SIRT1 reduction. Cell, 157: 882-896.

Frederick RL, McCaffery JM, Cunningham KW, et al. 2004. Yeast Miro GTPase, Gem1p, regulates mitochondrial morphology via a novel pathway. Journal of Cell Biology, 167: 87-98.

Glancy B, Balaban RS. 2012. Role of mitochondrial Ca^{2+} in the regulation of cellular energetics. Biochemistry, 51: 2959-2973.

Gomes AP, Price NL, Ling AJ, et al. 2013. Declining NAD^+ induces a pseudohypoxic state disrupting nuclear-mitochondrial communication during aging. Cell, 155: 1624-1638.

Gorman GS, Chinnery PF, DiMauro S, et al. 2016. Mitochondrial diseases. Nature Reviews Disease Primers, 2: 16080.

Gouriou Y, Bijlenga P, Demaurex N. 2013. Mitochondrial Ca^{2+} uptake from plasma membrane

Cav3.2 protein channels contributes to ischemic toxicity in PC12 cells. Journal of Biological Chemistry，288：12459-12468.

Hebert-Chatelain E，Desprez T，Serrat R，et al. 2016. A cannabinoid link between mitochondria and memory. Nature，539：555-559.

Herzig S，Shaw RJ. 2018. AMPK：guardian of metabolism and mitochondrial homeostasis. Nature Reviews Molecular Cell Biology，19：121-135.

Hsieh CH，Li L，Vanhauwaert R，et al. 2019. Miro1 marks parkinson's disease subset and miro1 reducer rescues neuron loss in Parkinson's models. Cell metabolism，30：1131-1140.

Jäger S，Handschin C，St-Pierre J，et al. 2007. AMP-activated protein kinase (AMPK) action in skeletal muscle via direct phosphorylation of PGC-1α. Proceedings of the National Academy of Sciences，104：12017-12022.

Jong Y，Harmon SK，O'Malley KL. 2018. Intracellular GPCRs play key roles in synaptic plasticity. ACS Chemical Neuroscience，9：2162-2172.

Kahl CR，Means AR. 2004. Calcineurin regulates cyclin D1 accumulation in growth-stimulated fibroblasts. Molecular Biology of the Cell，15：1833-1842.

Katsyuba E，Auwerx J. 2017. Modulating NAD+ metabolism from bench to bedside. The EMBO Journal，36：2670-2683.

Kokkinopoulou I，Moutsatsou P. 2021. Mitochondrial glucocorticoid receptors and their actions. International Journal of Molecular Sciences，22：6054.

Koval OM，Nguyen EK，Santhana V，et al. 2019. Loss of MCU prevents mitochondrial fusion in G1-S phase and blocks cell cycle progression and proliferation. Science Signaling，12：eaav1439.

Lahiri S，Chao JT，Tavassoli S，et al. 2014. A conserved endoplasmic reticulum membrane protein complex (EMC) facilitates phospholipid transfer from the ER to mitochondria. PLoS Biology，12：e1001969.

Lai YC，Li CC，Sung TC，et al. 2019. The role of cardiolipin in promoting the membrane pore-forming activity of BAX oligomers. Biochimica et Biophysica Acta (BBA)-Biomembranes，1861：268-280.

Lavorato M，Iyer VR，Dewight W，et al. 2017. Increased mitochondrial nanotunneling activity，induced by calcium imbalance，affects intermitochondrial matrix exchanges. Proceedings of the National Academy of Sciences，114：849-858.

Lundberg JO，Weitzberg E. 2022. Nitric oxide signaling in health and disease. Cell，185：2853-2878.

MacVicar T，Ohba Y，Nolte H，et al. 2019. Lipid signalling drives proteolytic rewiring of mitochondria by YME1L. Nature，575：361-365.

Madreiter-Sokolowski CT，Gottschalk B，Parichatikanond W，et al. 2016. Resveratrol specifically kills cancer cells by a devastating increase in the Ca^{2+} coupling between the greatly tethered endoplasmic reticulum and mitochondria. Cellular Physiology and Biochemistry，39：1404-1420.

Marchi S，Lupini L，Patergnani S，et al. 2013. Downregulation of the mitochondrial calcium uniporter by cancer-related miR-25. Current Biology，23：58-63.

Marchi S，Pinton P. 2016. Alterations of calcium homeostasis in cancer cells. Current Opinion in Pharmacol，29：1-6.

Marchi S，Vitto VAM，Danese A，et al. 2019. Mitochondrial calcium uniporter complex modulation in cancerogenesis. Cell Cycle，18：1068-1083.

Mendizabal-Zubiaga J，Melser S，Bénard G，et al. 2016. Cannabinoid CB1 receptors are localized in striated muscle mitochondria and regulate mitochondrial respiration. Frontiers in Physiology，7：476.

Merkwirth C，Jovaisaite V，Durieux J，et al. 2016. Two conserved histone demethylases regulate mitochondrial stress-induced longevity. Cell，165：1209-1223.

Merry TL，Chan A，Woodhead JST，et al. 2020. Mitochondrial-derived peptides in energy metabolism. American Journal of Physiology-Endocrinology and Metabolism，319：659-666.

Mills KM，Brocardo MG，Henderson BR. 2016. APC binds the Miro/Milton motor complex to stimulate transport of mitochondria to the plasma membrane. Molecular Biology of the Cell，27：466-482.

Nelson MA，McLaughlin KL，Hagen JT，et al. 2021. Intrinsic OXPHOS limitations underlie cellular bioenergetics in leukemia. ELife，10：e63104.

Nissim TB，Zhang X，Elazar A，et al. 2017. Mitochondria control store-operated Ca^{2+} entry through Na^+ and redox signals. The EMBO Journal，36：797-815.

Oh B. 2023. Phosphoinositides and intracellular calcium signaling：novel insights into phosphoinositides and calcium coupling as negative regulators of cellular signaling. Experimental & Molecular Medicine，55：1702-1712.

Paradies G，Petrosillo G，Pistolese M，et al. 2002. Reactive oxygen species affect mitochondrial electron transport complex I activity through oxidative cardiolipin damage. Gene，286：135-141.

Pate KT，Stringari C，Sprowl-Tanio S，et al. 2014. Wnt signaling directs a metabolic program of glycolysis and angiogenesis in colon cancer. The EMBO Journal，33：1454-1473.

Pekkurnaz G，Trinidad JC，Wang X，et al. 2014. Glucose regulates mitochondrial motility via Milton modification by O-GlcNAc transferase. Cell，158：54-68.

Picard M，Azuelos I，Jung B，et al. 2015. Mechanical ventilation triggers abnormal mitochondrial dynamics and morphology in the diaphragm. Journal of Applied Physiology，118：1161-1171.

Picard M，Shirihai OS. 2022. Mitochondrial signal transduction. Cell Metabolism，34：1620-1653.

Prenek L，Boldizsár F，Kugyelka R，et al. 2017. The regulation of the mitochondrial apoptotic pathway by glucocorticoid receptor in collaboration with Bcl-2 family proteins in developing T cells. Apoptosis，22：239-253.

Puigserver P，Spiegelman BM. 2003. Peroxisome proliferator-activated receptor-gamma coactivator 1 alpha（PGC-1 alpha）：transcriptional coactivator and metabolic regulator. Endocrine Reviews，24：78-90.

Rasmussen ML，Ortolano NA，Romero-Morales AI，et al. 2018. Wnt signaling and its impact on mitochondrial and cell cycle dynamics in pluripotent stem cells. Genes（Basel），9：109.

Ruprecht JJ，King MS，Zögg T，et al. 2019. The molecular mechanism of transport by the mitochondrial ADP/ATP carrier. Cell，176：435-447.

Salminen A，Kaarniranta K，Kauppinen A. 2017. Integrated stress response stimulates FGF21 expression：systemic enhancer of longevity. Cellular Signalling，40：10-21.

Schuler MH，English AM，Xiao T，et al. 2021. Mitochondrial-derived compartments facilitate cellular adaptation to amino acid stress. Molecular Cell，81：3786-3802.

Sciacovelli M，Gonçalves E，Johnson TI，et al. 2016. Fumarate is an epigenetic modifier that elicits epithelial-to-mesenchymal transition. Nature，537：544-547.

Selvaraj V, Stocco DM, Clark BJ. 2018. Current knowledge on the acute regulation of steroidogenesis. Biology of Reproduction, 99: 13-26.

Shenouda SM, Widlansky ME, Chen K, et al. 2011. Altered mitochondrial dynamics contributes to endothelial dysfunction in diabetes mellitus. Circulation, 124: 444-453.

Suofu Y, Li W, Jean-Alphonse FG, et al. 2017. Dual role of mitochondria in producing melatonin and driving GPCR signaling to block cytochrome c release. Proceedings of the National Academy of Sciences, 114: E7997-E8006.

Takeuchi A, Kim B, Matsuoka S. 2013. The mitochondrial Na^+-Ca^{2+} exchanger, NCLX, regulates automaticity of HL-1 cardiomyocytes. Scientific Reports, 3: 2766.

Taylor EB. 2017. Functional properties of the mitochondrial carrier system. Trends in Cell Biology, 27: 633-644.

Trebak M, Kinet JP. 2019. Calcium signalling in T cells. Nature Reviews Immunology, 19: 154-169.

Tu LY, Bai HH, Cai JY, et al. 2016. The mechanism of kaempferol induced apoptosis and inhibited proliferation in human cervical cancer SiHa cell: from macro to nano. Scanning, 38: 644-653.

Vincent AE, Turnbull DM, Eisner V, et al. 2017. Mitochondrial nanotunnels. Trends in Cell Biology, 27: 787-799.

Wagner GR, Pride PM, Babbey CM, et al. 2012. Friedreich's ataxia reveals a mechanism for coordinate regulation of oxidative metabolism via feedback inhibition of the SIRT3 deacetylase. Human Molecular Genetics, 21: 2688-2697.

Wang C, Du W, Su QP, et al. 2015. Dynamic tubulation of mitochondria drives mitochondrial network formation. Cell Research, 25: 1108-1120.

Woods JJ, Wilson JJ. 2020. Inhibitors of the mitochondrial calcium uniporter for the treatment of disease. Current Opinion in Chemical Biology, 55: 9-18.

Yaguchi T, Goto Y, Kido K, et al. 2012. Immune suppression and resistance mediated by constitutive activation of Wnt/β-catenin signaling in human melanoma cells. Journal of Immunology, 189: 2110-2117.

Yang L, Long Q, Liu J, et al. 2015. Mitochondrial fusion provides an 'initial metabolic complementation' controlled by mtDNA. Cellular and Molecular Life Sciences, 72: 2585-2598.

Yuan K, Wang X, Dong H, et al. 2021. Selective inhibition of CDK4/6: A safe and effective strategy for developing anticancer drugs. Acta Pharmaceutica Sinica B, 11: 30-54.

Zhang Q, Wu X, Chen P, et al. 2018. The mitochondrial unfolded protein response is mediated cell-non-autonomously by retromer-dependent Wnt signaling. Cell, 174: 870-883.

第 7 章　线粒体 DNA 与癌症

与哺乳动物细胞中的其他细胞器不同，线粒体有自己的 DNA，即线粒体 DNA（mtDNA），它编码线粒体呼吸复合体组装和活动所需的多种关键蛋白质，其编码产物为电子传递链复合物所必需。mtDNA 由许多蛋白质包装，形成一个核团，均匀分布在线粒体基质中，这对于线粒体功能至关重要。越来越多的证据表明，在包括癌症等一系列疾病中，都涉及 mtDNA 的表达改变，而 mtDNA 的突变更是会直接导致数十种严重的遗传疾病。本章从线粒体基因组的结构、遗传特性等出发，对 mtDNA 的转录、线粒体蛋白质合成及 mtDNA 的复制机制等进行深入探讨，在此基础上，对 mtDNA 异常表达或突变在癌症发生及治疗中的作用关系进行分析。

7.1　线粒体 DNA

7.1.1　线粒体基因组

1. mtDNA 的结构

哺乳动物的 mtDNA 结构和基因组高度保守。人线粒体基因组是一个约 16.6 kb 的闭环双链 DNA 分子。DNA 双链可根据 G+T 碱基组成进行区分，这导致每条链在变性氯化铯梯度中的浮力密度不同，分为"重链"和"轻链"。大部分信息由重链（H 链）编码，包括 2 个 rRNA、14 个 tRNA 和 12 个多肽的基因；轻链（L 链）编码 8 种 tRNA 和一种多肽（图 7-1）。哺乳动物的 mtDNA 基因中除了一个调控区域外，均没有内含子。在哺乳动物细胞中，大部分 mtDNA 双链中还包含一个短的三链区域，是线粒体基因组主要非编码区（non-coding region，NCR），称为置换环或 D 环，由第三条短 DNA 链（称为 7S DNA）与 L 链互补结合而形成（Nicholls and Minczuk，2014）。D 环区域以 tRNA-Phe 和 tRNA-Pro 的基因为界，是 mtDNA 表达的主要控制位点，包含前导链复制起源和主要的转录启动子。

2. mtDNA 的遗传

细胞 DNA 的大部分位于核基因组中，由父母双方平等遗传，而母亲的贡献稍多一些，因为有 1% 的 DNA 是通过卵子携带的超过 100 000 个 mtDNA 拷贝直接遗传自母亲。在受精过程中，少数能进入卵母细胞的精子细胞中的线粒体会被一种泛素依赖的机制主动消除。mtDNA 的单亲遗传是几乎所有真核生物的进化特征。研究发现人类精子的线粒体中没有完整的 mtDNA，也缺乏线粒体转录因子 A（TFAM）的保护、维持和转录 mtDNA 所需的主要核仁蛋白。在精子发生过程中，精子细胞会表达一种 TFAM 异构体，它保留了线粒体前序，而线粒体前序通常会在导入线粒体时被移除。该前序的磷酸化可阻止线粒体的导入，并将 TFAM 引导至精子细胞核。TFAM 从精原细胞线粒体重新定位到精子细胞核与 mtDNA 的消除直接相关。

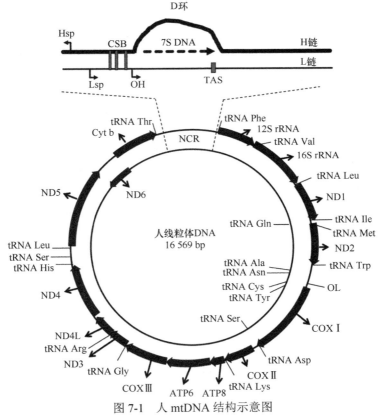

图 7-1　人 mtDNA 结构示意图

外圈代表重链（H 链），内圈代表轻链（L 链）。顶部显示的是非编码区（NCR）。D 环区域包含第三条链（7S DNA），位于重链复制起始位点（the origin of replication for the heavy strand，OH）和终止相关序列（termination associated sequence，TAS）区域之间。图中标出了 mtDNA 的 H 链和 L 链分别编码的基因及其位置。ND1～ND6：NADH 脱氢酶（ETC 复合物 I）亚基 1～6；COX I ～COX III（cytochrome c oxidase I ～III）：细胞色素 C 氧化酶亚基 I ～III（ETC 复合物IV）；ATP6 和 ATP8：线粒体 ATP 酶（复合物 V）亚基 6 和 8；Cyt b：细胞色素 b（复合物III）。CSB：保守序列；Hsp（heavy-strand promoter）：重链启动子；Lsp（light-strand promoter）：轻链启动子；OH：重链复制起始位点；OL（the origin of replication for the light strand）：轻链复制起始位点；TAS：终止相关序列

3. 拷贝数

人类细胞中，细胞核基因组具有相对固定的拷贝数，而 mtDNA 的拷贝数则在不同组织细胞中呈现出巨大的差异，从几百到数十万个不等。人类细胞中，仅成熟红细胞不含 mtDNA。在生殖细胞中，成熟卵母细胞的 mtDNA 拷贝数为 150 000 以上，比大部分体细胞高一个数量级以上；而精子细胞 mtDNA 拷贝数仅约为 100。mtDNA 拷贝数在一定程度上与细胞能耗有关，如心脏和骨骼肌细胞等高耗能细胞平均 mtDNA 拷贝数为 3000～6000，而肝脏、肾脏和肺组织的 mtDNA 拷贝数为 500～2000。

mtDNA 拷贝数还与性别和年龄相关，女性的 mtDNA 拷贝数略高于男性，同时 mtDNA 拷贝数可随着年龄的增长而降低。mtDNA 拷贝数与生理状况也紧密相关，一项人群分析研究显示，mtDNA 拷贝数与腰臀比相关，但与身体质量指数（BMI）无关，提示其可能与中心性肥胖和体脂分布相关（Ding et al., 2015）。mtDNA 拷贝数在不同的细胞生理条件下精确调节，可响应不同的内部或外部微环境，并发生变化。

线粒体作为一种重要的细胞器，在人类的疾病和健康中扮演着重要角色。mtDNA 拷贝数作为一种易于检测的指标，被发现在衰老、癌症及其他多种疾病中具有特异性变化，是一种极具潜力的无创诊断生物标志物。目前，针对 mtDNA 拷贝数的相关研究主要集中于特定的疾病类型和人群，这些研究尽管得出了一些重要结论，但其普适性还有待验证。在多种疾病类型中进行更为大规模和系统性的研究将有助于厘清先前研究中存在的一定程度的不一致性，提高 mtDNA 拷贝数作为生物标志物在临床上应用的可行性。

4. mtDNA 的多态性

mtDNA 基因组由母体遗传，其进化速度远远高于核 DNA。通过序列变异可以追溯到祖先的母系血统。序列变异可以通过在 mtDNA 中发现的称为单核苷酸多态性（single nucleotide polymorphism，SNP）的中性差异来体现。

所有现代人都有某种类型的 mtDNA。mtDNA 的类型与线粒体基因组中的 SNP 模式有关。mtDNA 的类型被称为单倍群，因此每个人都属于某个单倍群，有十几个单倍群。许多主要的单倍群又进一步细分为亚单倍群。

与核基因组相比，mtDNA 基因组的突变积累相对较快，这种高变化率并不会对 mtDNA 基因组的所有区域产生同样的影响：只有几个区域产生突变比较慢，这反映了它们在功能上的重要性，而其他区域的突变累积频率要高得多。需要注意的是，mtDNA 超变异区的突变通常被称为"碱基置换"，因为它们不会对 mtDNA 编码的任何产物产生影响。

5. 超变异区

mtDNA 的结构又可分为非编码区和编码区，非编码区又称为控制区，负责整个 mtDNA 复制和转录的调控，包含有 mtDNA 重链复制的起始点和转录启动子。mtDNA 控制区约有 1120 个碱基，包括 3 个高度变异的区域，高变区（hypervariable region，HVR）Ⅰ、Ⅱ及Ⅲ，HVR Ⅰ位于 mtDNA 序列的 16 024～16 365，HVR Ⅱ位于 mtDNA 序列的 57～372，HVR Ⅲ位于 mtDNA 序列的 438～574。

mtDNA 控制区无基因编码功能，具有较高的突变速率，当其发生比较严重的突变时，将导致整个线粒体功能的紊乱，这与 mtDNA 控制区的特殊结构有重要关系。首先，mtDNA 上几乎全部是外显子，而没有内含子，mtDNA 缺乏组蛋白的保护，缺少有效、完整的修复系统；其次控制区是 mtDNA 与线粒体内膜相接触的位置，容易受到细胞氧自由基及其产物的攻击而受损。此外，在 mtDNA 复制过程中，三链结构的形成使控制区成为单链形式，使其更易受到氧化损伤。

6. mtDNA 分析

线粒体基因组通常被认为是母系遗传的，不会发生重组，这意味着同一母系的个体将共享相同的线粒体基因组，突变除外。这也是 mtDNA 分析的鉴别力低于核 DNA 分析的原因之一。不过，与单个核基因组相比，每个细胞中有 200～2000 个线粒体基因组拷贝。这使得 mtDNA 分析成为一种更灵敏的技术，可在核 DNA 分析失败时提供额外信息。具体来说，DNA 分析是对核 DNA 中的短串联重复序列（short tandem repeat，STR）进行分析。然而，在某些情况下可能无法进行核 DNA 分析，所以在几乎没有核 DNA 的样本中，mtDNA 通常能够提供有用的信息。

使用 mtDNA 分析作为一种工具来建立个人与样本之间的联系，是一项成熟的生物学技术。虽然核 DNA 分析被认为是标准方法，但某些类型的核 DNA 数量有限，如毛发和古老或退化的遗骸，因此可能需要进行 mtDNA 分析。传统的 mtDNA 分析是通过 Sanger 测序法进行的，这种方法耗费大量人力、时间和成本。这使得线粒体基因组的分析仅限于控制区，限制了该技术的鉴别能力。大规模并行测序技术（massively parallel sequencing，MPS）被引入后，就可以对相关样本的整个线粒体基因组进行分析。使用 MPS 分析 mtDNA 增加了可用于分析的方法范围，包括样本全基因组分析的中型和小型扩增、全基因组单核苷酸多态性多重分析，以及可用于分析高度退化遗骸的 DNA。

分析 mtDNA 的第一步是从样本中提取 DNA。用于 mtDNA 分析的样本多种多样，包括骨骼、牙齿、毛发、粪便、血液和唾液等。提取 mtDNA 的程序与提取核 DNA 的程序完全相同，这些程序并不区分 mtDNA 和核 DNA。成熟的 DNA 提取方法包括苯酚-氯仿提取法、SDS 法等，市面上也有各种 DNA 提取试剂盒可供选择。

mtDNA 分析利用聚合酶链式反应（polymerase chain reaction，PCR）技术，针对 mtDNA 的超变异区进行扩增，因为超变异区包含了 mtDNA 大部分的多态性，主要使用 HV1 和 HV2 区域进行扩增检测；偶尔 HV3 区域也被用于检测。超变区的这些突变/多态性可以对人与人之间进行有限的区分，使我们可以使用 mtDNA 来进行检测。

一旦感兴趣的区域被扩增，就会用 PCR 扩增子进行测序，扩增子测序是一种常用的 DNA 测序技术，其利用 PCR 技术扩增目标 DNA 片段，然后通过高通量测序技术对扩增子进行测序，可以快速高效地获取目标序列的信息，然后利用毛细管电泳分析 mtDNA 片段，其是一类以毛细管为分离通道、以高压直流电场为驱动力的新型液相分离技术（Cooley，2023）。

7.1.2 mtDNA 的转录

线粒体在细胞中并非是自给自足的细胞器，其 mtDNA 的复制和转录依赖于细胞核 DNA 编码的反式作用因子。在脊椎动物中，所有线粒体核糖体蛋白都是在线粒体外编码和合成的。线粒体中各种分解途径的酶及线粒体输入机制的组成部分也都是由核 DNA 编码。

1. 转录的启动

线粒体基因组的转录主要起始于非编码区域（图 7-1），该区域包含轻链启动子（Lsp）和重链启动子（Hsp）。重链有两个转录启动子，分别是 Hsp1 和 Hsp2。Hsp 控制 8 个 tRNA 和 MT-ND6 基因的转录。在重链上，Hsp1 转录产生的转录本包含 tRNA-Phe、tRNA-Val 和两个 rRNA（12S 和 16S），而 Hsp2 转录产生的转录本几乎横跨整个基因组。

人类线粒体中基因组的转录是由线粒体 RNA 聚合酶（mitochondrial RNA polymerase，POLRMT）驱动。POLRMT 在 N 端还含有两个五肽重复结构域，它们通常存在于 RNA 相关蛋白中。POLRMT 需要额外的因子才能识别启动子区域。此外，启动转录需要 POLRMT 与线粒体转录因子 A（TFAM），线粒体转录因子 B2（mitochondrial transcription factor B2，TFB2M）和线粒体转录延伸因子（mitochondrial transcription elongation factor，TEFM）结合（Park et al.，2023）。TFAM 是一种 DNA 结合蛋白，除了激活转录外，还能将 DNA 包装在核仁中（Kanki et al.，2004）。TFB2M 是基因复制事件的产物，TFB1M 是这一复制事件的另一个产物，是一种核糖体 RNA 甲基转移酶。有研究表明，在转录起始复合体的 Hsp 和 Lsp 中，与 DNA 结合的 TFAM 通过其 N 端延伸将 POLRMT 募集到启动子上。TFB2M 改变 POLRMT 的结构，诱导启动子打开（Hillen et al.，2017a）。

2. 转录的延伸和终止

POLRMT 的延伸阶段需要额外的 TEFM。重组的 TEFM 能在体外刺激较长转录本的形成，从而有力地促进 POLRMT 的进程（Posse et al.，2015）。结构研究表明，TEFM 含有一个伪核酸酶核心，可在 POLRMT 下游的 mtDNA 周围形成一个"滑动钳夹"，通过其 C 端结构域与 POLRMT 相互作用（Hillen et al.，2017b）。

一旦 Lsp 启动，L 链就会转录为单个多聚前体 RNA。虽然 Hsp 可能以类似的方式指导整个 H 链的转录，但 Jourdain 等（2015）推测了一种更复杂的模式。根据双 H 链转录模型，转录相对频繁地从 ITH1 开始，然后终止于 16S rRNA 基因的下游末端。这一转录过程负责合成两种 rRNA 的绝大部分。相比之下，从 ITH2 开始的转录频率较低，但能产生几乎与整个 H 链相对应的多聚核苷酸分子，产生 H 链上编码的所有 mRNA 和大部分 tRNA。

Hsp 转录终止的机制尚不清楚。以前有人认为，线粒体终止因子 1（mitochondrial transcription termination factor 1，MTERF1）会弯曲连接 Hsp1 启动子位点及 tRNA-Leu（UUR）终止位点的 mtDNA。然后，MTERF1 通过碱基翻转和 DNA 解旋诱导转录终止（Jiménez-Menéndez et al.，2010）。这一模型最初是用来解释线粒体 rRNA 丰度高出 50 倍的原因。然而，另有证据与这一假设相矛盾。对 *MTERF* 基因敲除小鼠的研究并未显示出对 rRNA 稳态水平的影响。线粒体现丰度的增加可能是稳定性增加的产物，而不是因为存在不同的启动子。此外，研究还表明，来自 Lsp 的转录在线粒体 rRNA 编码序列的 3′端被 MTERF1 提前终止。MTERF1 与该位点的结合阻止了复制叉在转录线粒体 rRNA 基因时进入线粒体 rRNA 基因，同时也阻止了 rRNA 反义序列的转录（Shi et al.，2016）。

3. 初级转录本的处理

一旦 RNA 聚合酶通过 16S rRNA/tRNA-Leu（UUR）边界，H 链转录似乎就变得简单了。由于脊椎动物的 mtDNA 中没有内含子序列，而且基因间序列极少，因此长的多聚核苷酸 H 链和 L 链 mRNA 的处理被认为是一个相对简单的过程，只需要几种酶。tRNA 基因位于两个 rRNA 基因和几乎所有蛋白质基因的两侧。从新生转录本中精确切除 tRNA 的核酸内切酶会同时正确切除 rRNA，在大多数情况下，也会正确切除 mRNA。

重链和轻链启动子的转录会产生长的多顺反子转录产物。线粒体 rRNA 编码序列和大多数蛋白质编码序列被线粒体 tRNA 分隔开来。这些线粒体 tRNA 由核酸内切酶作用后释放出 mRNA 和 rRNA，这一现象也被称为"tRNA 标点模型"，由 RNase P 和 RNase Z 分别在 5′端和 3′端对主转录本中的线粒体 tRNA 进行加工。细胞质和细菌的 RNase P 含有催化 RNA 亚基，而哺乳动物线粒体的 RNase P 与它们不同，是一种完全由蛋白质组成的异三聚体内切酶。该酶由 tRNA m1R9 甲基转移酶 TRMT10C（MRPP1）、短链脱氢酶（short-chain dehydrogenase，SDR）家族成员 SDR5C1（HSD17B10，MRPP2）和与 PilT N 端（PIN）结构域类金属核酸酶同源的蛋白质 PRORP（MRPP3）组成，可在 tRNA 的 5′端剪切主转录本。ELAC2 基因编码线粒体 RNase Z，是一种核酸内切酶，负责对线粒体前体 tRNA 的 3′端进行内切，使之成熟。

tRNA 标点模型并不能解释所有的初级转录本剪切成熟，因为并不是所有的 mRNA 都紧挨着 tRNA。各种 Fas 激活丝氨酸/苏氨酸激酶（fas activated serine/threonine kinase，FASTK）蛋白已被证明是 mtRNA 稳定和前体加工所必需的。它们都含有一个保守的核酸酶折叠结构域，但是，没有任何一种 FASTK 蛋白具有核酸内切酶活性（Boehm et al.，2017）。例如，FASTKD2 的缺失或敲除会导致各种剪切前体的积累，尤其是 16S rRNA 和 ND6 mRNA（Antonicka and Shoubridge，2015）。此外，FASTK 还与 ND6 mRNA 的成熟度和稳定性有关，FASTKD5 与 FASTKD4 类似，可调节那些无法被 RNase P 和 ELAC2 剪切的前体 RNA 的成熟（Jourdain et al.，2015）。基于紫外交联免疫沉淀结合高通量测序（crosslinking-immunoprecipitation and high-throughput sequencing，CLIP-seq）的 FASTKD2 结合位点分析还发现 16S rRNA 和 ND6 mRNA 是其靶标。此外，FASTKD4 被证明是多种 mt-mRNA 稳定表达所必需的，而 FASTKD1 则对 ND3 mRNA 的稳定性有相反的影响。值得注意的是，FASTKD1 和 FASTKD4 的缺失也会导致 ND3 mRNA 的缺失，这表明 FASTKD4 的缺失是外显的。此外，FASTKD4 还被认为负责 ND5-CYB mRNA 前体的剪切。对 FASTK 蛋白如何调控线粒体转录组的表达，还需要深入研究。

7.1.3　线粒体蛋白质合成

1. 线粒体核糖体

线粒体中有特异的核糖体，被称为线粒体核糖体（mitoribosome），它们与胞质中的核糖体相比含有更少的 rRNA，负责在线粒体内翻译 mtDNA 编码的蛋白质。线粒体 55S 核糖体由两个亚基组成：大的 39S 亚基参与催化肽基转移酶反应，小的 28S 亚基为 mRNA 的结合和解码提供平台。39S 亚基由 16S 线粒体 rRNA 和 50 个线粒体核糖体蛋白（mitochondrial ribosomal protein，MRP）组成，而 28S 亚基由 12S 线粒体 rRNA 和 29 个 MRP 组成。核糖体小亚基结合信使核糖核酸（mRNA），并通过选择同源的氨基酸转移核糖核酸（tRNA）分子来翻译编码信息。大亚基包含称为肽基转移酶中心（peptidyl transferase center，PTC）的核糖体催化位点，可催化肽键的形成，从而将 tRNA 传递的氨基酸聚合成多肽链。新生多肽通过大核糖体亚基中的通道离开核糖体，并与蛋白质因子相互作用，这些因子在核糖体隧道出口处对新生链进行酶处理、靶向和膜插入。

2. 翻译的启动和延伸

线粒体翻译完全依赖于各种核编码的调控蛋白。在哺乳动物线粒体中，线粒体翻译起始因子 2（mitochondrial translation initiation factor 2，mtIF2）和 mtIF3 控制着翻译的启动。在启动过程中，mtIF3 将 mRNA 的 AUG 或 AUA 启动密码子定位在线粒体核糖体小亚基（mitochondrial ribosomal small subunit，mtSSU）的肽基（P）位点上，并防止线粒体核糖体大亚基（mitochondrial ribosomal large subunit，mtLSU）和 mtSSU 过早结合。与所有蛋白质合成系统一样，线粒体中的翻译也是由甲硫氨酸残基启动的。然而，线粒体的不同之处在于，只有一个 tRNA-Met 用于启动和延伸，氨基酰化的启动子线粒体 tRNA-Met 经过甲酰甲硫氨酸（formylmethionine，fMet）的甲酰化，从而增加了与 mtIF2 的亲和力。mtIF2 引导 fMet-tRNA-Met 与 mRNA 结合，并指导线粒体单体的组装和翻译的启动。

翻译的延伸由线粒体延伸因子 EFTu（TUFM）、EFTs（TSFM）和 EFGM（GFM1）介导。在延伸过程中，EFTu 与 GTP 和氨基酰 tRNA 形成复合物。它将 tRNA 引导到 A 位点，在该位点上，tRNA 碱基与 mRNA 在密码子-反密码子位点配对。GTP 的水解催化肽键的形成。EFTu 被释放，GTP-EFTu 复合物由 EFTs 重新组合。EFG1-mt 使脱乙酰化的 tRNA 从 P 位点释放，将肽基 tRNA 从 A 和 P 位点转移到 P 和 E 位点，同时使 mRNA 移动一个密码子。

3. tRNA 点突变对 mtDNA 表达的影响

线粒体 tRNA 突变会导致线粒体蛋白质合成受损，即呼吸链中 13 个 mtDNA 编码蛋白亚基的翻译缺陷，从而导致 OXPHOS 缺陷。对体外转录的突变 tRNA 进行的生化鉴定及对患者衍生的转染色体细胞杂交体进行的研究表明，突变可能对 tRNA 生物合成或功能产生负面影响，包括加工、转录后修饰、氨基酰化和翻译。大多数致病突变会直接影响线粒体 tRNA 的三级结构和稳定性。这反过来又会妨碍线粒体 tRNA 与参与蛋白质合成所需的蛋白的相互作用。例如，与以下物质的相互作用：①进行转录后修饰的酶，这些修饰对翻译的准确性和效率至关重要；②同源的氨酰-tRNA 合酶（aminoacyl tRNA synthetase，aaRS）或其他 tRNA 合酶，这可能导致不带电的 tRNA 形成；③翻译因子或核糖体，这将影响翻译启动或延伸的速度或准确性。这些改变会导致普遍的翻译缺陷，从而降低 mtDNA 编码多肽的准确性。如上所述，突变还可能影响不直接参与翻译的酶对 tRNA 的识别，如处理 mtDNA 多顺反子转录产物的酶，从而导致用于氨基酰化的成熟线粒体 tRNA 稳态水平下降。

7.1.4 mtDNA 的复制

1. 哺乳动物 mtDNA 复制的基本机制

mtDNA 复制的模型为链置换模型，即 L 链和 H 链 DNA 合成持续进行，不会形成类似冈崎片段的复制产物。mtDNA 的复制是从两个专用的复制起始位点——重链复制起始位点（OH）和轻链复制起始位点（OL）开始的。复制首先从 OH 开始，在初始阶段，H 链 DNA 合成过程中不会同时进行 L 链的合成。在这一步中，TWINKLE-mtDNA 解旋酶在 DNA 聚合酶 γ（POLγ）前面的亲代 H 链上移动，与线粒体单链 DNA 结合蛋白（mitochondrial single-stranded DNA binding protein，mtSSB）结合并保护移位的亲代 H 链。当 H 链 DNA 合成进行到约 11 kb 时，复制通过 OL。此时，复制起始位点的亲代 H 链变成单链，并折叠成茎环结构（一个 11 bp 的茎和一个 12 nt 的环）。环区包含一段 dT 残基，是 POLRMT 合成引物的起点。启动后，引物合成持续约 25 nt。接下来，POLRMT 被 POLγ 取代，L 链 DNA 合成开始。一旦启动，新 H 链和 L 链的合成将连续进行，直到两个复制事件完全完成。值得注意的是，H 链和 L 链 DNA 复制的机制截然不同。H 链 DNA 合成以 dsDNA 为模板，需要 TWINKLE 进行双链解旋和分叉。相比之下，L 链 DNA 的合成与 TWINKLE 无关，因为使用的模板是单链亲代 H 链。

2. H 链合成的启动

DNA 合成在 H 链和 L 链上都是连续的，源自 mtDNA 轻链转录起始位点的一段短转录本是新生 H 链启动合成的引物，因此，哺乳动物 mtDNA 的复制似乎与线粒体转录密切相关（Falkenberg and Gustafsson，2020）。L 链转录的启动与 mtDNA 复制的 RNA 引物形成的启动之间没有已知的差异。

Clayton 课题组在寻找能够处理含有 OH 序列的轻链转录本的催化活性时，发现了一种被称为线粒体 RNA 加工核糖核酸内切酶（RNA component of mitochondrial RNA processing endoribonuclease，RMRP）的酶（Shadel and Clayton，1997）。RMRP 是一种核糖核蛋白。该酶的大部分存在于核仁中，直接参与前体 5.8S rRNA 的加工，这导致了对其线粒体功能的争议。不过，最近的超微结构原位杂交实验表明，与核质和细胞质相比，RMRP RNA 优先定位于核小体和线粒体，这与 RMRP 在核 rRNA 和线粒体 RNA 引物成熟过程中的双重作用一致。

另外一种参与处理 H 链复制前体 RNA 引物的核酸内切酶是内切酶 G。这种酶首次从牛心脏线粒体中分离出来，是一种 29 kDa 多肽的同源二聚体。在脊椎动物中，大多数 H 链合成事件在启动后不久就会停滞。停滞的新生 H 链与其模板 L 链保持退火状态，并形成三重 D 环结构。过早终止的 H 链的 3′端映射到 TAS 下游的 50 个核苷酸上。TAS 元件和 H 链终止位点的数量因物种不同而异。人类线粒体基因组只包含一个 TAS 元件，只有一个主要的 H 链终止点，两个次要终止点紧邻主要终止点。

H 链复制的启动需要由 L 链启动子转录本加工而成的短 RNA 引物。因此，哺乳动物 mtDNA 的复制与线粒体转录有关，并依赖于线粒体转录，因此也依赖于 L 链转录所需的顺式作用元件和反式作用因子。除了这些顺式作用元件外，其他 D 环序列也参与了复制过程，即所谓的线粒体保守序列封闭区（conserved sequence block，CSB）和 TAS（图 7-1）。CSB 是在所有脊椎动物的 D 环区域被发现的保守序列，实验证据支持它们参与形成适当的 RNA 引物进行复制的观点。CSB Ⅰ、CSB Ⅱ 和 CSB Ⅲ 这三个序列在人类、大鼠和小鼠的 mtDNA 中都是保守的，主要的 H 链复制启动点几乎总是位于 CSB I 附近。TAS 则与停滞的 D 环 DNA 链的 3′端相关。

3. L 链合成的启动

在哺乳动物和一般脊椎动物中，L 链复制起源位于一个 30 个核苷酸的非编码区域，两侧有 5 个 tRNA 基因。只有当亲代 H 链被不断生成的子代 H 链置换为单链时，OL 才会被暴露出来，并激活启动 L 链的复制。当 L 链作为单链暴露时，被认为具有稳定的茎环结构，需要一种特异性引物酶的作用，这种引物酶能够产生短的 RNA 引物分子，为 L 链的合成提供短 RNA 引物。一旦启动，L 链的复制将在整个链进行，并在 H 链之后结束。

两条链的这种不对称复制使合成得以连续进行。据估计，整个复制过程大约需要 1 h，这意味着合成速度较慢，约为 270 nt/min。两条链的合成完成后，子 mtDNA 分子分离，两个起始处的 RNA 引物被移除，并填充和连接相应的间隙，最后，封闭的环状 mtDNA 通过引入超螺旋转折和与不同蛋白质的相互作用形成其三级结构。

4. 参与后代链延伸和成熟的反式作用因子

DNA 聚合酶 γ 是线粒体中唯一的 DNA 聚合酶，并且该酶是 mtDNA 合成所必需的，但只占细胞 DNA 聚合酶总活性的一小部分。这种酶已从人类和其他几种生物体中分离出来。DNA 聚合酶 γ 似乎容易被蛋白酶水解，其亚基结构仍有争议。另有数据表明，在脊椎动物中，该酶是由 125～140 kDa 多肽和 35～54 kDa 多肽组成的异源二聚体。除了具有 5′→3′ 聚合酶活性外，DNA 聚合酶 γ 还具有内在的 3′→5′ 外切酶活性，这种活性具有高度的错配特异性，可确保 mtDNA 的保守复制。

mtDNA 的复制中间体具有广泛的单链 DNA 区域。mtSSB 已从人类和其他几个物种中分离并克隆出来，它与由 OH 合成的不对称 DNA 产生的单链 DNA 结合，从而减少新生 DNA 链的二级结构（Park et al.，2023）。此外，研究还表明，mtSSB

在优化 RNA 引物以促进 OH 和 OL 上的 DNA 复制方面发挥着重要作用（Jiang et al.，2021）。

有几种额外的酶活动被认为是 mtDNA 复制所必需的，但线粒体复制机制中只确定了几种辅助酶。螺旋酶通过破坏将两条链固定在一起的氢键，催化双链 DNA 的解旋，从而为 DNA 聚合酶提供单链模板。Ⅰ 型拓扑异构酶催化超螺旋 DNA 的松弛，而 Ⅱ 型拓扑异构酶则负责引入超螺旋。拓扑异构酶利用单链（Ⅰ型）或双链（Ⅱ型）裂解机制，通过瞬时断裂骨架键来改变 DNA 的拓扑结构。

7.2 线粒体 DNA 突变与癌症

7.2.1 线粒体 DNA 与人类疾病

与人类核 DNA 不同，mtDNA 的基因密度很高。其整个长度的约93%都编码基因。根据组织的不同，一个细胞中的 mtDNA 有数百到数千个拷贝，而一个细胞中的核 DNA 只有两个拷贝。因此，突变可能存在于 mtDNA 的所有拷贝中（同源突变），也可能只存在于其中的一部分拷贝中（异源突变）。突变拷贝的比例被称为异源频率，其变化会对细胞功能产生不同的影响。异源突变频率对于确定特定突变的表型效应至关重要，这种现象被称为表型阈值效应。在异源频率较低时，突变 mtDNA 的有害效应大多会被共存的野生型拷贝掩盖，但一旦超过阈值（通常为60%～80%），突变 mtDNA 就会导致表型改变。这一频率阈值因突变和组织而异（Stewart and Chinnery，2015）。

mtDNA 突变对疾病有重要影响。公认的线粒体疾病，如 Leber 遗传性视神经病变和线粒体脑肌病伴乳酸酸中毒和卒中样发作等。它们大多是由遗传性 mtDNA 突变引起的（Bargiela and Chinnery，2019）。线粒体疾病具有异质性，通常是多系统疾病。能量需求高的组织最容易受到遗传性 mtDNA 突变导致的能量短缺的影响，包括大脑、肌肉、心脏和内分泌系统。研究还表明，孤独症等儿童多发病与 mtDNA 突变有关（Varga et al.，2018）。越来越多的人类常见代谢疾病，包括糖尿病、肥胖症、心血管疾病和癌症，也被发现与线粒体功能衰退有关。线粒体功能的重要性，再加上 mtDNA 的高体细胞突变率，使得线粒体很可能成为这些疾病的媒介。

mtDNA 变异可以是遗传性的，也可以是体细胞性的。利用二代测序技术的最新研究进展证明，大多数个体的线粒体基因组都存在异质突变。异质突变可能遗传自母体 mtDNA，也可能是胚胎发育过程中产生的新突变。与通过有性生殖传播的核基因组不同，人类线粒体基因组严格由母体传播。虽然 mtDNA 由单亲遗传，但已观察到母子之间和兄弟姐妹之间的 mtDNA 异源频率存在很大差异。此外，

mtDNA 复制和修复系统不如核 DNA 系统精确。因此，随着时间推移，分裂细胞和有丝分裂后细胞都会积累体细胞 mtDNA 突变，尤其是异质突变。单个 mtDNA 分子中新引入的突变可能会在细胞亚群中以克隆方式扩展到更高的频率，甚至可能达到表型阈值，这只是细胞分裂过程中的随机效应或细胞内部线粒体更替的结果，或两者兼而有之。计算模型表明，生命早期出现的 mtDNA 突变有足够的时间达到表型阈值，并导致线粒体水平的功能障碍。

典型的线粒体疾病或原发性线粒体疾病是指氧化磷酸化系统缺陷导致的一组疾病，这些缺陷是 nDNA 或 mtDNA 编码的线粒体基因突变的结果。一些 mtDNA 基因突变可导致多种不同的 mtDNA 疾病。二代测序技术的进步有助于阐明线粒体疾病及其诊断的遗传基础，但治疗这些疾病仍是一项挑战。

7.2.2　癌症中线粒体 DNA 基因突变

20 世纪 60~80 年代，研究人员观察到细胞中 mtDNA 的存在，并阐明了 mtDNA 遗传学的基本规律。哺乳动物的 mtDNA 被发现编码 13 个 OXPHOS 重要亚基，以及通过线粒体蛋白质合成翻译这些亚基所需的 tRNA 和 rRNA。对人类 mtDNA 变异的广泛分析发现了三类与表型相关的变异类型：近期种系突变、体细胞突变和远古适应性多态性。然而，mtDNA 突变导致肿瘤发生的病理生理学机制仍然不清楚。一些 mtDNA 突变会改变 ROS 的产生和氧化还原状态，从而促进肿瘤细胞的生长（Petros et al.，2005）。此外，有人推测，mtDNA 和核 DNA 编码的线粒体基因的变化可能会改变线粒体代谢产物，进而改变表观基因组和核基因的表达（Fan and Wallace，2010）。

研究表明，肿瘤发生与 mtDNA 突变有关，但 mtDNA 突变对不同肿瘤的影响可能不同。mtDNA 在肿瘤发生过程中发挥作用的支持性证据包括：个体肿瘤组织中经常出现功能性 mtDNA 突变，而基质组织中却没有，以及观察到不同肿瘤细胞中 mtDNA 拷贝数的变化。

一项对 mtDNA 突变数据的广泛调查显示，对于某些癌症，mtDNA 变异与某些核驱动突变是相互排斥的。例如，在卵巢腺癌中，约 40%的肿瘤只有核突变，而近 60%的肿瘤只有 mtDNA 突变。只有一小部分同时具有这两种突变（Yuan et al.，2020）。因此，不同类型的肿瘤有不同的生物能要求，这可以通过核 DNA 或 mtDNA 遗传变异和 mtDNA 拷贝数来调节。

1. 个体 mtDNA 突变

与临床相关的 mtDNA 变异主要有三类。第一类是在女性生殖系中出现的母系遗传变异。这些变异最初出现在以正常 mtDNA 为主的细胞中，产生变异和正常 mtDNA 的混合细胞质，即为"异质状态"。在异质状态下，严重有害的 mtDNA

变异可导致显著的生理变化。例如，tRNA-Lys（mt-TK）m.8344A＞G 突变可导致肌阵挛性癫痫。

第二类与临床相关的 mtDNA 变异发生在卵细胞发育过程中或人体的体细胞组织中。这些变异包括碱基替换和缺失，并会随着年龄的增长而累积，还可能导致衰老。缺失可导致一系列症状，具体取决于其组织分布和异质性水平，包括皮尔逊综合征、卡恩斯-塞尔综合征和慢性进行性外眼肌麻痹等。

第三类与临床相关的 mtDNA 变异由古老的变异组成，这些变异是在人类迁徙到世界各地的过程中产生的。

2. mtDNA 拷贝数变异

mtDNA 拷贝数代表一个细胞中线粒体的数量。每个细胞中几乎都有数百或数千个 mtDNA 副本，并因细胞类型和组织来源的不同而有很大差异。值得注意的是，每个细胞内的 mtDNA 拷贝数与细胞的能量需求保持一致，但在细胞衰老过程、细胞分化、激素治疗和运动过程中可能会发生明显变化。能量需求高的组织，如大脑、骨骼肌和心肌，比其他组织，如肾脏和肝脏细胞，有更多的 mtDNA 拷贝数（Castellani et al.，2020）。

研究发现 mtDNA 拷贝数随年龄增长呈线性下降，且几乎每个人都携带符合以下两个规律的异质 mtDNA 变异：①异质单核苷酸突变倾向于在 70 岁后以体细胞形式出现并急剧积累；②异质性插入缺失具有母系遗传特征，其相对水平与涉及 mtDNA 复制，维持和新途径的 42 个核基因位点有关。这些基因位点可能赋予某些 mtDNA 等位基因复制优势。该研究证实，核基因组中的共同变异可以影响整个人类群体中 mtDNA 拷贝数的变异和异质性动态（Gupta et al.，2023）。

肿瘤中 mtDNA 拷贝数变化的原因尚不清楚，但遗传学研究提供的证据表明，变化的方向性可能取决于存在的突变类型及肿瘤类型。例如，与邻近的正常组织细胞相比，携带使 mtDNA 基因失活的变异基因的甲状腺和肾脏肿瘤的 mtDNA 拷贝数明显增加。当肿瘤中的 mtDNA 等位基因相对于邻近的基质组织变得固定时（这表明存在适应性选择），mtDNA 拷贝数的中位数为 729。相比之下，在肿瘤中缺失固定 mtDNA 等位基因的患者中，mtDNA 拷贝数为 165。即使在对肿瘤类型进行调整后，这种关联仍然存在（Grandhi et al.，2017）。因此，在某些肿瘤中，mtDNA 拷贝数的变化可能是一种适应性反应，这种突变对某种肿瘤类型具有生长优势。

有意思的是，即使在同一类肿瘤中，癌症的严重程度也会与 mtDNA 含量的差异相关。此外，三阴性乳腺癌患者（雌激素受体、孕激素受体和人表皮生长因子受体-2 均为阴性）肿瘤样本中的 mtDNA 含量明显低于非肿瘤组织。与这一观察结果一致，三阴性乳腺癌细胞系的线粒体呼吸作用明显降低，而糖酵解作用增加（Guha et al.，2018）。

因此，当 mtDNA 拷贝数可能是促进某些肿瘤生长的因素时，mtDNA 拷贝数变化的意义要视具体情况而定。一种肿瘤类型可能会增加 mtDNA 的拷贝数，以便在有氧环境中发挥作用。它可能会补偿由于存在"轻度"mtDNA 变异而导致的电子传递链功能的降低，或者 mtDNA 拷贝数可能会因 ROS 产生的增加而发生改变（Giordano et al.，2014）。

7.2.3　线粒体 DNA 突变促进癌症发生

1. mtDNA 突变与癌症代谢适应

mtDNA 突变一直以来都是线粒体疾病的研究对象，直到 20 世纪 90 年代末，人们才开始认识到 mtDNA 突变与癌症的关系。在将数以千计的癌症线粒体基因组测序后发现几乎所有癌症类型中都出现有高频率的 mtDNA 突变。

一般来说，mtDNA 比核 DNA 更容易积累突变，其突变概率是核 DNA 的 17 倍，这是因为 mtDNA 的 DNA 修复系统较弱，而且靠近主要的活性氧（ROS）产生点。此外，在癌症中，化疗药物或辐射及缺氧等微环境条件也会触发 mtDNA 诱变的其他机制（Cline，2012），但最常见的 mtDNA 突变来源是复制错误。

为了维持增殖的速度，癌细胞会对其新陈代谢进行重编程，使其向提供大分子合成的反应方向发展，以满足癌细胞对高能量的需求（Ju et al.，2014）。癌细胞往往更依赖谷氨酰胺，因为谷氨酰胺可作为核苷酸合成和三羧酸循环合成反应的氮和碳供体（Wang et al.，2021）。此外，脂质代谢的变化在癌细胞中也很常见，因为新膜的形成和能量的产生都需要脂质，脂质通过氧化作用可以产生大量能量供给癌细胞。

除了受到不利微环境中可用营养物质类型和氧气量的影响外，代谢重编程还取决于癌细胞进行某些代谢反应的能力。线粒体细胞色素 b（mitochondrial cytochrome b，mt-CYb）基因的框架移位突变被证明能将脂肪酸的产生源从葡萄糖转换为谷氨酰胺，从而使癌细胞无法合成脂质，并在谷氨酰胺缺乏的情况下促进生长。

2. mtDNA 突变与 ROS

致瘤性的 mtDNA 突变会影响呼吸链复合物并增加 ROS 的产生。mtDNA 基因突变会引起呼吸复合体中编码多肽的改变，从而降低电子传递活性，导致 ROS 的进一步产生，进而形成氧化应激的恶性循环。

电子传递链活性的降低，无论是由 mtDNA 突变导致的呼吸复合体结构病变引起的，还是由于缺氧的原因，都会增加 ROS 的产生；当复合体 I 受抑制时，在无 ADP 的受控状态下 ROS 的产生会增加，ROS 可通过几种机制进一步导致线粒体功能障碍：①直接改变呼吸复合体，如复合体 I，尤其是 Fe-S 簇；②线粒体磷脂过氧化；③进一步影响呼吸复合物 mtDNA 突变；④HIF-1α 的稳定（图 7-2）。

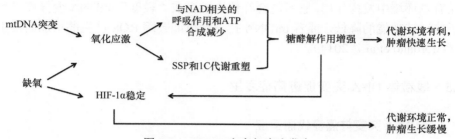

图 7-2　mtDNA 突变与癌症发生

mtDNA 变异或缺氧诱发氧化应激，可导致 OXPHOS 缺乏和进一步的氧化应激，由于这些变化，细胞被迫依赖糖酵解供能，从而使细胞环境有利于肿瘤生长

在肿瘤晚期，由于癌细胞的增殖速度加快，肿瘤组织块的中心部分会远离血管，从而形成缺氧（<1%氧）区域。缺氧是实体瘤发展为恶性肿瘤必须面对和克服的主要选择性压力之一。

缺氧意味着营养物质和氧气的短缺，氧气是通过 OXPHOS 产生能量所必需的。低氧诱导因子 1（HIF-1）是肿瘤细胞适应低氧的主要调节因子，其活性取决于组成型细胞质表达的 HIF-1α，当氧浓度较低时，HIF-1α 无法羟化降解而得到积累并转位至细胞核，在细胞核中作为 HIF-1 异源二聚体的一部分与 HIF-1β 相互作用，以促进缺氧适应基因的转录（Semenza，2007）。其中，HIF-1 转录乳酸脱氢酶，将丙酮酸转化为乳酸并再生 NAD1，以维持糖酵解途径；转录葡萄糖易化扩散转运蛋白（facilitative glucose transporter，GLUT），使葡萄糖在细胞内转运；转录 PKM2，这是氧化代谢的负调控因子；转录血管内皮生长因子 A（vascular endothelial growth factor A，VEGFA），促进血管生成（Ruas and Poellinger，2005）。

通过影响 OXPHOS 功能，已证明 mtDNA 突变对癌细胞的新陈代谢具有调节作用，并影响缺氧适应性。人们认为，mtDNA 突变会减缓呼吸链反应，降低耗氧量，从而支持癌细胞耐受细胞外缺氧，因为能量需求可通过糖酵解的增加来满足。尽管细胞可以适应低氧环境，但缺氧也意味着营养物质的匮乏。因此，需要建立血管系统来维持增殖，而功能性 OXPHOS 的缺乏可能会阻碍这一过程。研究表明，缺氧适应需要呼吸链结构的完整性。

3. mtDNA 突变与肿瘤细胞转移

肿瘤细胞转移是一个复杂的过程，只有那些能够迅速适应不同环境压力的癌细胞才能成功转移。转移阶段包括癌细胞入侵、在血液循环中存活、外渗和在远处组织中筑巢。在这些阶段中，潜在转移癌细胞周围的环境条件是完全不同的。例如，穿过基底膜和体内浸润需要高能量来维持细胞运动；在血液循环中存活需要适应高氧环境，这与原发性肿瘤中的缺氧环境完全不同。

根据突变类型和突变负荷的不同，mtDNA 突变可促进或阻止转移过程，它们可能会诱发 mtROS 生成增加，从而维持癌细胞的外渗（Yuan et al.，2008；Ishikawa et al.，2008）。事实上，ROS 水平的增加只要未达到细胞毒性浓度，就会支持癌细胞的转移。

mtDNA 突变也参与了通过 ROS 依赖性机制促进转移的过程。例如，mt-TL2 中的 m.12308A＞G 与 AKT 过度磷酸化激活和 E-cadherin 抑制有关，这是癌细胞上皮-间充质转化（EMT）的关键步骤，而 EMT 是转移所必需的，尤其是在与原发性肿瘤分离相关的早期阶段（Kulawiec et al.，2009）。

转移生态位是指远离原发肿瘤的部位，这些部位通常会发生改变，有利于癌细胞的浸润和转移定植。这一过程被称为"生态位预处理"，与新陈代谢变化有关，如正常组织对葡萄糖的吸收减少，以使生态位中营养浓度增加（Fong et al.，2015）。在这种情况下，mtDNA 基因突变使癌细胞容易出现 Warburg 效应，这对于激活转移部位预处理所需的机制可能至关重要。一项关于乳腺癌细胞系的研究显示，mtDNA 基因突变通过增强糖酵解代谢而使细胞具有侵袭性。

另外，癌细胞亚群的扩散和远端组织的定植需要高能量消耗，因此，细胞同时使用糖酵解和 OXPHOS 的混合表型有助于提高肿瘤代谢的可塑性和转移潜力（Yu et al.，2017），也就是说，在这种情况下，严重的线粒体损伤也是不利的。与这一结论相一致的是，据报道，由于缺乏适当的 OXPHOS 活性，缺失 mtDNA 的细胞扩散转移的能力降低（Sansone et al.，2017）。

7.2.4　线粒体 DNA 突变与癌症治疗

1. 化疗

mtDNA 突变在单个细胞中普遍存在，其是与年龄有关的突变积累的重要目标（Burgstaller et al.，2018）。mtDNA 突变在化疗耐药性中具有双重作用。一方面，它们可能因化疗药物的作用而产生，另一方面，它们已被证明在获得化疗耐药性中发挥作用。例如，在一项包括 20 名白血病患者的研究中发现，与未接受化疗的患者相比，接受氟达拉滨/烷基化药物 6 个月化疗的病例中具有氨基酸改变的异质变体突变率更高（Carew et al.，2003）。

由于体内分析的内在复杂性，无法确定突变数量的增加是化疗引起的 DNA 损伤的直接结果，还是治疗产生的 ROS 的介导结果，但这两种情况都有可能在体内发生。考虑到未接受治疗的患者异质突变和同质突变的发生率都很低，在接受治疗的患者中观察到的高频率异质突变更有可能与化疗直接相关。

此外，研究还发现，与对治疗有反应的患者相比，无反应患者的突变率更高，这表明除了化疗的结果外，mtDNA 突变还可能在获得化疗耐药性方面发挥作用。在这种情况下，mtDNA 突变可能是由于其在克服化疗相关选择性压力方面的优势而被选择的，如电子传递链（ETC）的功能变化导致 ROS 增加。事实上，由正常肠上皮细胞产生的敲除了 mtDNA 的 Rho 0 细胞对顺铂的耐药性比亲代细胞高出 4～5 倍，这意味着线粒体损伤可能导致化疗耐药性（Qian et al.，2005）。同样，Singh 等（1999）报道称，敲除 mtDNA 的 Rho 0 细胞对阿霉素和光动力疗法有抗药性，而同源的野生型细胞则很敏感。此外，在胰腺癌细胞中发现的携带 mtDNA 突变的细胞系比野生型对照组生长更慢，并对 5-氟尿嘧啶和顺铂治疗产生抗药性。所有这些结果表明，线粒体损伤可能与癌症治疗药物耐药性有关（Mizutani et al.，2009）。然而，尽管有大量研究指出线粒体代谢重编程与对化疗药物的反应之间存在相关性，但这种关系的性质仍存在争议，并不能在所有癌症中通用。例如，癌细胞中的氧化代谢既与化疗耐药性有关，也与化疗敏感性增强有关。由于这种异质性，很难确定 mtDNA 突变在多大程度上会改变肿瘤细胞对化疗的反应。事实上，虽然 mtDNA 突变是癌细胞中常见的事件，但很少有人知道它们在化疗耐药性中的作用，这主要是缺乏功能性研究所致。

综上所述，研究提示致病性 mtDNA 突变与肿瘤化疗耐药性之间存在关联，但总体而言，要确定 mtDNA 突变在化疗中的预后作用，还需要进一步开展更详细的临床研究。

2. 放射治疗

电离辐射是导致细胞损伤的最常用的癌症治疗方法之一。据报道，线粒体参与了下游辐照效应（Kroemer et al.，2007），但 mtDNA 突变在放射治疗中的确切作用仍不清楚。正如前面已经讨论过的化疗对 mtDNA 突变的影响，有迹象表明放疗既可能引起突变，又可能影响其结果。特别是，在接受放疗的癌症患者中观察到点突变和缺失的数量增加，而在治疗后的头颈癌患者中则有 mtDNA 含量减少的报道。一方面，线粒体功能障碍与缺失 mtDNA 细胞的放射敏感性增加有关，因为与野生型对照组相比，它们显示体内照射肿瘤的复发延迟（Bol et al.，2015）。相比之下，胰腺癌 Rho 0 细胞和成纤维细胞 Rho 0 细胞比亲本细胞系更耐受辐射，这意味着线粒体损伤对辐射敏感性的影响可能是双重的，这取决于具体情况。

影响放射敏感性的一个重要因素是细胞内的氧含量。同一肿瘤内不同区域的氧含量差异很大，而且会随着时间的推移而变化。在放射治疗中，辐射的主要作用是产生 ROS，对肿瘤细胞 DNA 造成不可逆的破坏，导致细胞凋亡和死亡（Rockwell et al.，2009）。产生这种效应的原因可能是氧作为细胞中电子亲和力最强的分子，形成 ROS 后可夺取 DNA 分子中核糖、脱氧核糖上的氢原子，形成脱氢自由基，导致磷酸二酯键断裂，使细胞永久化损伤。在没有氧气的情况下，自由基损伤可以恢复到未损伤的形式，因此红外线无法有效杀死缺氧细胞。总之，目前还没有确切的证据表明 mtDNA 突变如何影响癌细胞对放疗的反应，因为线粒体功能障碍既与耐药性的获得有关，又与放疗的副作用有关。

3. 其他干预措施

通过分析癌症化疗和放疗中的 mtDNA 突变信息可能为制订辅助治疗策略提供思路。例如，通过靶向糖酵解抑制葡萄糖摄取可能是一种潜在的策略，可用于治疗 OXPHOS 功能障碍的肿瘤，包括 fasentin 和 WZB117 等（Akins and Nielson，2018）。同样，谷氨酰胺代谢干预药物，如谷氨酰胺酶抑制剂 CB-839、JHU-083 等，可能对有 mtDNA 损伤的癌症更有效。最后，在 mtDNA 突变与化疗敏感性相关或与肿瘤生长减弱相关的肿瘤类型中，靶向 OXPHOS 可被视为一种辅助策略，这表明在这种情况下线粒体易受损。研究最多的以线粒体为靶点的抗癌药物是二甲双胍，它是一种用于减少葡萄糖生成的 2 型糖尿病治疗药物。它能抑制 ROS 生成和复合物 I 活性、激活单磷酸腺苷活化蛋白激酶，从而抑制 mTORC1，减少蛋白质合成和细胞增殖，并抑制 HIF-1 信号通路（Li et al.，2012）。

4. mtDNA 突变在肿瘤诊断中的意义

在大约 60% 的实体瘤中会出现 mtDNA 突变，因此它们可能有助于了解肿瘤的异质性。特别是，如果在同一患者的两个不同肿瘤中检测到随机的肿瘤特异性 mtDNA 突变，则这两个肿块被认为是异质性的，因为同一患者的两个独立肿瘤极不可能获得相同的体细胞 mtDNA 基因。因此，mtDNA 测序可作为一种工具，帮助临床医生区分异质性肿瘤和同步原发性肿瘤（Perrone et al.，2018）。

二代测序技术是确定肿瘤特异性和 mtDNA 突变异质性水平的常用方法之一。由于它可以检测低水平的异质性，所以可以提高将 mtDNA 突变作为克隆性标记的精确度。此外，还可使用荧光 PCR、变性高效液相色谱法或等位基因特异性定量 PCR，这些方法可检测到低至 2% 的异源突变水平。一些研究支持 mtDNA 在癌症诊断中积累突变的高倾向性。例如，利用 mtDNA 评估了一系列同步和非同步转移患者的原发性口腔鳞状细胞癌与淋巴结转移之间的关系，从而可确定不同肿瘤克隆之间的遗传关系。此外，利用 mtDNA 二代测序分析发现口腔鳞状细胞癌、复发和转移之间存在共同突变，表明这些癌细胞具有相同的克隆起源。

同时，在发现妇科病变的情况下，mtDNA 筛查尤其有用。一项关于子宫内膜癌和卵巢癌并发症的研究采用优化的 Sanger 技术对整个 mtDNA 进行测序，结果发现子宫内膜癌和卵巢癌都存在肿瘤特异性突变，排除了这两种肿瘤相互独立的可能性，并显示半数分析病例存在克隆现象。但必须承认的是，mtDNA 变异不一定总能区分两种原发疾病和一种转移性疾病，因为在转移进展过程中，癌细胞可能获得或失去 mtDNA 突变。在这种情况下，mtDNA 变异可能会在最初的克隆扩增之后出现，如果两个肿瘤中只有一个出现体细胞突变，则无法排除两个病变的克隆起源。因此，当多个肿瘤中只有一个携带突变时，mtDNA 测序对检测两个肿瘤的独立（非克隆）起源没有参考价值，但当两个肿瘤肿块中出现相同的 mtDNA 突变时，mtDNA 测序可用于推断克隆性。

尽管存在不同的组织学亚型或混合组织学肿瘤，但在大多数情况下，原发肿瘤和多发病灶在单个患者的每个肿块中都有共同的 mtDNA 突变，表明是单细胞后代和克隆关系（Amer et al.，2017）。因此，分析癌细胞中线粒体突变累积的倾向可能有助于了解肿瘤的异质性，确定肿瘤单克隆起源，或在组织学不明确的转移性肿瘤病例中发挥作用。

7.2.5 线粒体-细胞核互作促进癌症发展

mtDNA 的突变，包括点突变、缺失、倒位和拷贝数变异，已在许多与年龄相关的退行性疾病和肿瘤中被广泛报道。mtDNA 突变对生物的影响也有很大差异，这取决于肿瘤细胞携带的突变 DNA 分子的比例，即所谓的异质性。而细胞核和线粒体之间的基因组间互作强化了 mtDNA 突变在扰乱这一重要信号通路中的作用，从而间接影响参与核基因的致瘤和侵袭作用。因此，线粒体功能障碍目前被认为是致癌的一个重要标志，也是抗癌治疗的一个有潜力的靶点。

细胞核和线粒体之间的紧密协调是线粒体正常运作的必要条件，包括顺向（细胞核到线粒体）和反向（线粒体到细胞核）信号。这种相互作用对于维持细胞平衡至关重要，而累积的 mtDNA 变异可能会扰乱这种互作的平衡（Horan and Cooper，2014）。虽然大多数编码 OXPHOS 机制蛋白的基因都在细胞核中转录（顺向信号），但线粒体也可能通过核基因表达调控对细胞核进行逆向调控。这一现象表明，核 DNA 和 mtDNA 的改变在推动肿瘤发生和发展方面存在密切联系。核编码线粒体基因，如延胡索酸氢化酶、异柠檬酸脱氢酶和琥珀酸脱氢酶等的变异与多种人类癌症有关。另有研究表明，mtDNA 变化和 MAPK 通路改变可协同驱动结直肠恶性转化（Venesio et al.，2013）。

在一项关于结直肠癌和腺癌样本的研究中发现，编码参与线粒体融合、分裂和定位等关键过程的蛋白质的核基因突变数量增加（de Araujo et al.，2015）。也有人认为，mtDNA 的耗竭可能会导致中心体扩大和有丝分裂纺锤体多极化，两者都参与了癌细胞的转化。

mtDNA 突变有可能通过线粒体-核串联机制诱导分子信号，从而应对线粒体功能失调（Horan and Cooper，2014）。一些典型的核转录因子，如肿瘤抑制因子

p53 和雌激素受体，定位于线粒体内，在线粒体内发挥各种转录依赖性功能。通过利用线粒体杂交系统证明，来自非转化乳腺上皮细胞 MCF10A 的线粒体可逆转骨肉瘤转移细胞的致瘤特性，如在低氧条件下的细胞增殖和存活能力。这表明线粒体通过其 mtDNA 与细胞核在调控肿瘤发生发展方面存在复杂的互作。

其他研究表明，线粒体功能障碍可能诱导核基因组内的表观遗传修饰，如富含 CpG 区域的异常甲基化修饰（Bellizzi et al.，2012）。这些表观遗传学改变，包括 DNA 和染色质修饰及通过小 RNA 发出的信号，可能有助于维持线粒体介导的致瘤转化。然而，可能触发细胞核中这些表观遗传学变化的线粒体信号在很大程度上仍然未知，还需继续深入研究。另据报道，ROS 诱导的线粒体失调可通过诱导核因子 NF-κB 通路和刺激抗凋亡分子（如 BCL-xL/BCL-2）的表达，进而促进肿瘤细胞存活和增殖（Formentini et al.，2012）。此外，氧化应激还可能影响涉及致瘤和侵袭表型的核基因的表达（Kang et al.，2012）。总之，这些研究结果表明，针对线粒体-细胞核相关互作信号转导可能是一种有潜力的癌症治疗策略。

【本章小结】

线粒体作为人类细胞中唯一拥有独立遗传系统的细胞器，其遗传物质 mtDNA 的异常表达或突变与衰老、炎症发生及癌症等疾病密切相关。除了表达异常或发生突变外，近年来发现 mtDNA 在生理刺激及病理下，从线粒体释放至细胞质引起细胞免疫应答，同样在衰老及多种炎症相关疾病进展中起到了至关重要的作用。

本章总结了 mtDNA 结构、遗传特性、转录、蛋白质合成和复制过程的研究成果与进展，并进一步对 mtDNA 异常表达或突变在疾病，尤其是癌症发生及治疗中的作用机制研究进行了总结。可以看出，个体 mtDNA 突变、拷贝数变异及其在癌症代谢、ROS 和肿瘤细胞转移中的重要作用，提示 mtDNA 本身及其结构、遗传、复制、表达等相关的因子或调控机制具有成为干涉肿瘤发生发展靶标的潜力。mtDNA 的释放导致的细胞免疫应答，也可成为肿瘤免疫治疗的潜在靶标，但相关机制还需继续深入研究。未来，随着对 mtDNA 研究的深入，我们相信会取得更多的发现和创新，推动该领域的不断进步。

【参考文献】

Akins NS，Nielson TC. 2018. Inhibition of glycolysis and glutaminolysis: an emerging drug discovery approach to combat cancer. Current Topics in Medicinal Chemistry，18：494-504.

Amer W，Toth C，Vassella E. 2017. Evolution analysis of heterogeneous non-small cell lung carcinoma by ultra-deep sequencing of the mitochondrial genome. Scientific Reports，7：11069.

Antonicka H，Shoubridge EA. 2015. Mitochondrial RNA granules are centers for posttranscriptional

RNA processing and ribosome biogenesis. Cell Reports，10：920-932.

Bargiela D，Chinnery PF. 2019. Mitochondria in neuroinflammation - Multiple sclerosis（MS），leber hereditary optic neuropathy（LHON）and LHON-MS. Neuroscience Letters，710：132932.

Bellizzi D，D'Aquila P，Giordano M，et al. 2012. Global DNA methylation levels are modulated by mitochondrial DNA variants. Epigenomics，4：17-27.

Boehm E，Zaganelli S，Maundrell K，et al. 2017. FASTKD1 and FASTKD4 have opposite effects on expression of specific mitochondrial RNAs，depending upon their endonuclease-like RAP domain. Nucleic Acids Research，45：6135-6146.

Bol V，Bol A，Bouzin C，et al. 2015. Reprogramming of tumor metabolism by targeting mitochondria improves tumor response to irradiation. Acta Oncologica，54：266-274.

Burgstaller JP，Kolbe T，Havlicek V，et al. 2018. Large-scale genetic analysis reveals mammalian mtDNA heteroplasmy dynamics and variance increase through lifetimes and generations. Nature Communications，9：2488.

Catherine W. 2007. Study of the human mitochondrial DNA polymorphism. The FASEB Journal，21：A265.

Cline SD. 2012. Mitochondrial DNA damage and its consequences for mitochondrial gene expression. Biochim Biophys Acta，1819：979-991.

Cooley AM. 2023. Mitochondrial DNA analysis. Methods in Molecular Biology，2685：331-349.

Castellani CA，Longchamps RJ，Sun J，et al. 2020. Thinking outside the nucleus: mitochondrial DNA copy number in health and disease. Mitochondrion，53：214-223.

Carew JS，Zhou Y，Albitar M，et al. 2003. Mitochondrial DNA mutations in primary leukemia cells after chemotherapy: clinical significance and therapeutic implications. Leukemia，17：1437-1447.

de Araujo LF，Fonseca AS，Muys BR，et al. 2015. Mitochondrial genome instability in colorectal adenoma and adenocarcinoma. Tumour Biology，36：8869-8879.

Ding J，Sidore C，Butler TJ，et al. 2015. Assessing mitochondrial DNA variation and copy number in lymphocytes of 2,000 sardinians using tailored sequencing analysis tools. PLoS Genet，11：e1005306.

Falkenberg M，Gustafsson CM. 2020. Mammalian mitochondrial DNA replication and mechanisms of deletion formation. Critical Reviews in Biochemistry and Molecular Biology，55：509-524.

Fan W，Wallace DC. 2010. Energetics，epigenetics，mitochondrial genetics. Mitochondrion，10：12-31.

Fong MY，Zhou W，Liu L，et al. 2015. Breast-cancer-secreted miR-122 reprograms glucose metabolism in premetastatic niche to promote metastasis. Nature Cell Biology，17：183-194.

Formentini L，Sánchez-Aragó M，Sánchez-Cenizo L，et al. 2012. The mitochondrial ATPase inhibitory factor 1 triggers a ROS-mediated retrograde prosurvival and proliferative response. Molecular Cell，45：731-742.

Giordano C，Iommarini L，Giordano L，et al. 2014. Efficient mitochondrial biogenesis drives incomplete penetrance in Leber's hereditary optic neuropathy. Brain，137：335-353.

Gupta R，Kanai M，Durham TJ，et al. 2023. Nuclear genetic control of mtDNA copy number and heteroplasmy in humans. Nature，620：839-848.

Gustafsson CM，Falkenberg M，Larsson NG. 2016. Maintenance and expression of mammalian mitochondrial DNA. Annual Review Biochemistry，85：133-160.

Grandhi S，Bosworth C，Maddox W，et al. 2017. Heteroplasmic shifts in tumor mitochondrial genomes reveal tissue-specific signals of relaxed and positive selection. Human Molecular Genetics，26：2912-2922.

Guha M，Srinivasan S，Raman P，et al. 2018. Aggressive triple negative breast cancers have unique molecular signature on the basis of mitochondrial genetic and functional defects. Biochimica Biophysica Acta Molecular Basis of Disease，1864：1060-1071.

Hillen HS，Morozov YI，Sarfallah A，et al. 2017a. Structural basis of mitochondrial transcription initiation. Cell，171：1072-1081.

Hillen HS，Parshin AV，Agaronyan K，et al. 2017b. Mechanism of transcription anti-termination in human mitochondria. Cell，171：1082-1093.

Horan MP，Cooper DN. 2014. The emergence of the mitochondrial genome as a partial regulator of nuclear function is providing new insights into the genetic mechanisms underlying age-related complex disease. Human Genetics，133：435-458.

Ishikawa K，Takenaga K，Akimoto M，et al. 2008. ROS-generating mitochondrial DNA mutations can regulate tumor cell metastasis. Science，320：661-664.

Jiang M，Xie X，Zhu X，et al. 2021. The mitochondrial single-stranded DNA binding protein is essential for initiation of mtDNA replication. Science Advances，7：eabf8631.

Jiménez-Menéndez N，Fernández-Millán P，Rubio-Cosials A，et al. 2010. Human mitochondrial mTERF wraps around DNA through a left-handed superhelical tandem repeat. Nature Structure Molecular Biology，17：891-893.

Jourdain AA，Koppen M，Rodley CD，et al. 2015. A mitochondria-specific isoform of FASTK is present in mitochondrial RNA granules and regulates gene expression and function. Cell Reports，10：1110-1121.

Ju YS，Alexandrov LB，Gerstung M，et al. 2014. Origins and functional consequences of somatic mitochondrial DNA mutations in human cancer. Elife，2014：3.

Kang KA，Zhang R，Kim GY，et al. 2012. Epigenetic changes induced by oxidative stress in colorectal cancer cells: methylation of tumor suppressor RUNX3. Tumour Biology，33：403-412.

Kanki T，Nakayama H，Sasaki N，et al. 2004. Mitochondrial nucleoid and transcription factor A. Annals of the New York Academy of Sciences，1011：61-68.

Kroemer G，Galluzzi L，Brenner C. 2007. Mitochondrial membrane permeabilization in cell death. Physiological Reviews，87：99-163.

Kulawiec M，Owens KM，Singh KK. 2009. Cancer cell mitochondria confer apoptosis resistance and promote metastasis. Cancer Biology Therapy，8：1378-1385.

Li B，Chauvin C，De Paulis D，et al. 2012. Inhibition of complex I regulates the mitochondrial permeability transition through a phosphate-sensitive inhibitory site masked by cyclophilin D. Biochim Biophys Acta，1817：1628-1634.

Mizutani S，Miyato Y，Shidara Y，et al. 2009. Mutations in the mitochondrial genome confer resistance of cancer cells to anticancer drugs. Cancer Science，100：1680-1687.

Nicholls TJ，Minczuk M. 2014. In D-loop: 40 years of mitochondrial 7S DNA. Experimental Gerontology，56：175-181.

Owen OE，Kalhan SC，Hanson RW. 2002. The key role of anaplerosis and cataplerosis for citric acid cycle function. J Biology Chemistry，277：30409-30412.

Perrone AM，Girolimetti G，Procaccini M，et al. 2018. Potential for mitochondrial DNA sequencing in the differential diagnosis of gynaecological malignancies. International Journal of Molecular Sciences，19：2048.

Petros JA，Baumann AK，Ruiz-Pesini E，et al. 2005. mtDNA mutations increase tumorigenicity in prostate cancer. Proceedings of the National Academy of Sciences of the United States of America，102：719-724.

Posse V，Shahzad S，Falkenberg M，et al. 2015. TEFM is a potent stimulator of mitochondrial transcription elongation in vitro. Nucleic Acids Research，43：2615-2624.

Petrov AS，Wood EC，Bernier CR，et al. 2019. Structural patching fosters divergence of mitochondrial ribosomes. Molecular Biology and Evolution，36：207-219.

Park J，Baruch-Torres N，Yin YW. 2023. Structural and molecular basis for mitochondrial DNA replication and transcription in health and antiviral drug toxicity. Molecules，28：796.

Qian W，Nishikawa M，Haque AM，et al. 2005. Mitochondrial density determines the cellular sensitivity to cisplatin-induced cell death. Am J Physiol，Cell Physiology，289：1466-1475.

Rockwell S，Dobrucki IT，Kim EY，et al. 2009. Hypoxia and radiation therapy：past history，ongoing research，and future promise. Current Molecular Medicine，9：442-458.

Roger AJ，Muñoz-Gómez SA，Kamikawa R. 2017. The origin and diversification of mitochondria. Current Biology，27：1177-1192.

Ruas JL，Poellinger L. 2005. Hypoxia-dependent activation of HIF into a transcriptional regulator. Seminars in Cell Developmental Biology，16：514-522.

Sansone P，Savini C，Kurelac I，et al. 2017. Packaging and transfer of mitochondrial DNA via exosomes regulate escape from dormancy in hormonal therapy-resistant breast cancer. Proceedings of the National Academy of Sciences of the United States of America，114：9066-9075.

Semenza GL. 2007. Oxygen-dependent regulation of mitochondrial respiration by hypoxia-inducible factor 1. Biochemical Journal，405：1-9.

Shadel GS，Clayton DA. 1997. Mitochondrial DNA maintenance in vertebrates. Annual Review of Biochemistry，66：409-435.

Shi Y，Posse V，Zhu X，et al. 2016. Mitochondrial transcription termination factor 1 directs polar replication fork pausing. Nucleic Acids Research，44：5732-5742.

Singh KK，Russell J，Sigala B，et al. 1999. Mitochondrial DNA determines the cellular response to cancer therapeutic agents. Oncogene，18：6641-6646.

Stewart JB，Chinnery PF. 2015. The dynamics of mitochondrial DNA heteroplasmy：implications for human health and disease. Nature Reviews Genetics，16：530-542.

van Oven M，Kayser M. 2009. Updated comprehensive phylogenetic tree of global human mitochondrial DNA variation. Human Mutation，30：386-394.

Venesio T，Balsamo A，Errichiello E，et al. 2013. Oxidative DNA damage drives carcinogenesis in MUTYH-associated-polyposis by specific mutations of mitochondrial and MAPK genes. Modern Pathology，26：1371-1381.

Varga NÁ，Pentelényi K，Balicza P，et al. 2018. Mitochondrial dysfunction and autism：comprehensive genetic analyses of children with autism and mtDNA deletion. Behavioral and Brain Functions，14：4.

Wang R，Cao L，Thorne RF，et al. 2021. LncRNA GIRGL drives CAPRIN1-mediated phase separation to suppress glutaminase-1 translation under glutamine deprivation. Science Advances，7: eabe5708.

Wickramasekera NT，Das GM. 2014. Tumor suppressor p53 and estrogen receptors in nuclear-mitochondrial communication. Mitochondrion，16: 26-37.

Yu L，Lu M，Jia D，et al. 2017. Modeling the genetic regulation of cancer metabolism: interplay between glycolysis and oxidative phosphorylation. Cancer Research，77: 1564-1574.

Yuan Y，Wang W，Li H，et al. 2015. Nonsense and missense mutation of mitochondrial ND6 gene promotes cell migration and invasion in human lung adenocarcinoma. BMC Cancer，15: 346.

Yuan Y，Ju YS，Kim Y，et al. 2020. Comprehensive molecular characterization of mitochondrial genomes in human cancers. Nature Genetics，52: 342-352.

Yuan ZQ，Li XL，Peng YZ，et al. 2008. Influence of HSP70 on function and energy metabolism of mitochondria in intestinal epithelial cells after hypoxia/reoxygenation. Zhonghua Shao Shang Za Zhi，24: 203-206.

第8章 线粒体与细胞死亡

细胞程序性死亡（programmed cell death，PCD）是由基因调控的细胞主动有序的死亡方式。PCD 在调节细胞生长分化、促进组织修复和再生等生理活动中有重要作用，在生物体发生、发育过程中普遍存在，也是维持组织稳态、促进机体正常发育的重要组成部分。线粒体参与多种细胞程序性死亡的调控，并在其中或主动或被动发挥了关键作用。细胞程序性死亡的异常调控与包括癌症在内的多种疾病的发生密切相关。本章首先对细胞程序性死亡的途径及分子机制进行归类和探讨，进一步聚焦细胞凋亡和铁死亡这两个与线粒体密切相关的程序性死亡，解析这两种 PCD 发生的调控机制，并讨论其在肿瘤发生及治疗中的作用。

8.1 细 胞 死 亡

细胞是生物体的基本结构和功能单位，机体的生长发育伴随着细胞的生长、分化、衰老与死亡。因此，细胞死亡作为整个细胞生命活动中的一部分，是有机体生长发育的一个关键要素。

2005 年细胞死亡学术命名委员会（简称"委员会"）第一次对细胞死亡做出定义，即不同于处于死亡过程中的濒死细胞，死亡细胞处于不可逆的生命终点。同时，根据细胞的形态学特征将细胞死亡分为三类：凋亡、自噬和坏死（Kroemer et al.，2005）。随着对细胞死亡生化和遗传机制的不断探索，2012 年委员会将细胞死亡的形态学定义转向分子定义，并提出了同时适用于体外和体内环境的功能分类，包括外源性细胞凋亡、半胱天冬酶依赖性或非依赖性内源性细胞凋亡、调节性坏死、自噬细胞死亡和有丝分裂灾难（Galluzzi et al.，2012）。最终 2018 年委员会在遗传学、生化学、药理学和功能（而非形态学）的基础上精确定义主要的细胞死亡模式并将细胞死亡分为两大类：意外性细胞死亡（accidental cell death，ACD）和调节性细胞死亡（regulated cell death，RCD）。生理形式的 RCD 泛指细胞程序性死亡（PCD）。

ACD 是由意外伤害刺激引发的不受控制的细胞死亡，由于伤害刺激超出了细胞的调节能力，最终导致细胞死亡。RCD 涉及基因编码机制，这些机制在细胞外或细胞内信号的触发下，以协调的事件序列发挥作用，调控细胞有序死亡，以此维持内环境稳态（Galluzzi et al.，2018）。

然而不同细胞死亡类型间的关联及界限依然模糊，这里我们提供了一种更简单的分类系统，即根据信号依赖性将细胞死亡分为程序性的细胞死亡，即细胞程序性死亡（PCD）和非程序性的细胞死亡。PCD 由严格调控的细胞内信号转导途径驱动，相反非程序性细胞死亡是由意外损伤导致。基于 PCD 的形态学特征和分子机制，又可将 PCD 进一步分为凋亡性细胞死亡和程序性非凋亡细胞死亡。凋亡性细胞死亡以胱天蛋白酶（caspase）依赖的方式发生并始终保持细胞膜的完整性，而程序性非凋亡细胞死亡主要以 caspase 非依赖性和膜破裂为特征。

8.1.1　非程序性细胞死亡

非程序性细胞死亡是几乎瞬时且无法控制的细胞死亡形式，通常是由于细胞受到外部因素的刺激造成的被动过程，如极端物理、化学或机械损伤。上述因素会导致细胞形态学改变，如细胞质肿胀、质膜破裂及胞内细胞器丢失，但通常不表现出严重的染色质浓缩，仅 DNA 会发生随机降解（Yan et al.，2020）。机体的非程序性细胞死亡会诱发炎症反应。

8.1.2　程序性细胞死亡

1. 细胞凋亡概述

1）凋亡

细胞凋亡（apoptosis）是程序性细胞死亡中严格控制的模式，是迄今研究较为清楚的一种 PCD。其特征在于明显的形态变化及特定 caspase 和线粒体控制通路的激活。这些 caspase 的激活可以通过内源或外源信号通路触发。内源信号通路可以通过细胞应激、DNA 损伤、发育信号、存活因子缺失等被激活；外源信号通路则是通过细胞外死亡信号触发。

内源性凋亡途径又称为线粒体途径，其关键是位于线粒体外膜上的一系列凋亡调节蛋白 BCL-2 家族中促凋亡和抗凋亡成员间相互作用，导致线粒体外膜通透性（mitochondrial outer membrane permeabilization，MOMP）增加，进而促进细胞色素 c（cytochrome c，Cyt c）和其他凋亡相关因子从线粒体膜间隙释放到胞质，随后激活 caspase 信号通路，诱发凋亡。

外源性细胞凋亡由一系列死亡信号诱发。细胞质膜上主要存在两种类型的质膜受体：死亡受体和依赖性受体。死亡受体，如死亡受体 4/5（death receptor 4/5，DR4/5）、肿瘤坏死因子受体 1（tumor necrosis factor receptor，TNFR1）等，通过与同源配体的结合后而被激活。依赖性受体，如 UNC5A、NTRK3、PTCH1 等，当其特定配体的水平降至特定阈值以下时便被激活。配体与受体结合后形成寡聚体并使受体的胞内结构域发生改变，Fas 相关死亡结构域蛋白（Fas-associated

protein with death domain，FADD)、细胞型 Fas 相关死亡结构域蛋白样白介素-1β
转换酶抑制蛋白（cellular FADD-like IL-1-β converting enzyme inhibitory protein，
c-FLIP)等相关蛋白通过死亡结构域(death domain，DD)被募集并招募 pro-caspases
形成死亡诱导信号复合体（death-inducing signaling complex，DISC)。pro-caspases
通过自我切割活化，进而切割激活效应 caspase，使其作用于可引起细胞凋亡的底
物，最终导致细胞凋亡。

细胞凋亡可以通过其典型的形态特征来鉴定，如细胞收缩并显示出膜起泡；
染色质浓缩和核碎裂等。膜起泡可导致在垂死细胞边缘形成小囊泡，称为凋亡小
体。凋亡过程中垂死细胞的膜始终保持完整。由于细胞膜在凋亡过程中保持完整
性，所以也防止了细胞内细胞因子和消化酶等成分释放到细胞外空间，限制了邻
近组织的损伤和炎症发生。

2）失巢凋亡

失巢凋亡（anoikis）是一种特殊类型的细胞凋亡，本质上与细胞凋亡有相同
的途径，然而它是由不充分或不适当的细胞-基质相互作用，或者与胞外基质脱离
接触而触发的。整合素是一种促进生存的效应物，细胞骨架的结构状态会干扰整
合素的功能。而细胞结构改变与凋亡之间的联系仍然知之甚少。另有研究表明，
JNK 信号通过增加 BCL-2 细胞死亡相互作用介质（BCL-2 interacting mediator of
cell death，Bim）的表达和 BCL-2 修饰因子（BCL-2-modifying factor，Bmf）的磷
酸化，以 BAK/BAX 依赖性的方式引起细胞失巢凋亡。

2. 程序性非凋亡细胞死亡

调节性细胞死亡（RCD）曾是细胞凋亡的代名词，但现在人们认识到，调节
性细胞死亡还包括许多其他新发现的程序性细胞死亡途径。近年来发现的程序性
细胞死亡类型，它们分别具有独特的形态特征，采用了不同的分子途径。其中包
括自噬依赖性细胞死亡（autophagy-dependent cell death，ADCD)、细胞侵入性死
亡（entosis)、巨泡式死亡（methuosis)、副凋亡（paraptosis)、PARP-1 依赖性细
胞死亡（parthanatos)、铁死亡（ferroptosis)、中性粒细胞的炎性细胞死亡（NETosis)、
程序性坏死（necroptosis)、细胞焦亡（pyroptosis）和铜死亡（cuproptosis）等（表
8-1)。这些途径在不同的触发因素下被激活，有不同的细胞器参与，并通过不同
的生化途径执行。

表 8-1　程序性细胞死亡分类

细胞程序性死亡类型	参与细胞成分	机制分子	特征	相关疾病
细胞凋亡	线粒体	caspase、BCL-2 家族成员	细胞质膜完整、核固缩、DNA 断裂、不引起炎症反应	肿瘤、心血管病、神经退行性疾病、代谢性疾病

续表

细胞程序性死亡类型	参与细胞成分	机制分子	特征	相关疾病
失巢凋亡	胞外基质	整合素	细胞脱离胞外基质、失去与其他细胞接触	肿瘤转移
自噬依赖性细胞死亡	溶酶体	ATG 蛋白、ULK、Beclin1、LC3	胞质中形成大量吞噬泡、核固缩、细胞器肿胀	肿瘤、心血管疾病、神经疾病、发育缺陷
细胞侵入性死亡	溶酶体	Rho、ROCK	细胞依赖黏附连接内化入另一细胞	肿瘤
巨泡式死亡	—	Ras、Rac	胞内形成大量空泡、细胞膜破裂	肿瘤
副凋亡	内质网、线粒体	IGF1R、MAPK/ERK、JNK	内质网及线粒体肿胀、胞质空泡化	肿瘤、代谢性疾病
PARP-1 依赖性细胞死亡	线粒体	PARP-1、PAR、AIF	染色质凝聚、DNA 大规模断裂	心血管疾病、肾脏疾病、糖尿病、神经疾病
铁死亡	线粒体	GPX4	线粒体变小、嵴减少、膜塌陷和破裂	肿瘤、神经系统疾病、急性肾损伤、缺血/再灌注
NETosis	细胞核	ELANE、MPO	组蛋白降解、染色质解体、质膜破裂	无菌炎症、自身免疫性疾病
程序性坏死	—	RIPK1、RIPK3、MLKL	细胞器肿胀、质膜破裂、细胞裂解、引起炎症反应	神经疾病、心血管疾病
细胞焦亡	线粒体	caspase、gasdermins	细胞渗透性肿胀、质膜破裂、引起炎症反应	肿瘤、代谢性疾病
铜死亡	线粒体	铜离子	线粒体蛋白硫辛酰化	肿瘤

1）自噬依赖性细胞死亡

自噬是一种重要的细胞机制，是细胞受到压力时启动的一种保护性反应，在正常的生理过程中起着"管家"的作用。已有大量研究证实了自噬依赖性细胞死亡在遗传学和病理生理学中的意义。例如，在发育中的黑腹果蝇的中肠中，caspase 的遗传失活不会产生任何后果，而与自噬相关的重要基因 *Atg* 的突变或缺失则会抑制中肠组织的降解。同样，黑腹果蝇幼虫在蜕变过程中完全清除幼虫唾液腺也需要凋亡和自噬机制（Galluzzi et al., 2018）。

虽然自噬是一种细胞保护机制，但是细胞过度地自我降解是有害的，因此自噬功能障碍与多种人类病理有关。例如，自噬的永久或短暂性内源性缺陷与胚胎致死、发育缺陷和多种病理紊乱有关，包括神经退行性病变、癌症和心血管疾病等。

2）细胞侵入性死亡

细胞侵入性死亡是发生在人类肿瘤中的一种非凋亡性细胞死亡过程，是由失去对细胞外基质（ECM）的附着引起的。这种细胞死亡机制是通过一个活细胞侵入另一个活细胞，随后溶酶体酶对内化细胞进行降解实现的，因此将这种细胞内化的过程称为"细胞侵入性死亡"。

与凋亡细胞的吞噬摄入不同，此类细胞内化与caspase的活化无关，也不受磷脂酰丝氨酸暴露的驱动，而是依赖于黏附连接，由内化细胞中的RhoA和ROCK活性驱动。内化细胞和宿主细胞以上皮细胞钙黏蛋白和α-连环蛋白为连接界面相互作用，内化细胞中的Rho和ROCK会导致肌动蛋白和肌球蛋白复合物在与连接界面相反的细胞皮层特异性聚集，从而产生不平衡的收缩力，驱动内化细胞的形成。

细胞内化后，LC3在Vps34和自噬相关蛋白ATG5等的帮助下，通过脂化作用，直接进入细胞内，促进其与溶酶体融合和降解（Krishna and Overholtzer, 2016）。

3）巨泡式死亡

1999年在胶质母细胞瘤中首次发现了类似巨胞饮失调引起的细胞死亡，并认为是自噬性死亡。进一步研究发现该死亡机制是由独立网格蛋白的巨胞饮小体变化引起，形成大量胞质充斥的空泡，引起细胞破裂而导致死亡。2008年这种新的死亡方式被命名为巨泡式死亡。

巨泡式死亡是一种非凋亡死亡形式，过度活化Ras和Rac可诱发这种形式的细胞死亡。在该死亡过程中，活化的Ras通过激活下游的Rac家族小GTPase 1（Rac1）起始胞饮。在巨泡式死亡早期形成的空泡修饰有晚期内体标志物（如溶酶体相关膜蛋白1），由于胞质中大量空泡无法被回收或与溶酶体合并，导致空泡不断积累融合而逐步形成较大的液泡，最终导致代谢活动减少、细胞破裂而死亡。

4）副凋亡

2000年Sperandio等在293T细胞系和小鼠胚胎成纤维细胞中过表达胰岛素样生长因子1受体（insulin-like growth factor 1 receptor，IGF1R）时发现了一种独特的细胞死亡形式，并将其定义为副凋亡。尽管IGF1R通常被认为是一种促生存调节因子，但研究发现IGF1R及其下游MAPK/ERK和JNK信号通路的激活可诱导副凋亡。

副凋亡的主要特征包括内质网及线粒体肿胀和胞质空泡化，通常是蛋白质平衡、离子平衡和氧化还原平衡发生变化所致。内质网是细胞的钙库，由线粒体相关内质网膜（MAM）中的三磷酸肌醇受体等组成，其中的Ca^{2+}是实现伴侣介导的蛋白质折叠和内质网相关降解功能所必需的，其外流可能会进一步加剧内质网应激，导致细胞死亡。研究表明，雷公藤红素、姜黄素和橙皮苷等化合物可导致Ca^{2+}通过IP3受体从内质网排出，并通过线粒体单通道进入线粒体，由于Ca^{2+}超载使氧化还原平衡被破坏，最终导致细胞死亡。已有研究发现一种线粒体Na^{+}/Ca^{2+}交换抑制剂（CGP37157）可通过与线粒体和内质网膜融合影响钙代谢和线粒体膜电位，从而诱导Jurkat细胞发生副凋亡（Yokoi et al., 2022）。

5）PARP-1 依赖性细胞死亡

多聚 ADP 核糖聚合酶 1[poly （ADP-ribose） polymerase-1，PARP-1]依赖性细胞死亡（parthanatos）是一种与线粒体相关但不依赖于 caspase 的细胞死亡。PARP-1 是一种主要存在于真核生物细胞核内的 DNA 修复酶。在正常的生理状态下，PARP-1 对 DNA 的损伤起到修复作用，是 DNA 损伤应答机制的一个特定组成部分。在病理状态下，大量 DNA 损伤，PARP-1 被过度激活，催化胞内烟酰胺腺嘌呤二核苷酸（NAD）分解为烟酰胺和多聚 ADP 核糖[poly （ADP-ribose），PAR]，PAR 在胞内大量蓄积，且 NAD 大量消耗，抑制线粒体氧化呼吸链复合酶 I 、 II 和Ⅲ的活性，三羧酸循环途径受阻，线粒体能量代谢障碍，随后释放线粒体相关凋亡诱导因子（apoptosis-inducing factor，AIF）。游离的 AIF 从线粒体转运到细胞核，诱导染色质凝聚和 DNA 大规模断裂，诱发 parthanatos。

Parthanatos 不仅是长期严重 DNA 烷基化损伤的结果，也是对氧化应激、缺氧、低血糖或炎症的反应。在这种情况下，包括一氧化氮在内的活性氮都是 PARP-1 被过度激活的主要触发因素，尤其是在神经元中。线粒体中 PAR 的积累，最终还会导致线粒体膜电位降低和膜通透化。据报道，PARP-1 可导致多种病理状况，包括某些心血管和肾脏疾病、糖尿病、脑缺血和神经变性。

6）铁死亡

铁死亡是一种铁依赖性的，由细胞内微环境扰动引发的 RCD 形式，当细胞脂质过氧化物水平过高时引发的一种死亡方式。铁死亡的本质是谷胱甘肽的耗竭，或谷胱甘肽过氧化物酶 4（GPX4）活性下降，导致脂质过氧化物不能通过 GPX4 催化的谷胱甘肽还原酶反应代谢而大量累积。细胞通过胱氨酸/谷氨酸逆向转运蛋白（system xc⁻）的转运，可将胱氨酸转运入胞内用于合成谷胱甘肽（GSH）。GPX4 可直接催化谷胱甘肽和脂质过氧化物之间的反应，从而降低细胞的脂质过氧化水平。GSH 的耗竭或 GPX4 的抑制都会导致脂质过氧化物的积累。二价铁离子通过芬顿反应与脂质过氧化物相互作用，形成脂质 ROS，过多的脂质 ROS 最终导致细胞死亡（Yan et al.，2020）。

铁死亡细胞通常保持正常的外观形态，具有完整的细胞膜，胞质中无气泡，细胞核正常大小且没有染色质缩合，但线粒体表现出形态变化，如变小、嵴减少、膜塌陷和破裂等（Latunde-Dada，2017）。

7）NETosis

NETosis 是一种独特的细胞死亡形式，由病原体或其组分诱发，主要发生在免疫细胞中，尤其是中性粒细胞。其最初的特征是中性粒细胞会释放出含有染色质和组蛋白的纤维网，这些纤维网被称为中性粒细胞胞外诱捕网（neutrophil extracellular trap，NET）。NET 由去缩合的染色质组成，形成具有约 200 nm 孔的网状 DNA 结构。它们包被有核蛋白，包括组蛋白、颗粒蛋白（如中性粒细胞弹性蛋白酶）和胞质蛋白（如肌动蛋白）。

有研究表明，NETosis 是由于涉及 Raf-1 原癌基因、丝氨酸/苏氨酸激酶、丝裂原活化蛋白激酶和 ERK2 的信号通路导致的，最终导致还原型烟酰胺腺嘌呤二核苷酸磷酸（NADPH）氧化酶活化并产生 ROS。根据这一机制，细胞内的 ROS 触发细胞表达中性粒细胞弹性蛋白酶（neutrophil elastase，NE）和髓过氧化物酶（myeloperoxidase，MPO）并转运到细胞核。一旦被激活，细胞质中的 ELANE 会催化 F-肌动蛋白水解，继而损害细胞骨架动力学。细胞核内的 ELANE 会促进组蛋白（可能包括核包膜）的降解，并与 MPO 一起导致染色质解体。同时肽酰基精氨酸脱亚氨酶 4（peptidylarginine deiminase 4，PAD4）介导的组蛋白瓜氨酸化使组蛋白正电荷减少会降低组蛋白与带负电荷的 DNA 之间的亲和力，进一步导致染色质解体。最后，染色质纤维、细胞质和核成分被排出，导致质膜破裂和细胞死亡。

虽然 NETosis 对先天性免疫很重要，但也会导致形成无菌炎症，与 NET 相关的细胞毒性蛋白质会破坏宿主细胞和激活血小板，以及自身免疫性疾病患者体内存在针对 NETosis 过程中释放的蛋白质的自身抗体，都说明了 NETosis 的"双刃剑"效应（Thiam et al.，2020）。

8）程序性坏死

程序性坏死是由特定死亡受体 FAS 和 TNFR1 等，或病原体识别受体检测到的细胞外或细胞内微环境扰动从而引发的一种 RCD。受体相互作用蛋白激酶 1（receptor-interacting protein kinase 1，RIPK1）和受体相互作用蛋白激酶 3（RIPK3）是坏死体的关键组成部分。

在分子水平上，坏死主要依赖 RIPK3 和混合谱系激酶结构域样蛋白（mixed lineage kinase domain-like protein，MLKL）的顺序激活。TNFR1 启动坏死后，RIPK3 会被 RIPK1 激活，激活的机制涉及它们各自的同型互作结构域之间的物理相互作用和 RIPK1 的催化活性。RIPK3 被激活后通过磷酸化进一步激活下游分子 MLKL，从而导致 MLKL 寡聚化。寡聚化的 MLKL 插入细胞膜并使其通透，最终导致细胞死亡。此外，在病毒感染或存在双链病毒 DNA 的情况下，细胞膜 DNA 感受器、DNA 依赖性干扰素激活因子也会触发 RIPK3 依赖性坏死（Maelfait et al.，2017）。

Caspase-8 是天冬氨酸特异的半胱氨酸蛋白酶，是细胞外源凋亡途径的起始蛋白。近几年的研究发现，caspase-8 也参与程序性坏死的调控，其通过剪切 RIPK1 来抑制细胞程序性坏死，参与细胞免疫稳态调控。研究发现在细胞程序性坏死刺激条件下，caspase-8 通过自我剪切破坏死亡复合体 II 的稳定性，进而抑制细胞程序性坏死的发生；同时，caspase-8 通过自我剪切协同坏死调控蛋白 RIPK1/RIPK3/MLKL 抑制小鼠淋巴细胞减少的免疫缺陷性疾病发生（Li et al.，2022b）。

9）细胞焦亡

细胞焦亡是一种与炎症反应相关的程序性细胞死亡。Gasdermin（GSDM）家族是细胞焦亡的主要执行者，包括 gasdermin-a（GSDMA）、gasdermin-b（GSDMB）、gasdermin-c（GSDMC）、gasdermin-d（GSDMD）、gasdermin-e（GSDME）等蛋白质。

细胞焦亡的主要特征是 gasdermins 蛋白 N 端和 C 端的裂解及 N 端区域的释放，活化的 N 端在细胞膜上发生寡聚化形成孔洞，导致细胞渗透性肿胀，质膜破裂而死亡。

细胞焦亡的激活可分为经典途径和非经典途径。经典细胞焦亡途径的激活是由病原体相关分子模式（pathogen-associated molecular pattern，PAMP）或损伤相关分子模式（damage-associated molecular pattern，DAMP）启动的，淋巴结样受体或黑色素瘤缺乏因子 2 样受体识别刺激后启动组装形成炎症体并形成活化的 caspase-1，caspase-1 切割 GSDMD，GSDMD 的 N 端定位并聚集成细胞膜上的孔。非经典细胞焦亡途径依赖于 caspase-4/5/11 的激活。在细胞质受到脂多糖（LPS）刺激后，caspase-4/5/11（小鼠 caspase-11 的人对应物 caspase-4/5）可直接与 LPS 的保守结构脂蛋白 A 结合，引起寡聚化并活化，进一步切割 GSDMD，使 GSDMD 的 N 端分离并定位于细胞膜形成膜孔。

哺乳动物雷帕霉素靶蛋白（mammalian target of rapamycin，mTOR）复合物 1（mTORC1）是一种代谢信号复合物，可与溶酶体表面的 Rag 复合物相互作用，以响应氨基酸水平进而调节蛋白质合成，也可调节线粒体中 ROS 的产生。Rag 蛋白或 mTORC1 基因的缺乏或抑制及 ROS 的抑制都会减少 GSDMD 孔的形成和细胞裂解死亡。

与细胞凋亡相比，细胞焦亡发生得更快、更猛烈，并伴有许多促炎因子的释放。但一些研究结果表明，在不同种类的肿瘤细胞中，细胞焦亡也能促进肿瘤的生长，这说明细胞焦亡具有促进和抑制肿瘤的双重作用。因此进一步研究细胞焦亡与肿瘤发生发展的关系十分必要。

10）铜死亡

各种重金属可通过不同的子程序诱导受调控的细胞死亡。发表在 *Science* 杂志上的一项研究发现，细胞内的铜积累会引发线粒体脂酰化蛋白的聚集和 Fe-S 簇蛋白的不稳定，从而导致一种独特的细胞死亡类型，即铜死亡（Tang et al.，2022）。

研究发现细胞凋亡、铁死亡和坏死性凋亡的药理学或遗传抑制未能抑制多种癌细胞系中 ES-Cu 复合物诱导的细胞死亡。随后使用全基因组 CRISPR/Cas9 技术敲除筛选结合代谢和生化分析，确定了介导铜死亡的两种线粒体蛋白毒性应激途径。值得注意的是，Cu 增加了线粒体蛋白硫辛酰化，这是一种赖氨酸的翻译后修饰，且铁氧还蛋白 1（ferredoxin 1，FDX1）被证明是一种新的硫辛酰化效应物，它有助于毒性硫辛酰化二氢硫辛酰胺-*S*-乙酰转移酶的积累和随后的细胞铜死亡。

此外，质谱蛋白质组学表明，Fe-S 簇蛋白的 FDX1 依赖性降解可能有利于铜死亡。但目前尚不清楚铜离子载体是如何选择性地触发不同线粒体蛋白质同时聚集和降解（Tang et al.，2022）。

综上所述，目前研究结果不仅强化了线粒体是细胞死亡的多方面调节因子的观点，也对传统观点提出了挑战，即氧化应激是金属诱导毒性的基本分子机制和驱动力。

8.1.3 细胞死亡与人类疾病

1. 癌症

细胞死亡是对人类健康至关重要的过程，抑制细胞死亡使基因突变在细胞中积累，阻止 DNA 受损的细胞被清除，并增加恶性细胞对化疗的抵抗力。对这一机制的了解使得开发出通过直接激活细胞死亡机制并与常规化疗和靶向药物协同作用来杀死癌细胞的药物成为可能，从而改善癌症患者的治疗效果。

通常致细胞死亡失败（阻止细胞杀死自身）的突变本身不足以导致正常细胞完全恶性，但当这种突变传递给细胞的后代时，它们可以促进肿瘤形成。通常，检测到 DNA 含有不可修复损伤时细胞可以启动程序自杀，如通过激活肿瘤抑制因子 p53，其可以直接转录激活细胞凋亡诱导因子 Puma 和 Noxa。因此，无法杀死自身的细胞，如高表达细胞凋亡抑制因子 BCL-2 的细胞或具有 p53 缺陷的细胞，可能会积累进一步的遗传损伤，进而促进肿瘤转化。

因此阐明细胞程序性死亡的分子机制可为恶性肿瘤的起源、正常和恶性细胞对治疗的敏感性及对治疗的耐药性的发展等提供新见解、新靶点。

2. 心血管疾病

细胞死亡，尤其是心肌细胞死亡，是多种心脏疾病的重要机制。因此，研究针对细胞凋亡和坏死的药理学和遗传学抑制对减轻梗死面积及改善这些疾病的心脏功能具有重要意义。

以心肌梗死为例，已有研究表明心肌细胞凋亡与心肌梗死之间存在因果关系，死亡受体介导的外源途径和线粒体内源途径都被证明与之相关。例如，缺乏 Fas 小鼠的心脏对肝脏缺血/再灌注损伤（I/R）的反应较小，心脏特异性过表达 B 细胞淋巴瘤 2（BCL-2）可减少体内 I/R 后的梗死面积和心脏功能障碍。Puma 的缺失可减少 I/R 后离体灌注心脏的梗死。这种效应可能是由于细胞凋亡抑制蛋白 2（cellular inhibitor of apoptosis 2，cIAP2）或其对 RIP1 的 K63 泛素化抑制了已被凋亡抑制蛋白（inhibitor of apoptosis protein，IAP）激活的下游 caspase。此外另有研究表明，BAX 和 BAK 可调节坏死。除了缩小梗死面积外，BAX 和 BAK 的缺失还能显著降低 I/R 小鼠心脏的坏死损伤程度。

综上所述，细胞凋亡是心肌梗死的发病机制，且其他研究也已证实心力衰竭与细胞凋亡和自噬性细胞死亡相关，细胞死亡是导致心血管疾病的重要原因。

3. 神经退行性疾病

神经退行性疾病与细胞过度死亡相关。以阿尔茨海默病（AD）为例，明显的神经元丢失是该病的一个固定特征，程序性坏死是导致神经元丢失的重要原因。

研究发现人类 AD 大脑中的 RIPK1 水平增加，虽然 RIPK1 在 AD 中的表达调控机制仍然难以捉摸，但这种激酶的激活可受不同信号通路的调控，包括肿瘤坏死因子 α（tumor necrosis factor α，TNFα）介导的炎症，但这正是 AD 的一个特征（Zheng et al.，2016）。一旦被激活，RIPK1 就能保护细胞免受 caspase-8 介导的细胞凋亡。但 RIPK1 的慢性激活会导致坏死激活。通过模拟 RIPK1 在 AD 相关组织中的调控活动，研究数据清楚地表明，RIPK1 的上调可能是导致 AD 大脑中基因表达变化的原因。这些发现与之前的报道一致，即 RIPK1 参与了与基因调控相关的蛋白复合物的形成和调控过程（Vanden et al.，2015）。研究还发现 MLKL（参与形成坏死体）在 AD 患者脑中的磷酸化和聚集增加，促使其定位到膜上。

以上研究表明程序性坏死导致 AD 中神经元的丢失，此外还会在中风和脑外伤的实验模型中导致神经元死亡。

4. 代谢性疾病

代谢和细胞死亡之间的密切联系逐渐受到越来越多的关注，代谢调控点通过激活某一细胞器或在细胞整体水平上启动适应性反应来应对代谢失调，从而建立新的稳态，而当代谢紊乱过于严重或持续时间过长时，这些代谢调控点将启动凋亡或程序性坏死等方式调控细胞死亡。

线粒体是细胞生命的控制核心之一，参与生物合成与能量代谢，同时线粒体还是 ROS 的主要来源。因此，线粒体在代谢调控中发挥广泛的作用，其介导的内源途径凋亡是代谢性疾病发生的重要原因之一。

8.2　细胞凋亡

细胞凋亡是受调控的细胞死亡形式之一，在许多重要的生物过程中起着关键作用。作为胚胎发育程序的一部分，它能清除不需要的细胞，进而平衡细胞增殖、维持组织平衡并支持器官的形成，同时也能杀死受损、癌变和受感染的细胞。细胞凋亡失调与多种疾病相关，如癌症、缺血性心脏病、中风、神经退行性疾病和免疫疾病（Singh et al.，2019）。

8.2.1 细胞凋亡的信号调控

如前面所述,细胞凋亡被认为是维持生物体平衡和控制细胞数量的关键细胞内过程。凋亡的几种形态特征包括细胞皱缩、染色质凝结、膜裂解、DNA 破碎和凋亡小体形成。细胞凋亡主要通过两种典型途径发生:由死亡受体引起的外源途径和由线粒体介导的内源途径(Peng et al.,2022)。

1. 线粒体/内源性凋亡途径

当细胞成分发生不可修复的损伤时,内源凋亡途径启动,线粒体在此途径的调控中起着不可或缺的作用。内源凋亡途径通常由 BCL-2 家族蛋白调节,包括参与 MOMP 的促凋亡蛋白(BAX、BAK、Box)、唯 BH3 域蛋白(如 Bid、Bim、Bmf、Bad、Puma 和 Noxa)和抗凋亡蛋白[BCL-2、BCL-xL、BCL-2 样 2(BCL2 like 2)、BCL2L2 和 MCL1]。这些蛋白质可以通过它们的 BCL-2 同源结构域形成同源或异源二聚体,其含量和相互之间作用的平衡对细胞命运至关重要。

在各种刺激下,促凋亡的 BCL-2 家族蛋白如 BAX 通过在 OMM 上聚集而启动信号通路及固有的凋亡途径,从而促进 Cyt c 和其他促凋亡介质如 Smac/Diablo、AIF 等的释放。心磷脂在此过程中发挥着重要作用,被认为是促进 BAX/BAK 低聚物向 OMM 募集以启动细胞凋亡的平台。

Cyt c 一旦被释放到细胞质中,便与 Apaf-1、dATP 和前 caspase-9 形成"凋亡体"寡聚复合物。该复合物激活 caspase-9,进而激活其下游 caspase-3,从而激活下游 caspases(caspase-3/7)凋亡通路。释放到细胞质中的其他促凋亡介质包括 Smac/Diablo 和 AIF,Smac/Diablo 通过拮抗 IAP 来促进 caspases 活性,其中 IAP 包括 X 染色体相关 IAP(X-linked IAP,XIAP)、c-IAP1 和 c-IAP2。

2. 外源/死亡受体途径

细胞凋亡的外源信号通路由来自细胞外死亡配体来触发。死亡配体包括 TNFα、Fas 配体和 TNF 相关凋亡诱导配体(TNF-related apoptosis-inducing ligand,TRAIL)等。死亡受体被死亡配体结合激活后,会在其细胞内尾部组装成动态多蛋白质复合物,形成"死亡诱导信号复合体"(DISC)、"复合物 I"和"复合物 II",它们作为分子平台调节 caspase-8(或 caspase-10)的激活和功能。对于 FAS 和 TRAIL,同源配体与其结合后形成同源三聚体,诱导其细胞内尾部的构象发生变化,从而使死亡结构域关联细胞中带有另一死亡结构域的蛋白 FADD。随后 FADD 通过促进 caspase-8(或 caspase-10)和 c-FLIP 的多种亚型的死亡效应域的募集来驱动 DISC 的组装。

人们对死亡受体刺激时调控 caspase-8 活性的分子机制进行了广泛研究,特别是 caspase-8 的成熟涉及一系列由 caspase-8 与 FADD 在 DISC 上结合启动的事件。

在这一过程中，c-FLIP 起着关键作用，它是 caspase-8 的同源蛋白，但没有催化活性。已有证据表明 c-FLIP 的短变体（c-FLIPS）及其长变体（c-FLIPL）通过调节 caspase-8 的寡聚化，分别抑制和激活 caspase-8（Hughes et al.，2016）。

由死亡受体驱动的外源凋亡遵循两种不同的途径。在"Ⅰ型细胞"（如胸腺细胞和成熟淋巴细胞）中，依赖 caspase-8 的"刽子手"caspase-3、caspase-7 的蛋白水解成熟足以驱动 RCD。而在 caspase-3 和 caspase-7 的活化受到 XIAP 限制的"Ⅱ型细胞"（如肝细胞、胰腺 β 细胞和大多数癌细胞）中，细胞凋亡需要 caspase-8 分解 Bid 产生一种截短形式的 Bid（tBid），其转运到线粒体外膜（OMM）后启动内源凋亡途径。

综上所述，可将外源性细胞凋亡定义为一种由细胞外微环境扰动引发的 RCD，这种 RCD 由质膜受体检测到，由 caspase-8 传播，并由效应 caspase（主要是 caspase-3）实现。

8.2.2　线粒体凋亡相关蛋白的调控

1. 促存活相关蛋白

BCL-2 家族中的抗凋亡成员通常被称为促存活相关蛋白，它们的过表达会抑制细胞死亡，有利于细胞因子缺乏时的细胞存活，并且它们必须被中和才能进行细胞凋亡。BCL-2 中研究最多的 5 个成员是 BCL-2、BCL-xL、BCL2L2、MCL1 和 BCL2 相关蛋白 A1（BCL2 related protein A1，BCL2A1）。促存活相关蛋白通常在癌症细胞中表达上调，作为拮抗细胞凋亡的一种机制，因此这一家族成员是癌症治疗药物开发的主要靶点。

促存活相关蛋白对细胞的保护机制是通过高亲和力结合家族中的促凋亡成员，从而发挥抗凋亡功能（图 8-1）。相互作用的主要位点是表面的疏水区，疏水区域可与结合的促凋亡蛋白的 BH3 结构域上的疏水残基相互作用，并且其 α5 螺旋顶部的精氨酸和结合的 BH3 结构域上的天冬氨酸之间会形成一个连接的盐桥。

2. 促凋亡蛋白——BAX、BAK 和 Bok

细胞凋亡的关键步骤是 MOMP，这是一个由 BCL-2 家族成员协同介导的过程。多年来，BAX 和 BAK 被认为是主导这一过程的主要成员，因此大多数关于 MOMP 的研究都集中在它们的激活和活性上，而近年来的研究表明，其他 BCL-2 家族成员也具有 MOMP 的能力（图 8-1）。

1）BAX 和 BAK

通常 BAX 和 BAK 被认为是功能性的同系物，因为需要敲除两者才能使细胞抵抗绝大多数凋亡刺激，然而，两者之间存在一系列不同的特征。BAX 主要位于

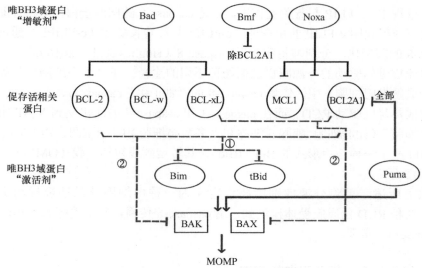

图 8-1　BCL-2 蛋白家族的相互作用

唯 BH3 域蛋白中的"激活剂"Bim、tBid，以及 Puma 可激活 BAX 或 BAK，使线粒体外膜通透性增加；促存活相关蛋白可通过途径①结合并抑制 Bim、tBid，唯 BH3 域蛋白"增敏剂"可与特定的促存活相关蛋白结合并使其失活，解除促存活相关蛋白对 Bim、tBid 的抑制；促存活相关蛋白还能通过途径②直接结合并封闭 BAX 或 BAK，阻止 BAX 或 BAK 的寡聚化，抑制 MOMP 的发生

细胞质中，且通过将疏水 α9 跨膜结构域置于其自身的疏水表面凹槽内保持可溶性（Garner et al.，2016），而 BAK 主要定位于线粒体膜（通过其 α9 跨膜结构域锚定）。BAX 和 BAK 的活性也可能通过翻译后修饰进行差异调节，例如，BAX 通过 AKT 磷酸化，而 BAK 通过 Parkin 进行泛素化。

多种 BAX 和 BAK 的激活机制被报道提出，包括与唯 BH3 域蛋白的直接相互作用，或通过固有的不稳定性，或通过与已激活的 BAX 和 BAK 分子暴露的 BH3 结构域的直接相互作用而自动激活（Singh et al.，2022）。到目前为止，研究发现 BAX 与 BAK 蛋白的 N 端含有 BH3 触发位点，这一独特的结构特性使得它们仅能通过与伴侣蛋白的 BH3 结构域直接相互作用而被激活。相对于 Bim、Puma 和 tBid 与 BAK 的经典结合模式，BH3-only 蛋白如 BMF 和 HRK 等也能够直接结合 BAK 的另外一个结合位点，通过蛋白质核磁共振和分子动力学模拟等研究发现，BMF 和 HRK 能够直接结合在 BAK 蛋白 α4、α6 和 α7 螺旋形成的沟槽上，从而直接激活 BAK（Ye et al.，2020）。

根据 α 螺旋形成模型，促凋亡蛋白插入线粒体外膜会导致膜变薄，凋亡因子从线粒体膜内释放，触发 caspases 激活级联反应，导致细胞凋亡。这些孔可以长成大孔，线粒体内膜可通过这些孔渗出，并导致 mtDNA 的释放和 cGAS-STING 反应的激活（Czabotar and Garcia-Saez，2023）。

2）Bok

Bok 是一个不含跨膜结构域的 BCL-2 家族蛋白，它采用保守的 BCL-2 折叠结构，但非典型的疏水沟槽结构限制了其 BCL-2 同源性 3（BCL-2 homology 3，BH3）结构域的进入，这可能是与其他 BCL-2 蛋白相互作用有限的原因。且研究发现其 C 端会参与与促存活相关蛋白 MCL1 的相互作用。

Bok 主要定位于高尔基体和内质网，通过其 BCL-2 同源性 4 结构域与 IP3R 结合。IP3R 是位于内质网膜上的钙通道，参与内质网和线粒体之间的钙信号转导，Bok 的结合对于钙从内质网转移到线粒体是必需的。

如今通过使用生化、细胞和遗传方法的研究已经确定 Bok 有独立于 BAX-BAK 介导 MOMP 的能力，在蛋白酶体抑制下 Bok 的积累已被发现可诱导缺乏 BAX 和 BAK 的细胞的 MOMP 和凋亡。且过表达 Bok 在缺乏相关 BCL-2 家族成员的细胞中也会诱导凋亡（Shalaby et al.，2023）。

3. 唯 BH3 域蛋白

唯 BH3 域蛋白是 BCL-2 家族中具有起始凋亡作用的成员，大多具有保守的 BH3 结构域。唯 BH3 域蛋白的主要作用是通过中和或抑制促存活相关蛋白而激活促凋亡蛋白——BAX、BAK 和 Bok（图 8-1）。其中，在激活 BAX 和 BAK 方面最有效的 Bim、tBid（Bid 活性形式）和 Puma 被称为"激活剂"，其余的唯 BH3 域蛋白被称为"增敏剂"。唯 BH3 域蛋白是各种凋亡信号的"哨兵"。例如，Bad 对生长因子剥夺敏感；Puma 和 Noxa 对 DNA 损伤敏感；Bim 对 DNA 损伤、细胞因子剥夺和糖皮质激素敏感。当被这些信号刺激时，唯 BH3 域蛋白通过 BH3 结构域直接激活促凋亡蛋白或中和抗凋亡蛋白，最终诱导细胞凋亡。

1）Bim

通常 Bim 以其非活性形式固着在与微管细胞骨架相关的动力蛋白复合物中，或与不同的抗凋亡 BCL-2 家族蛋白以非活性异二聚体形式存在，但会被各种死亡信号激活。Bim 的 mRNA 剪接产生了三种主要的 Bim 异构体：Bim-EL（特大型，198 aa，22 kDa）、Bim-L（大型，138 aa，15.8 kDa）和 Bim-S（小型，112 aa，12.3 kDa）。Bim-S 是所有 Bim 异构体中最有效的凋亡诱导剂。

Bim、tBid 和 Puma 可直接激活 BAX/BAK 并介导 Cyt c 释放，继而启动细胞凋亡级联反应，因此需要严格控制 Bim 的表达和稳定性，以防止细胞发生凋亡。Bim 调控网络的多样性取决于特定的细胞类型、刺激类型和病理条件，且其表达和促凋亡活性可在多个水平（表观遗传、转录、转录后和翻译后水平）进行调控（Shukla et al.，2017）。

2）Puma

Puma 是与 p53 密切相关的促凋亡蛋白，被认为是唯 BH3 域蛋白中最强大、最有效的"杀手"之一。

BCL-2 家族的调控通过不同的刺激以多种方式发生，包括增强转录和翻译后修饰。在几种癌细胞系中发现 Puma mRNA 可被 p53 依赖性和 p53 非依赖性的凋亡刺激诱导。*Puma* 基因是肿瘤抑制因子 p53 的直接转录靶点，其相互作用可阻止细胞的异常生长和分裂，从而防止癌症的发展。p53 在 DNA 损伤时诱导 Puma 表达，而在氧化应激、生长因子缺乏或病毒感染时，Puma 在 p53 非依赖的细胞凋亡中发挥作用。

在细菌和病毒感染后，Puma 介导的 p53 依赖和 p53 非依赖的细胞凋亡都参与细胞免疫应答。免疫反应开始于 T 细胞增殖增加，而病原体一旦被消除，则需要通过细胞凋亡来控制 T 细胞的数量，以减少免疫反应。研究发现 Puma 在 T 细胞凋亡中发挥重要作用，由 p53 和 FOXO3a 共同驱动。这种机制确保了免疫系统的正常运作，以防止过度激活的 T 细胞造成自身免疫疾病的发生（Murshid et al., 2022）。

3）Noxa

人类 Noxa 编码一种含 54 个氨基酸的蛋白质，包含一个 BH3 结构域和一个 C 端线粒体靶向结构域（mitochondrial targeting domain，MTD），这两个结构域在多个哺乳动物物种中都是保守的。

免疫染色评估表明，小鼠中过表达的 Noxa 优先定位于线粒体，BH3 结构域或 MTD 的突变会阻止线粒体定位。此外，缺少 BH3 结构域或 MTD 的 Noxa 突变体不能诱导细胞凋亡。这表明，由于 BH3 结构域的邻近性，BH3 结构域和 MTD 都是 Noxa 诱导的细胞凋亡所必需的，并且任一结构域中的氨基酸突变都可能改变 Noxa 的整体构象并损害其与 MCL1 的结合。

成员 Bim、Puma、tBid 可以与所有抗凋亡 BCL-2 家族蛋白结合，而选择性成员 Bad、Noxa 只能结合某些抗凋亡 BCL-2 家族蛋白（图 8-1）。研究表明，Noxa 选择性地与促存活相关蛋白 MCL1 和 BCL2A1 结合，这取决于 Noxa BH3 结构域中的关键氨基酸残基。而近期的一项研究发现，Noxa 可以结合神经母细胞瘤细胞中的 MCL1 和 BCL-xL，在 HeLa 细胞中也观察到 Noxa 能够与 BCL-xL 结合并诱导凋亡，这表明 Noxa 可以结合不同细胞类型的不同 BCL-2 样蛋白。

4）Bid

Bid 在死亡受体激活后会被 caspase-8 分解和激活，因此被认为是死亡受体途径的特异性促凋亡因子。然而，近年来的研究表明，Bid 也可被其他蛋白酶，如颗粒酶 B、钙蛋白酶和螯合蛋白酶等以特定和有限的方式裂解为 tBid。这些蛋白酶首先在多种刺激下被激活，包括死亡受体激活、细胞毒性 T 细胞攻击、缺血/再灌注损伤和溶酶体损伤。这些研究显示，Bid 通常是各种损伤刺激导致 caspase 活化的"哨兵"。因此，Bid 在将这些刺激与线粒体连接起来方面起着关键作用，从而使细胞死亡进程放大或加快。

随后 tBid 转移到 OMM，在那里它展开成一个扩展结构，释放 N 端 BH3 样结构域，从而完全暴露出 BH3 结构域，该结构域便可以有效地与 BAX 或 BAK 相互作用。因此在大多数情况下 Bid 以截短形式 tBid 发挥作用，在激活 BAX 或 BAK 方面比全长的 Bid 更有效，从而诱导线粒体通透性转变、线粒体去极化、线粒体嵴重组和活性氧（ROS）的产生，最终促进 Cyt c 的释放。

Bid 可以通过 BH3 结构域与 BCL-2 和 BAX 结合，但似乎与 BAX 相互作用的能力及诱导凋亡的能力更显著。因为突变体（M97A，D98A）不能与 BCL-2 相互作用，但能与 BAX 相互作用，最终仍会促进凋亡。与 BAX 结合后 Bid 可引起 BAX 构象改变和寡聚化，诱导 Cyt c 的释放。但 BCL-2 或 BCL-xL 与 Bid 的相互作用可抑制 Bid，阻止 Bid 与下游效应物 BAX 或 BAK 相互作用。

5）Bmf

在迄今为止已知的所有唯 BH3 域蛋白中，对 Bmf 的认知甚少。与其他蛋白相比，Bmf 仅以较低速率与 BCL-2、BCL-xL 和 BCL2L2 结合。

早期的生化分析表明，Bmf 与细胞骨架有关。在某些细胞应激上，如由紫外线辐射或失去黏附力引起的应激，会改变其亚细胞定位模式，随后可以与线粒体中的 BCL-2 共免疫沉淀。因此 Bmf 可能是由紫外线辐射或干扰细胞骨架动力学的药物（如紫杉醇或细胞松弛素 D）引起的细胞凋亡的重要介质，这也导致了细胞外基质提供的信号丢失，导致细胞失巢凋亡。随后研究发现，Bmf 通过与动力蛋白轻链 2 结合而定位于肌球蛋白 V 马达上，感知细胞内损伤后，Bmf 易位并结合促存活的 BCL-2 蛋白，诱发细胞凋亡。

6）Bad

Bad 是多种死亡刺激激活线粒体死亡机制所必需的。与所有其他唯 BH3 域蛋白一样，Bad 是一种有效的细胞凋亡诱导剂，但它并不直接诱导细胞凋亡。

在生长和存活因子存在的条件下，Bad 的 Ser112、Ser136 和 Ser155 位点会被包括 PKA、AKT、Rsk2 等多种蛋白激酶磷酸化，其 Thr201 位点会被 JNK1 磷酸化，并通过与细胞膜锚定蛋白相互作用进一步固着在细胞膜中。当生长因子和存活因子撤出时，非磷酸化的 Bad 从细胞膜解离，随后转位到线粒体膜，分别结合并取代促存活 BCL-2 家族成员的 BCL-2 和 BCL-xL，与 BAX 形成寡聚体从而激活 BAX。此外 Bad 与 BCL-xL 蛋白的结合可以激活与邻近 BCL-xL 分子结合的 tBid，也可激活 BAX，诱导细胞凋亡（Yan et al.，2018）。

8.2.3　细胞凋亡与癌症治疗

在发现细胞凋亡内在机制的同时，通过抑制或阻断促肿瘤进展的各种激酶来实现抗肿瘤效果，在癌症靶向治疗方面取得了许多进展。临床实践表明，细胞凋亡的调控机制有助于提高这些靶向疗法的疗效。

1. 靶向线粒体通路治疗肿瘤

1）BH3 模拟物

BH3 模拟物是一种小分子化合物，可模仿 BH3 蛋白与抗凋亡 BCL-2 蛋白的结合。目前针对 BCL-2、MCL1 和 BCL-xL 的化合物已被开发出来，其中维奈托克（Venetoclax，ABT-263）用于治疗慢性淋巴细胞白血病和急性髓性白血病。它们与促凋亡蛋白相互作用，促进 BAX 的逆向转运，从而促进细胞凋亡。

在注射过表达 BCL-2 的非霍奇金淋巴瘤（non-Hodgkin lymphoma，NHL）细胞的小鼠异种移植中，BCL-2 的选择性抑制剂 Venetoclax 可显著抑制肿瘤的生长。尽管血浆浓度很高，但 Venetoclax 不会导致狗体内血小板减少。选择性 BCL-xL 抑制剂也已开发出来，其临床转化主要集中在实体瘤患者身上。Mirzotamab cletuzoclax（ABBV-155）是一种以 BCL-xL 为靶点的首创抗体药物共轭物，其安全性和初步活性也在一项涉及难治性实体瘤患者的 I 期试验中进行研究，该药可作为单药治疗，也可与紫杉类药物联合使用。

研究显示，靶向 CPT1A 可以增强 BH3 模拟物的抗肿瘤作用，有效抑制卵巢癌发生发展。利用低浓度（1 μmol/L）的 ABT-263（Venetoclax）与 CPT1A 抑制剂 Etomoxir 进行联合处理卵巢癌细胞 SKOV-3 和 OVCA-432，相对于对照组或单药组，双药联合组中出现大量死亡细胞（图 8-2）。进一步实验结果证实，ABT-263 和 Etomoxir 联合用药后激活了 BAX 并促进 caspase-3 的切割激活，表明双药联合后会诱导细胞发生凋亡。在 SKOV-3 和 OVCA-432 细胞中敲低 BAX，BAX 被敲低后显著抑制由 ABT-263 和 Etomoxir 双药联合引起的细胞凋亡，进一步证实双药联合是通过线粒体途径引起卵巢癌细胞发生凋亡。

2）BAX 激活剂

研究发现 BAX 的 S184 位点具有调节亚细胞定位和插入线粒体膜的能力，小分子 BAX 激活剂（SMBA1-3）可选择性地与 BAX 结合，抑制 S184 磷酸化，促进 BAX 寡聚化，导致 Cyt c 释放，并触发细胞凋亡。其他 BAX 激活剂，如 BAM-7 和 BTSA1 在胶质母细胞瘤和 AML 细胞系中显示出临床潜能（Reyna et al., 2017）。

3）MCL1 抑制剂

由于 MCL1 在多种恶性肿瘤的发病过程中有重要作用，其高表达与肿瘤的化疗及 BCL-2/BCL-xL 抑制剂的耐药性有关，因此针对 MCL1 开发靶向抑制剂就具有重要意义和治疗潜力。幸运的是针对 MCL1 的抑制剂已经被开发出来，并且已进入临床阶段，进行了首次人体试验。

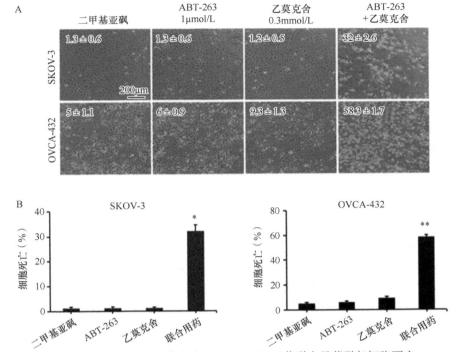

图 8-2　ABT-263 和乙莫克舍（Etomoxir）双药联合显著引起细胞死亡

A. 细胞形态学观察；B. 细胞死亡率分析。SKOV-3 和 OVCA-432 为卵巢癌细胞。*表示 $P<0.05$，**表示 $P<0.01$（相较于单药处理组）

小分子 AM-8621 是一种新型螺旋环 MCL1 抑制剂，能取代 Bim 与 MCL1 沟结合，从而使 Bim 参与诱导细胞凋亡。AMG176 是 AM-8621 的衍生物，具有更好的药代动力学特征。研究显示 AMG176 与化疗药物和 Venetoclax（维奈妥拉，ABT-199）联用具有协同抗肿瘤作用，可用于治疗难治性急性髓性白血病、淋巴瘤或多发性骨髓瘤。最新研究表明，仿生纳米颗粒脑靶向共递送 BCL-2/BCL-xL 和 MCL1 抑制剂已用于原位胶质母细胞瘤治疗（He et al.，2022）。

4）IAP 抑制剂

凋亡抑制蛋白（IAP）在多种恶性肿瘤中过表达，通过阻止 caspase 激活促进细胞存活，不利于肿瘤病患预后。长期以来，人们一直在寻找 IAP 的抑制剂，想要将其作为诱导细胞死亡的工具和潜在的癌症疗法。在人类的 8 种凋亡抑制蛋白中，最具有抗凋亡活性的是 XIAP、细胞 IAP1 和 IAP2（c-IAP1 和 c-IAP2）及黑色素瘤-IAP（ML-IAP）。

由于线粒体释放的凋亡相关因子 Smac/Diablo 等可有效抑制 IAP 并阻止其对细胞凋亡小体的负向调节，所以 Smac 模拟物可作为有效的 IAP 抑制剂。Smac 模拟物可依据结合位点的数目分为单体和二聚体抑制剂，其中单体抑制剂能与

XIAP、c-IAP1、c-IAP2 结合，激活 caspase-9 活性，解除 IAP 对 caspase 的抑制作用；二聚体抑制剂可激活 caspase-3/7/9 的活性以促进细胞凋亡。

2. 靶向死亡受体通路

死亡受体（death receptor，DR）是 TNF 受体超家族的跨膜蛋白成员。已确定的促凋亡受体有 TNFR1、Fas、DR3、DR4、DR5 和 DR6 等，其分别与各自的配体结合后，会招募 FADD 等组装 DISC，从而激活 caspase-8 和 10 及下游的细胞凋亡级联反应。

1）靶向 TRAIL

Apo2L/TRAIL（Apo2 ligand/tumor necrosis factor-related apoptosis-inducing ligand）是 TNF 基因超家族的几个成员之一，通过与死亡受体 DR4 和 DR5 或诱饵 DR（DcR1、DcR2、骨保护素）结合诱导细胞凋亡。DR 作为一种三聚体蛋白，能选择性地诱导许多转化细胞凋亡，但不诱导正常细胞凋亡，因此作为一种潜在的癌症治疗靶标，研究其内在机制具有重要的临床价值。

但在实体瘤和血液恶性肿瘤的临床试验中，对重组 Apo2L/TRAIL 作为单药及与化疗或利妥昔单抗联用进行了广泛研究，未观察到有临床意义的活性。这可能是它的半衰期短，仅有 30 min，同时诱导受体聚合的能力有限等原因导致。其他潜在抗药性机制包括 DR4 的表观遗传沉默、DR 的翻译后修饰（如 *O*-糖基化）、细胞表面受体的表达或密度降低等都可能对 Apo2L/TRAIL 的作用效果造成不利。

2）激活 DR4/DR5

用 DR4 和 DR5 的激活剂直接激活受体诱导的外源性凋亡通路可诱导癌细胞凋亡，且 DR4 和 DR5 激活剂在临床前模型中显示出对癌细胞的选择性活性，不会对正常组织造成损害。

DR4 和 DR5 的单克隆抗体激活剂具有较长的半衰期和诱导受体聚合的能力，但它们的临床疗效很有限，尤其是作为单药。马帕木单抗（mapatumumab）是一种 DR4 激活剂抗体，在临床试验中耐受性良好，但在非小细胞肺癌、结直肠癌和其他实体瘤患者中与化疗药物同时使用时，临床疗效有限。研究人员还对 DR5 激活剂来沙木单抗（lexatumumab）进行了单药研究，并将其与化疗药物联合用于晚期实体瘤治疗，使一些患者进入了长期疾病稳定期，包括小儿骨肉瘤和成人肉瘤。未来还需要继续对 DR4 和 DR5 的激活剂做更多的探索。

3）联合靶向 TRAIL、激活 DR4/DR5

研究人员通过调节 TRAIL 的表达或抑制其他抗细胞凋亡机制，探索了能使细胞对 TRAIL 诱导的细胞凋亡敏感的药物组合。例如，CDK9 抑制剂逆转了非小细胞肺癌细胞系对 TRAIL 的耐药性；抑制 MCL1 可通过上调 DR4 使乳腺癌细胞对 TRAIL 敏感（De et al.，2019）。可那木单抗（DR5 激活剂）和 Apo2L/TRAIL 的组合通过促进受体交联、寡聚化和增加死亡诱导信号复合体（DISC）的形成，增强了抗肿瘤活性。这些研究表明，DR5 激活剂诱导的受体交联促进并增强了可溶性 Apo2L/TRAIL 的信号转导，从而克服了单一疗法的治疗局限性。

最新研究结果表明，奥沙利铂耐药的结直肠癌细胞对 TRAIL 介导的细胞凋亡敏感，且该敏感作用与 DR4 表达上调有关（Greenlee et al.，2021），说明利用 TRAIL、DR 激活剂和其他诱导凋亡发生的调节剂（如 BH3 模拟物）的组合方法有可能克服以往抗肿瘤策略的局限性。

3. 靶向癌基因信号通路

以激酶信号通路和细胞凋亡机制之间的关联为靶点，使用激酶抑制剂的治疗能力已在临床前研究中得到证实，现在相关研究正在向临床试验过渡。

1）靶向 Ras 和 NF-κB 诱导细胞凋亡

多年来人们一直在努力以 Ras 家族蛋白为靶点开发抗肿瘤药物，这些蛋白质是多种肿瘤类型中的主要致癌因子、促生长和促存活相关蛋白，阻断其介导的信号通路可导致细胞死亡。在临床上，涉及一种特异性 KRAS 突变体（G12C）的靶向药物目前已进入临床试验阶段，据报道，它在非小细胞肺癌和结直肠癌早期治疗中取得了有效的结果（Fakih et al.，2019）。目前，通过等位基因特异性抑制剂直接抑制突变的 Ras 是最好的治疗方法。针对 Ras 激活通路或 Ras 效应通路的疗法可与 Ras 抑制剂、免疫检查点抑制剂或 T 细胞靶向疗法相结合来治疗 Ras 突变肿瘤（Moore et al.，2020）。

NF-κB 的激活会产生促炎信号导致细胞存活，从而促进肿瘤的发展和对癌症疗法的抵抗。多年来，针对 NF-κB 的治疗一直备受关注。蛋白酶体抑制剂已被开发用于治疗某些血液恶性肿瘤，它们可能部分是通过抑制 NF-κB 起作用的。此外，靶向 NF-κB 下游产物，如白细胞介素-6（IL-6），针对癌细胞的细胞毒性和促凋亡免疫反应作为癌症治疗策略，也引起了人们的关注。而且 IL-6 也受另一种促生存通路 STAT3 的调控，STAT3 也是癌症治疗的靶标之一（Johnson et al.，2018）。

2）靶向表皮生长因子受体诱导细胞凋亡

人表皮生长因子受体家族的蛋白酪氨酸激酶，包括 EGFR 和 HER2，已成为非小细胞肺癌、乳腺癌和胃食管癌的重要治疗靶点，并且与治疗各种其他恶性肿瘤（特别是结直肠癌）有关。

对于 EGFR 驱动的肺腺癌来说，尽管靶向抑制 EGFR 产生了较好的临床结果，但 EGFR 突变如最常见的经典突变即 19 号外显子缺失和 21 号外显子 L858R 点突变，或 MET 基因扩增等机制导致的表皮生长因子受体酪氨酸激酶抑制剂耐药限制了它们的效果（Rotow and Bivona，2017）。第三代表皮生长因子受体酪氨酸激酶抑制剂奥希替尼可以克服表皮生长因子受体 T790M 突变，但其抗肿瘤效果也会因 Bim 和 MCL1 水平的调节而被削弱,这表明凋亡机制对这些药物的疗效同样至关重要(Shi et al., 2017)。

4. 靶向抑癌基因通路

许多针对肿瘤抑制因子通路的抗肿瘤药物目前正在开发中且前景广阔。抑制突变肿瘤抑制因子下游不受调控的致癌效应因子(如 PI3K、AKT、β-catenin、mTOR、CDK 等)是一个有潜力的研究领域。

人类癌症的主要失活靶点 p53 通路已被探明。APR-246 是以恢复具有突变 p53 肿瘤的 p53 信号通路为目标的最佳例证,该药已进入多项临床试验(Zhang et al., 2018)。在 p53 突变骨髓增生异常综合征和急性髓细胞性白血病患者中联合使用 APR-246 和氮杂胞苷的初步研究结果显示,该化合物毒性概况良好,所有可评估的患者均有应答,包括完全应答。APR-246 治疗后的通路分析也显示出 p53 下游靶点基因的转录激活。

近年来,出现了几种基于 p53 的有效治疗方法,包括早期策略的改进版本和使不可成药靶点可成药的新方法。能保护 p53 免受其负性调节因子影响或恢复突变 p53 蛋白功能的小分子药物越来越受到关注,针对特定类型的 p53 突变体量身定制的药物正在出现(Hassin and Oren, 2023)。

CDK4/6 抑制剂,如目前已获准用于治疗乳腺癌的帕博西尼(Palbociclib),通过使细胞对 TRAIL 诱导的细胞凋亡敏感来诱导癌细胞死亡,并能克服低氧诱导的结肠癌细胞系的耐药性,还能通过其他机制促进其他类型细胞的凋亡,包括抑制放疗后的 DNA 修复(Zhang et al., 2017)。同时,Palbociclib 还能在胶质母细胞瘤和多发性骨髓瘤模型中诱导细胞周期停滞和衰老。

激发肿瘤细胞的凋亡途径是一种有效的抗癌策略,因为死亡的肿瘤细胞可导致临床反应,但不会导致肿瘤复发。一些已获批准的治疗药物直接靶向内在凋亡通路,如 Venetoclax,但大多数药物间接靶向凋亡通路,如致癌信号通路抑制剂、蛋白酶体抑制剂或 HDAC 抑制剂等。直接针对细胞凋亡途径的新型药物正在开发之中,这些药物由于具有高度的肿瘤选择性而将具有广阔前景。

8.3 铁 死 亡

8.3.1 铁死亡概述

1. 铁死亡

铁死亡是 2012 年首次提出的一个术语,是一种依赖于铁的程序性细胞死亡,由不受限制的脂质过氧化物驱动,且含量超过谷胱甘肽依赖性过氧化物酶的抗氧化能力，导致细胞氧化还原稳态被破坏（Hadian and Stockwell，2020）。通常铁死亡具有以下特征：

（1）多不饱和脂肪酸（PUFA）的氧化。在铁死亡过程中，PUFA 会被氧化，并产生反应性有毒醛。细胞内的脂质代谢依赖于脂肪酸，异常的脂质代谢被认为是恶性肿瘤的标志，也是诱导细胞铁死亡的重要因素（Li and Li，2020）。

（2）具有氧化还原活性的 Fe^{2+}。二价金属离子转运蛋白 1（divalent metal transporter 1，DMT1）释放的 Fe^{2+} 可以与过氧化氢（H_2O_2）反应，产生羟基或烷氧基自由基，从而进一步加剧细胞的氧化损伤。

（3）与线粒体代谢密切相关。线粒体中的铁参与线粒体呼吸链的功能，并产生 mtROS。同时线粒体代谢产生的脂质活性氧是启动铁死亡的必要条件。随后，ROS 与 PUFA 反应，剥夺其长链双键之间的氢原子，导致脂质过氧化，最终导致细胞死亡（Kirtonia et al.，2020）。

2. 铁死亡调控通路

目前，对铁死亡机制的认识，主要集中在脂质代谢、铁代谢及细胞抗氧化调控等方面（Gan，2021）。其中，在细胞的抗氧化调控机制方面，主要有 4 条抵抗铁死亡的调控通路：GSH/GPX4 通路、DHODH/CoQ 通路、FSP1/CoQ 通路和 GCH1/四氢生物蝶呤（tetrahydrobiopterin，BH4）通路。

1）GPX4/GSH 通路

GPX4 是一种含硒的抗氧化酶，属于谷胱甘肽过氧化物酶家族，参与细胞抗氧化防御系统。GPX4 负责降低脂质中的过氧化物，如磷脂酰胆碱、胆固醇等。同时 GPX4 中的硒结合位点对于细胞抵抗铁死亡是必不可少的，其利用多种还原剂的活性来"消化"氧化自由基，因此是铁死亡的主要抑制剂（Shi et al.，2023）。

谷胱甘肽（GSH）是 GPX4 的主要还原底物，半胱氨酸是谷胱甘肽合成的限速前体。胞内半胱氨酸可通过从头生物合成（通过转硫途径）或通过蛋白质降解回收，大多数癌细胞主要依靠 system x_c^- 从细胞外环境获得胱氨酸，然后通过消耗 NADPH 的还原反应在胞质中将其转化为半胱氨酸，用于合成 GSH。因此，System x_c^-、GSH 和 GPX4（system x_c^-/GSH/GPX4 轴）构成了铁死亡调控系统（Li et al.，2022a）。

2）DHODH/CoQH2 通路

研究发现，GPX4 失活后，二氢乳清酸脱氢酶（dihydroorotate dehydrogenase，DHODH）能作用于脂质过氧化物并抵制线粒体中的铁死亡。添加二氢乳清酸（dihydroorotic acid，DHO）可拯救 GPX4 抑制剂造成的细胞铁死亡，对细胞起保护作用。乳清酸（orotic acid，OA）使细胞对 GPX4 抑制剂更加敏感，而 DHO 和 OA 分别是 DHODH 反应的底物和产物，DHO 和 OA 对铁死亡有着相反的影响，提示 DHODH 可能对铁死亡有调节作用（Mao et al.，2021）。CoQ 主要在线粒体中合成，DHODH 将 CoQ 还原为 CoQH2 在线粒体中发挥其抗铁死亡作用。

3）FSP1/CoQ 通路

铁死亡抑制蛋白 1（ferroptosis suppressor protein 1，FSP1）能保护细胞免受铁死亡，其活性由线粒体外辅酶 Q10（coenzyme Q10，CoQ10）介导（Doll et al.，2019）。CoQ10 的还原形式泛素醇（CoQH2）可以防止脂质过氧化，而 FSP1 以 NADPH 依赖的方式维持 CoQ10 的再生。FSP1-CoQ10 通路的破坏会导致铁死亡。使用小分子抑制剂 iFSP1 或使 FSP1 基因缺失均能导致 FSP1 的功能缺失，进而促进铁死亡的发生。此外，使用铁死亡诱导剂 FIN56 可以诱导 GPX4 蛋白降解，并且通过激活甲羟戊酸途径中的角鲨烯合酶，从而抑制 CoQ10 活性，干扰 FSP1-CoQ10 途径的激活。

4）GCH1/BH4 通路

GCH1/BH4 通路是一个重要的不依赖于 GPX4 的铁死亡调控系统。GTP 环化水解酶 1（GTP cyclohydrolase 1，GCH1）是四氢生物蝶呤（BH4）合成的限速酶。BH4 对含有两个 PUFA 尾部的磷脂具有抗氧化降解作用，同时，BH4 还参与 CoQ10 前体的合成。GCH1 可通过其代谢产物 BH4 阻止铁死亡。GCH1 的表达水平在很大程度上决定了细胞对铁死亡的抵抗程度。GCH1 被抑制将导致细胞 BH4 不足，使过氧化物积累进而导致铁死亡发生。相反，过表达 GCH1 使 BH4 的生物合成增加，降低 ROS 的产生，细胞对铁死亡的抵抗力增强（Kraft et al.，2020）。此外，BH4 与二氢生物蝶呤配对，形成一个氧化还原循环，可减少内源性氧化自由基，保护脂质膜，抑制铁死亡（Soula et al.，2020）。

8.3.2 线粒体代谢与铁死亡

线粒体的主要功能是通过氧化磷酸化为细胞提供能量，细胞内、外信号引起的线粒体功能障碍和代谢改变决定了细胞的命运。大量证据表明，包括铁、脂质和氨基酸代谢等多种细胞代谢途径均可导致铁死亡的发生（Hao et al.，2018）。

铁死亡与线粒体之间的联系可以通过线粒体通透性过渡孔的开放和线粒体外膜通透性的改变来介导。线粒体电压依赖性阴离子通道（VDAC）被证明是铁死亡激活剂 Erastin 的潜在靶点，VDAC 的开放导致 mtROS 的产生，氧化应激积累诱导细胞死亡。

1. 线粒体的促铁死亡作用

1）线粒体铁代谢与铁死亡

线粒体不仅是细胞能量代谢的中心，也是细胞内铁调节的主要细胞器。在真核生物中，细胞质游离铁进入线粒体主要用于血红素和铁硫簇的合成，VDAC 负责控制细胞质和线粒体之间的离子和代谢物交换，并调节线粒体中铁的流入（Kim et al.，2019）。线粒体中非稳定性铁的增加会导致 ROS 的积累和铁死亡的发生。线粒体铁蛋白（mitochondrial ferritin，FtMt）是一种铁储存蛋白，通过调节铁从线粒体向细胞质的再分配来调节铁代谢，并在一些高氧耗组织中对氧化应激依赖性损伤表现出抑制作用。研究显示，FtMt 可显著抑制 Erastin 诱导的细胞非稳定性铁的增加、ROS 水平升高和随后的铁死亡发生（Wang et al.，2016）。

2）线粒体脂质过氧化

线粒体在脂肪酸代谢中起着核心作用，并为脂质氧化提供了特异性的脂质前体。柠檬酸合酶（citrate synthase，CS）和酰基辅酶 A 合成酶家族成员 2（acyl-CoA synthetase family member 2，ACSF2）分别调节脂肪酸的激活和合成，在 Erastin 处理诱导的铁死亡中发挥重要作用，沉默 ACSF2 和 CS 可以抑制 Erastin 诱导的铁死亡。甾醇载体蛋白 2（sterol carrier protein-2，SCP-2）是一种线粒体膜脂转运蛋白，优先将过氧化脂质转移到线粒体并介导氧化应激，抑制 SCP-2 也可抑制 Erastin 诱导的细胞铁死亡。以上研究证明了线粒体脂质氧化参与介导铁依赖性细胞死亡。

3）AMPK 与铁死亡

线粒体是产生 ATP 的主要细胞器，能量应激可通过 AMPK 通路的作用来抑制铁死亡。AMPK 是一种能量传感器（Herzig and Shaw，2018），AMPK 基础活化度高的癌细胞具有抵抗铁死亡的能力，而 AMPK 失活使这些细胞对铁死亡更敏感。近期研究表明，能量消耗（如葡萄糖饥饿）可激活能量传感器 AMPK，该酶通过磷酸化乙酰辅酶 A 羧化酶（脂肪酸生物合成中的限速酶）使其失活，有效抑制一些多不饱和脂肪酸的合成（Li and Li，2020）。

4）TAC 产物参与铁死亡

异柠檬酸脱氢酶 1、2（IDH1 和 IDH2）在许多类型的癌症中存在突变，线粒体 NADP 依赖的 IDH2 是产生 NADPH 的主要酶，NADPH 是线粒体 GSH 转换的关键驱动因素，IDH2 下调使癌细胞对铁死亡敏感（Kim et al.，2020）。抑制 IDH1 会产生肿瘤代谢物 D-2-羟基戊二酸，从而抑制 Erastin 诱导的细胞铁死亡。另外 IDH1 突变 GPX4 在蛋白质水平表达降低，促进了谷胱甘肽的消耗，从而可诱导铁死亡的发生（Wang and Min，2021）。

2. 线粒体中抗铁死亡机制

细胞中存在胞质 GPX4 和线粒体 GPX4，人们认为胞质 GPX4，而不是线粒体 GPX4，在保护铁死亡中起作用（Zheng and Conrad，2020）。

胞质 GPX4 的过表达，而不是线粒体 GPX4 或 FSP1 的过表达，可以拯救 RSL3 处理的 DHODH 敲除细胞中线粒体脂质过氧化和细胞铁死亡。同样，线粒体靶向的抗氧化剂如 mitoQH2 对 RSL3 处理的 DHODH 敲除细胞具有保护作用，这种作用在 RSL3 处理的 WT 细胞中较为微弱。这些发现共同表明线粒体 GPX4 和 FSP1 与胞质 GPX4 和 DHODH 作为两个独立的防御系统，分别消除非线粒体和线粒体脂质过氧化物。

8.3.3 铁死亡与癌症发生

最新研究将铁死亡与各种病理和疾病联系起来，铁死亡已被认为是一种重要的抗肿瘤机制，促进细胞铁死亡发生已被证明有助于抑制肿瘤发展。

1. 铁死亡抑制肿瘤发生

越来越多的证据表明，铁死亡作为一种肿瘤抑制因子，影响癌症的周期、增殖和进展。到目前为止，除了血液相关癌症（Birsen et al.，2022），铁死亡还在多个实体肿瘤中作为肿瘤抑制因子，抑制肿瘤的发生发展，包括肺癌（Tang et al.，2021）、乳腺癌（Yang et al.，2021）、胰腺癌（Ye et al.，2021）、结直肠癌（Yang et al.，2020）、肝癌（Zhu et al.，2021）、胃癌（Wang et al.，2021a）等。铁死亡可导致癌细胞的迁移和侵袭被抑制。例如，已经证实 Kruppel 样因子 2（Kruppel-like factor 2，KLF2）通过 GPX4 调控铁死亡，从而阻止肾透明细胞癌中癌细胞的迁移和侵袭（Lu et al.，2021）。另一项研究表明，SLC7A11 通过促进 GPX4 的表达进而促进肾癌细胞的迁移和侵袭（Xu et al.，2021）。

2. 铁死亡促进肿瘤发展

既往研究表明，GPX4 失活和铁积累引起的铁死亡是抑制肿瘤的重要因素。然而，近期的研究显示，铁死亡在特殊条件下也可能是一种潜在的致癌因素。例如，敲除 GPX4 或高铁饮食会明显增加 KRAS 驱动的动物的胰腺重量、胰腺上皮内瘤形成、基质反应及死亡率（Dai et al.，2020），说明缺乏 GPX4 或高铁饮食加速了 KRAS 诱导的胰腺导管腺癌的发展。

8.3.4 靶向铁死亡治疗肿瘤

铁死亡通常被认为是一种重要的肿瘤抑制因素，一些耐药的癌细胞很容易受到 GPX4 介导的铁死亡的影响。因此，在癌细胞中诱发铁死亡被视为一种新的抗肿瘤策略。铁死亡激活剂的抗肿瘤作用在包括黑色素瘤、肾细胞癌（Wang et al.，2018）、小细胞肺癌（Jiang et al.，2020）、乳腺癌（Hao et al.，2022）等多种癌症模型中已得到验证。进一步经过大规模人群验证后，铁死亡激活剂有望成为临床治疗癌症的方法之一。根据这一理念，科研工作者开发了不同的激活剂来激活细胞铁死亡，并探索了铁死亡在不同癌症疗法中的作用，如化疗、放疗、免疫疗法等。

1. 化疗中的铁死亡

化疗是癌症治疗的主要手段之一。尽管癌症化疗取得了临床成功，但耐药性仍然是一个主要和复杂的问题。一些合成或天然化合物通过激活铁死亡，能有效抑制获得性肿瘤耐药性，显示出良好的治疗效果。

目前，临床上使用的铁死亡激活剂主要有 Sorafenib 和顺铂，以及一些临床前实验化合物，如 Erastin 和 RSL3。其中，Sorafenib 是第一个被批准用于治疗肝细胞癌和肾细胞癌的药物，关于胰腺癌和结肠癌的研究表明，Sorafenib 的抗癌机制主要依赖于抑制 SLC7A11/GPX4 活性来诱导铁死亡（Wang et al.，2021b）。此外，有报道称 RSL3 抑制 GPX4 后可显著增强顺铂的抗癌作用，抑制肿瘤生长。

2. 放疗中的铁死亡

放射治疗通过辐射分解细胞中的水分导致 ROS 的积累，从而破坏了包括脂质在内的生物分子，因此放疗可能与铁死亡有关。Lang 等（2019）在 HT1080 细胞中使用 C11BODIPY 进行染色，发现放疗导致脂质 ROS 浓度增加。此外，促进铁死亡的基因 ACSL4 的缺失降低了放疗效果。Lei 等（2022）的研究表明，电离辐射不仅能诱导 ROS，还能增加 ACSL4 的表达，抑制 ACSL4 已被证明可以在很大程度上消除放射治疗诱导的铁死亡。此外，抑制 SLC7A11 或 GPX4 已被证明可以增强放射性耐药癌细胞和异种移植物对放射治疗的敏感性，这与食管癌患者在放疗中表现出更好的治疗反应及更长的生存期密切相关（Lei et al.，2020）。因此总体而言，在放疗耐药肿瘤中诱导铁死亡是一种很有前景的治疗策略。

3. 免疫治疗中的铁死亡

免疫治疗是继手术、放疗、化疗后的一种新的治疗方法，为人们根除癌症带来了可能性。然而，免疫逃逸是导致肿瘤免疫治疗效果不佳的主要因素，成为免疫治疗杀死癌细胞的主要障碍，因此，阻断免疫逃逸是提高肿瘤免疫治疗效果的关键之一。据报道，铁死亡细胞可以通过免疫检查点抑制肿瘤的生长和转移。在肾透明细胞癌中，免疫检查点分子程序性死亡受体 1（PD-1）与 ACSL4 的表达水平呈正相关，而与 GPX4 的表达水平呈负相关。PD-1 抑制剂激活的 CD8[+] T 细胞能增强肿瘤细胞中铁死亡，而铁死亡的增加有助于提高免疫疗法的抗肿瘤疗效（Wang et al.，2019）。此外，最近也有研究提示，铁死亡可以通过激活肿瘤巨噬细胞、自然杀伤细胞、T 细胞等肿瘤免疫细胞来抑制肿瘤细胞的免疫逃逸。

总体而言，铁死亡在免疫治疗中显示出了很大的应用前景，这些发现已经在临床前的体内和体外试验中得到证实。尽管如此，仍需要进一步的前瞻性临床试验来验证其安全性和有效性及其确切的抗肿瘤机制。

【本章小结】

细胞死亡是机体发育和宿主防御的一个重要生物过程。本章中，我们首先对各类程序性细胞死亡及其分子机制研究进行阐述，并分析了其与癌症、心血管疾病、神经退行性疾病和代谢疾病之间的关系；接着聚焦线粒体密切相关的细胞凋亡和铁死亡这两种细胞程序性死亡，详细阐述了这两种细胞程序性死亡发生的机制及其在癌症发生及治疗中的作用。

长久以来，细胞凋亡被认为可以有效抑制肿瘤发生，而肿瘤细胞的特征之一是规避凋亡。肿瘤细胞逃避凋亡也一直被认为是导致原发性或获得性治疗耐药性的原因之一。因此，在肿瘤细胞中选择性抑制内源性凋亡通路 BCL-2 蛋白家族成员的抗凋亡作用成为肿瘤治疗的重要手段，同时靶向外源性细胞凋亡通路的配体或受体同样是诱发肿瘤细胞凋亡的重要手段。

铁死亡是一种依赖铁的程序性细胞死亡，当细胞内脂质活性氧水平超过谷胱甘肽过氧化物酶 4（GPX4）的抗氧化能力时，细胞氧化还原稳态就会被破坏。因此在癌症治疗中，调控铁死亡可能成为一种针对耐药肿瘤的潜在治疗策略。线粒体作为氧化磷酸化的主要调节者，是细胞内活性氧的主要产生者，是启动铁死亡的必要条件。铁死亡、线粒体功能异常和肿瘤之间存在复杂的相互关系，具体的机制还需要继续深入研究。研究这些关系有助于深入理解肿瘤的发生和发展机制，并为开发新的治疗策略提供线索。

未来直接靶向细胞死亡途径关键因子的药物的开发可能会使难治疗的肿瘤患者的病情得到缓解或治愈；同时这些药物与靶向致癌途径、免疫治疗、细胞毒药物和放化疗联合使用也将是一个值得探索的方向。以细胞死亡机制为靶点的肿瘤治疗是一种有前景的策略，也需要在未来的临床实践中得到发展。

【参考文献】

Birsen R，Larrue C，Decroocq J，et al. 2022. APR-246 induces early cell death by ferroptosis in acute myeloid leukemia. Haematologica，107：403-416.

Czabotar PE，Garcia-Saez AJ. 2023. Mechanisms of BCL-2 family proteins in mitochondrial apoptosis. Nat Rev Mol Cell Biol，24：732-748.

Dai E，Han L，Liu J，et al. 2020. Ferroptotic damage promotes pancreatic tumorigenesis through a TMEM173/STING-dependent DNA sensor pathway. Nature Communications，11：6339.

De BA，Pratelli G，Drago-Ferrante R，et al. 2019. Loss of MCL1 function sensitizes the MDA-MB-231 breast cancer cells to rh-TRAIL by increasing DR4 levels. Journal of Cellular Physiology，234：18432-18447.

Doll S，Freitas FP，Shah R，et al. 2019. FSP1 is a glutathione-independent ferroptosis suppressor. Nature，575：693-698.

Fakih M，Govindan R，Price T，et al. 2019. Phase 1 study evaluating the safety，tolerability，pharmacokinetics（PK），and efficacy of AMG 510, a novel small molecule KRASG12C inhibitor，in advanced solid tumors. Journal of Clinical Oncology，37：3003.

Galluzzi L，Vitale I，Aaronson SA，et al. 2018. Molecular mechanisms of cell death：recommendations of the Nomenclature Committee on Cell Death 2018. Cell Death & Differentiation，25：486-541.

Galluzzi L，Vitale I，Abrams JM，et al. 2012. Molecular definitions of cell death subroutines：recommendations of the Nomenclature Committee on Cell Death 2012. Cell Death & Differentiation，19：107-120.

Gan B. 2021. Mitochondrial regulation of ferroptosis. Journal of Cell Biology，220：e202105043.

Garner TP，Reyna DE，Priyadarshi A，et al. 2016. An autoinhibited dimeric form of BAX regulates the BAX activation pathway. Molecular cell，63：485-497.

Greenlee JD，Lopez-Cavestany M，Ortiz-Otero N，et al. 2021. Oxaliplatin resistance in colorectal cancer enhances TRAIL sensitivity via death receptor 4 upregulation and lipid raft localization. Elife，10：e67750.

Hadian K，Stockwell BR. 2020. SnapShot：ferroptosis. Cell，181：1188.

Hanson S，Dharan A，Jinsha PV，et al. 2023. Paraptosis：a unique cell death mode for targeting cancer. Frontiers in Pharmacology，14：1159409.

Hao J，Zhang W，Huang Z. 2022. Bupivacaine modulates the apoptosis and ferroptosis in bladder cancer via phosphatidylinositol 3-kinase（PI3K）/AKT pathway. Bioengineered，13：6794-6806.

Hao S，Liang B，Huang Q，et al. 2018. Metabolic networks in ferroptosis. Oncology Letters，15：5405-5411.

Hassin O，Oren M. 2023. Drugging p53 in cancer：one protein，many targets. Nat Rev Drug Discov，22：127-144.

He W，Li X，Morsch M，et al. 2022. Brain-targeted codelivery of Bcl-2/Bcl-xl and Mcl-1 inhibitors by biomimetic nanoparticles for orthotopic glioblastoma therapy. ACS Nano，16：6293-6308.

Herzig S，Shaw RJ. 2018. AMPK：guardian of metabolism and mitochondrial homeostasis. Nature reviews. Molecular Cell Biology，19：121-135.

Hughes MA，Powley IR，Jukes-Jones R，et al. 2016. Co-operative and hierarchical binding of c-FLIP and caspase-8：a unified model defines how c-FLIP isoforms differentially control cell fate. Molecular Cell，61：834-849.

Jiang G，Deng W，Liu Y，et al. 2020. General mechanism of JQ1 in inhibiting various types of cancer. Molecular Medicine Reports，21：1021-1034.

Johnson DE，O'Keefe RA，Grandis JR. 2018. Targeting the IL-6/JAK/STAT3 signalling axis in cancer. Nature reviews. Clinical Oncology，15：234-248.

Kim H，Lee JH，Park JW. 2020. Down-regulation of IDH2 sensitizes cancer cells to erastin-induced ferroptosis. Biochemical and Biophysical Research Communications，525：366-371.

Kim J，Gupta R，Blanco LP，et al. 2019. VDAC oligomers form mitochondrial pores to release mtDNA fragments and promote lupus-like disease. Science，366：1531-1536.

Kirtonia A，Sethi G，Garg M. 2020. The multifaceted role of reactive oxygen species in tumorigenesis. Cellular and Molecular Life Sciences，77：4459-4483.

Kraft VAN，Bezjian CT，Pfeiffer S，et al. 2020. GTP cyclohydrolase 1/tetrahydrobiopterin counteract ferroptosis through lipid remodeling. ACS Central Science，6：1-53.

Krishna S，Overholtzer M. 2016. Mechanisms and consequences of entosis. Cellular and Molecular Life Sciences，73：2379-2386.

Kroemer G，El-Deiry WS，Golstein P，et al. 2005. Classification of cell death: recommendations of the Nomenclature Committee on Cell Death. Cell Death & Differentiation，2：1463-1467.

Lang X，Green MD，Wang W，et al. 2019. Radiotherapy and immunotherapy promote tumoral lipid oxidation and ferroptosis via synergistic repression of SLC7A11. Cancer Discovery，9：1673-1685.

Latunde-Dada GO. 2017. Ferroptosis: role of lipid peroxidation，iron and ferritinophagy. Biochimica et biophysica acta. General Subjects，1861：1893-1900.

Lee H，Zandkarimi F，Zhang Y，et al. 2020. Energy-stress mediated AMPK activation inhibits ferroptosis. Nature Cell Biology，22：225-234.

Lei G，Horbath A，Li Z et al. 2022. PKCβII-ACSL4 pathway mediating ferroptosis execution and anti-tumor immunity. Cancer Communications，42：583-586.

Lei G，Zhang Y，Koppula P，et al. 2020. The role of ferroptosis in ionizing radiation-induced cell death and tumor suppression. Cell Research，30：146-162.

Li D，Li Y. 2020. The interaction between ferroptosis and lipid metabolism in cancer. Signal Transduction and Targeted Therapy，5：108.

Li F，Long HZ，Zhou ZW，et al. 2022a. System X(c)(-)/GSH/GPX4 axis: an important antioxidant system for the ferroptosis in drug-resistant solid tumor therapy. Frontiers in Pharmacology，13：910292.

Li X，Li F，Zhang X，et al. 2022b. Caspase-8 auto-cleavage regulates programmed cell death and collaborates with RIPK3/MLKL to prevent lymphopenia. Cell Death Differentiation，29：1500-1512.

Lu Y，Qin H，Jiang B，et al. 2021. KLF2 inhibits cancer cell migration and invasion by regulating ferroptosis through GPX4 in clear cell renal cell carcinoma. Cancer Letters，522：1-13.

Maelfait J，Liverpool L，Bridgeman A，et al. 2017. Sensing of viral and endogenous RNA by ZBP1/DAI induces necroptosis. The EMBO Journal，36：2529-2543.

Mao C，Liu X，Zhang Y，et al. 2021. DHODH-mediated ferroptosis defence is a targetable vulnerability in cancer. Nature，593：586-590.

Moore AR，Rosenberg SC，McCormick F，et al. 2020. RAS-targeted therapies: is the undruggable drugged? Nat Rev Drug Discov，19：533-552.

Murshid N，Younes K，Al-Sabi A，et al. 2022. BH3-only proteins noxa and puma are key regulators of induced apoptosis. Life（Basel），12：256.

Peng F，Liao M，Qin R，et al. 2022. Regulated cell death（RCD）in cancer: key pathways and targeted therapies. Signal Transduction and Targeted Therapy，7：286.

Reyna DE，Garner TP，Lopez A，et al. 2017. Direct activation of BAX by BTSA1 overcomes apoptosis resistance in acute myeloid leukemia. Cancer Cell，32：490-505.

Rotow J，Bivona TG. 2017. Understanding and targeting resistance mechanisms in NSCLC. Nature Review Cancer，17：637-658.

Shalaby R，Diwan A，Flores-Romero H，et al. 2023. Visualization of BOK pores independent of BAX and BAK reveals a similar mechanism with differing regulation. Cell Death & Diffentiation，30：731-741.

Shi JF，Liu Y，Wang Y，et al. 2023. Targeting ferroptosis，a novel programmed cell death，for the potential of alcohol-related liver disease therapy. Frontiers in Pharmacology，14：1194343.

Shi P，Oh YT，Deng L，et al. 2017. Overcoming acquired resistance to AZD9291，A third-generation EGFR inhibitor，through modulation of MEK/ERK-dependent Bim and Mcl-1 Degradation. Clinical Cancer Research，23：6567-6579.

Shukla S，Saxena S，Singh BK，et al. 2017. BH3-only protein BIM：an emerging target in chemotherapy. European Journal of Cell Biology，96：728-738.

Singh G，Guibao CD，Seetharaman J，et al. 2022. Structural basis of BAK activation in mitochondrial apoptosis initiation. Nature Communications，13：250.

Singh R，Letai A，Sarosiek K. 2019. Regulation of apoptosis in health and disease：the balancing act of BCL-2 family proteins. Nature Reviews Molecular Cell Biology，20：175-193.

Soula M，Weber RA，Zilka O，et al. 2020. Metabolic determinants of cancer cell sensitivity to canonical ferroptosis inducers. Nature Chemical Biology，16：1351-1360.

Tang D，Chen X，Kroemer G. 2022. Cuproptosis：a copper-triggered modality of mitochondrial cell death. Cell Research，32：417-418.

Tang Z，Jiang W，Mao M，et al. 2021. Deubiquitinase USP35 modulates ferroptosis in lung cancer via targeting ferroportin. Clinical and Translational Medicine，11：e390.

Thiam HR，Wong SL，Wagner DD，et al. 2020. Cellular mechanisms of NETosis. Annual Review of Cell and Developmental Biology，36：191-218.

Vanden BT，Kaiser WJ，Bertrand MJ，et al. 2015. Molecular crosstalk between apoptosis，necroptosis，and survival signaling. Molecular & Cellular Oncology，2：e975093.

Wang F，Min J. 2021. DHODH tangoing with GPX4 on the ferroptotic stage. Signal Transduction and Targeted Therapy，6：244.

Wang J，Liu Z，Wang Z，et al. 2018. Targeting c-Myc：JQ1 as a promising option for c-Myc-amplified esophageal squamous cell carcinoma. Cancer Letters，419：64-74.

Wang J，Wang T，Zhang Y，et al. 2021a. CPEB1 enhances erastin-induced ferroptosis in gastric cancer cells by suppressing twist1 expression. IUBMB Life，73：1180-1190.

Wang Q，Bin C，Xue Q，et al. 2021b. GSTZ1 sensitizes hepatocellular carcinoma cells to sorafenib-induced ferroptosis via inhibition of NRF2/GPX4 axis. Cell Death & Disease，12：426.

Wang TX，Liang JY，Zhang C，et al. 2019. The oncometabolite 2-hydroxyglutarate produced by mutant IDH1 sensitizes cells to ferroptosis. Cell Death & Disease，10：755.

Wang YQ，Chang SY，Wu Q，et al. 2016. The protective role of mitochondrial ferritin on erastin-induced ferroptosis. Front Aging Neuroscience，8：308.

Xu F，Guan Y，Xue L，et al. 2021. The roles of ferroptosis regulatory gene SLC7A11 in renal cell carcinoma：a multi-omics study. Cancer Medicine，10：9078-9096.

Yan G，Elbadawi M，Efferth T. 2020. Multiple cell death modalities and their key features（Review）. World Academy of Sciences Journal，2：39-48.

Yan J，Zhang H，Xiang J，et al. 2018. The BH3-only protein BAD mediates TNFα cytotoxicity despite concurrent activation of IKK and NF-κB in septic shock. Cell Research，28：701-718.

Yang J，Zhou Y，Xie S，et al. 2021. Metformin induces ferroptosis by inhibiting UFMylation of SLC7A11 in breast cancer. Journal of Experimental & Clinical Cancer Research，40：206.

Yang L，Chen X，Yang Q，et al. 2020. Broad spectrum deubiquitinase inhibition induces both apoptosis and ferroptosis in cancer cells. Frontiers in Oncology，10：949.

Ye K，Meng WX，Sun H，et al. 2020. Characterization of an alternative BAK-binding site for BH3 peptides. Nature Communications，11：3301.

Ye Z，Zhuo Q，Hu Q，et al. 2021. FBW7-NRA41-SCD1 axis synchronously regulates apoptosis and ferroptosis in pancreatic cancer cells. Redox Biology，38：101807.

Yokoi K，Yamaguchi K，Umezawa M，et al. 2022. Induction of paraptosis by cyclometalated iridium complex-peptide hybrids and CGP37157 via a Mitochondrial Ca^{2+} overload triggered by membrane fusion between mitochondria and the endoplasmic reticulum. Biochemistry，1：639-655.

Zhang J，Zhou L，Zhao S，et al. 2017. The CDK4/6 inhibitor palbociclib synergizes with irinotecan to promote colorectal cancer cell death under hypoxia. Cell Cycle，16：1193-1200.

Zhang Q，Bykov VJN，Wiman KG，et al. 2018. APR-246 reactivates mutant p53 by targeting cysteines 124 and 277. Cell Death Disease，9：439.

Zheng C，Zhou XW，Wang JZ. 2016. The dual roles of cytokines in Alzheimer's disease：update on interleukins，TNF-α，TGF-β and IFN-γ. Translational Neurodegeneration，5：7.

Zheng J，Conrad M. 2020. The Metabolic underpinnings of ferroptosis. Cell Metabolism，32：920-937.

Zhu G，Murshed A，Li H，et al. 2021. *O*-GlcNAcylation enhances sensitivity to RSL3-induced ferroptosis via the YAP/TFRC pathway in liver cancer. Cell Death Discovery，7：83.